HUBERS KLASSIKER DER MEDIZIN UND DER NATURWISSENSCHAFTEN

HERAUSGEGEBEN VON

PROF. DR. MED. ERWIN H. ACKERKNECHT

PROF. DR. MED. HEINRICH BUESS

Band XV

FRANZ JOSEPH GALL

NATURFORSCHER UND ANTHROPOLOGE

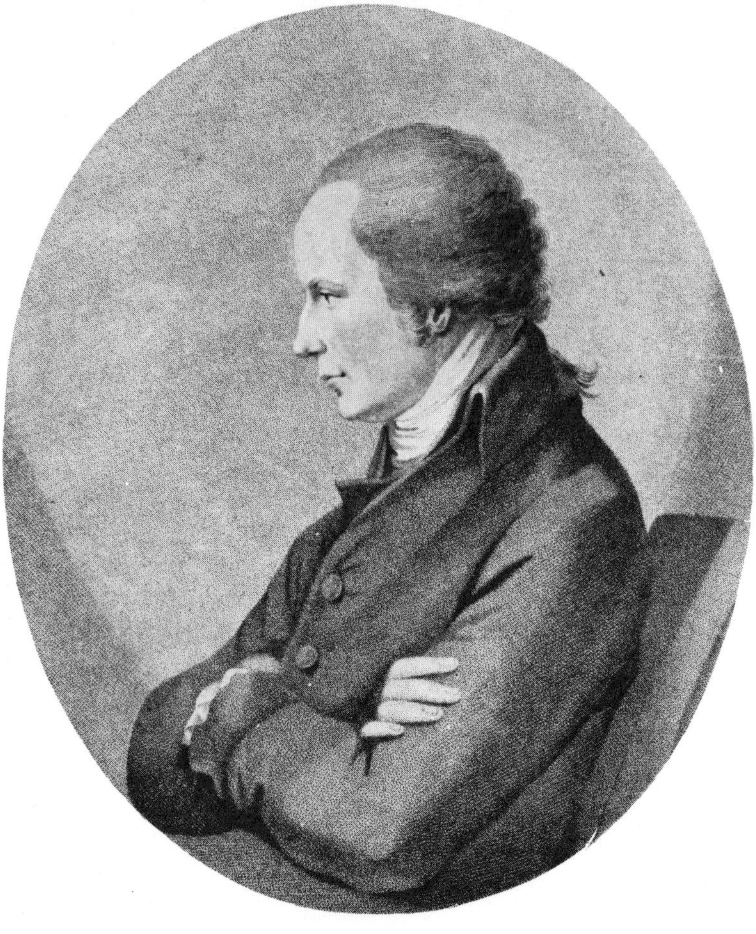

FRANZ JOSEPH GALL

Gezeichnet von Veit Hanns Friedrich Schnorr von Carolsfeld
(1764–1841), gestochen von Wilhelm Arndt. 1801/02.
Erschienen im Leipziger Industrie-Comptoir.
Aus dem Bildarchiv des Instituts für Geschichte
der Medizin der Universität Wien.

FRANZ JOSEPH GALL

1758–1828

NATURFORSCHER UND ANTHROPOLOGE

AUSGEWÄHLTE TEXTE, EINGELEITET,
ÜBERSETZT UND KOMMENTIERT
VON ERNA LESKY, WIEN

VERLAG HANS HUBER BERN
STUTTGART WIEN

CIP-Kurztitelaufnahme der Deutschen Bibliothek

Gall, Franz Joseph:
[Sammlung]
Franz Joseph Gall: 1758–1828, Naturforscher u. Anthropologe; ausgewählte Texte / eingel., übers. u. kommentiert von Erna Lesky. – Bern, Stuttgart, Wien: Huber, 1979.
(Hubers Klassiker der Medizin und der Naturwissenschaften; Bd. 15)
ISBN 3-456-80692-2 geb.
ISBN 3-456-80693-0 kart.

ISBN 3-456-80692-2

GESTALTUNG, SATZ UND DRUCK:

ZOLLIKOFER AG ST. GALLEN

IN DER SCHWEIZ GEDRUCKT

ABBILDUNG AUF DEM SCHUTZUMSCHLAG:

PHRENOLOGISCHER SCHÄDEL. ANGEBLICH VON GALL SELBST VOR 1800 BESCHRIFTET.

MUSEUM DES INSTITUTS FÜR GESCHICHTE DER MEDIZIN DER UNIVERSITÄT WIEN.

HERBERT BRAUNSTEINER UND

SEINEN MITARBEITERN IN DANKBARKEIT

INHALTSVERZEICHNIS

VORBEMERKUNG

Seit Gall am Ende des 18. Jahrhunderts die Frage nach der Lokalisation komplexer psychischer Funktionen gestellt hatte, ist sie bis auf den heutigen Tag nicht mehr zur Ruhe gekommen. Deutlich zeichnen sich zwei Grundpositionen in der seitherigen Forschung ab. Die Meinung, dass komplexe psychische Funktionen wie elementare Prozesse (sensorische bzw. motorische Impulse) in eng umschriebenen Feldern des Cortex lokalisiert werden können, hat in den siebziger Jahrne des 19. Jahrhunderts durch die Arbeiten von Fritsch, Hitzig und Ferrier einen mächtigen Auftrieb erhalten. Sie erreichte 1934 in der «Hirnpathologie» von K. Kleist und 1946 in den Arbeiten von J. M. Nielsen einen Höhepunkt.

Die Gegenargumentation, dass das Gehirn als Ganzes arbeite, setzte bereits 1824 zu Lebzeiten Galls mit Flourens ein. C. Monakow und K. Goldstein haben sie im ersten Drittel unseres Jahrhunderts aufgrund neuen Tatsachenmaterials vertreten. Seither hat sich ein eigener Wissenschaftszweig, die Neuropsychologie, entwickelt und ist mit neuen Methoden, Techniken und neuen Ideen an die Erforschung der komplexen psychischen Funktionen herangegangen. Ihr Bestreben, das Gehirn als eine ungemein in sich differenzierte, dynamische Wirkungseinheit aufzuzeigen, hat den eng umschriebenen Lokalisationismus weit hinter sich gelassen, für den Gall in konventioneller Weise als Pate gilt. Vor diesem Klischee ist ein anderer Aspekt des Gallschen Werkes so gut wie in Vergessenheit geraten: der biologische Funktionalismus und Dynamismus, der seine Leitideen durchdringt. Dass er mit diesem Dynamismus auch das weite Feld höherer psychischer Funktionen in neuer Weise aufbrach, ist eine der Aufgaben, die darzustellen sich dieses Buch gesetzt hat.

Wien, im Herbst 1978 *E.L.*

ABKÜRZUNGEN

U	Gall, Franz Joseph, und Johann Caspar Spurzheim: Untersuchungen über die Anatomie des Nervensystems überhaupt und des Gehirns insbesondere. Paris und Strassburg 1809.
AP	Gall, Franz Joseph, et Spurzheim, G.: Anatomie et physiologie du système nerveux en général, et du cerveau en particulier... Paris 1810–1819.
DAP	Gall, Franz Joseph, und K. Spurzheim: Anatomie und Physiologie des Nervensystems im allgemeinen und des Gehirns insbesondere. 1. Bd. (in 2 Teilen). Paris 1810.
Fonct.	Gall, Franz Joseph: Sur les fonctions du cerveau et sur celles de chacune de ses parties. 6 vol. Paris 1822–1825.

EINLEITUNG

> Modern psychology... is faced by the same problems as all other scientific disciplines. In order not to go astray, in order to find new, safer and more direct paths, she must continuously re-examine her premises. In such re-examinations, it is not sufficient to analyse some recent work; one must go back to the real sources because they are the ones to reveal most clearly the virtues and the vices of a method.
>
> E. H. Ackerknecht

PERSÖNLICHKEIT UND LEBEN

Gall wurde am 9. März 1758 als Sohn eines Kaufmannes in Tiefenbrunn in der Nähe Pforzheims geboren. Sein Vater, der seinen Namen Gallo verdeutschte, stammte aus dem Mailändischen. Es war für Gall wesentlich, dass er in einer kinderreichen Familie aufwuchs. Seine ersten psychologischen Beobachtungen stellte er bei seinen neun Geschwistern, später bei seinen Mitschülern an. Von frühester Jugend an hatte er in dem kleinbürgerlich-ländlichen Milieu reichlich Gelegenheit, mit Tieren umzugehen und seine Tierliebe zu pflegen. Die unmittelbare Nähe zu allem Lebendigen und zur Natur ist ihm auch in seinem Wiener und Pariser Grossstadtleben dauerndes Bedürfnis geblieben. Die Gärten, die er sich in Wien und Paris anlegte, und die Menagerien, die er in ihnen hielt, zeugen dafür.

Eigentlich war Gall wie sein älterer Landsmann Johann Peter Frank (1745–1821) für den geistlichen Beruf bestimmt. Bei seinem Onkel, einem Priester im Schwarzwald, hat er seinen ersten Unterricht empfangen und dann seine Ausbildung in Baden und Bruchsal fortgesetzt. Wie Johann Peter Frank hat er es durchgesetzt, Medizin zu studieren. Er hat damit 1777 in Strassburg begonnen, wo ihn Johann Hermann für die vergleichende Anatomie begeistert hat. Wenig glücklich für sein späteres Leben traf es sich, dass er in Strassburg ein Mädchen heiratete, das ihn während einer Krankheit gepflegt hatte. Die Ehe ist eine unglückliche geworden, doch hat Gall, auch von Paris aus, es nie daran fehlen lassen, für das bequeme Auskommen seiner Frau Sorge zu tragen.

1781 setzte er seine Studien in Wien fort. Dort ist ihm der Kliniker Maximilian Stoll zum unvergesslichen Lehrer geworden. Dessen Methode klinischer Beobachtung und empirischer Faktensammlung hat Gall massgeblich bei seinen eigenen Forschungen bestimmt.

Nach seiner Promotion im Jahre 1785 hat Gall es verstanden, sich in Wien bald eine Nobelpraxis aufzubauen, ein Haus mit einem grossen Garten in der Ungargasse zu erwerben und seine noblen Passionen zu kultivieren, «in die Geheimnisse der Natur der Thiere und der Menschen einzudringen».[1] *Sein 1791 erschienenes Erstlingswerk* «Philosophisch-medicinische Untersuchungen über Natur und Kunst im kranken und gesunden Zustande des Menschen» *zeigt schon im Titel die Richtung an, in die es ihn drängte. Noch ist das Beobachtete und Angelesene nicht in einem ausgewogenen Ganzen vereinigt. Aber die Grundlinien, auf denen die Gallschen Konzeptionen basieren, jene von der stufenweisen Veredelung der Lebewesen und dem verschiedenen Sitz psychischer Fähigkeiten in verschiedenen Hirnteilen, treten im Rahmen von Herders und Bonnets Naturauffassung bereits deutlich hervor.*[2] *Ein natur- und weltoffener Geist ringt um Selbständigkeit. Das Buch hat 1800 eine zweite Auflage erlebt, aber nie eine Fortsetzung. Das Manuskript des 2. Bandes hat Galls Witwe 1852 einem Lyoner Chirurgen verkauft.*

Wir wissen aus Galls autobiographischen Bemerkungen in seinen Werken, dass er bereits in seinem Wiener Haus mit psychologischen Gruppenuntersuchungen begann, dass er systematisch im Wiener Narrenturm Geisteskranke untersuchte und deren Leichen obduzierte und ebenso systematisch die Tiere seiner Menagerie beobachtete und ihre Schädel sammelte. Aber man wusste in ganz Wien, dass er sich für die Schädel berühmter Menschen interessierte. Jene der Wiener Dichter Alxinger und Blumauer befinden sich aus dem Nachlass Galls heute noch in der Sammlung des Musée de l'Homme.[3] *Und wenn die Schädel Mozarts und Haydns ein makabres Schicksal erlitten, so hängt dies mit der Kopfjägerei zusammen, die seit 1796 Galls Lehre in Wien auslöste.*[4]

Denn in diesem Jahre begann Gall mit seinen Privatvorlesungen, die bald grossen Zuspruch fanden, auch von ausländischen Besuchern Wiens. Seine Lehre bezeichnete er damals als «Schedellehre» oder Organologie. Den Namen Phrenologie hat erst 1815 Galls späterer Helfer Johann Caspar Spurzheim (1775–1832) auf Vorschlag des englischen Arztes Thomas Forster akzeptiert. Damals wurde der physiognomische Versuch Lavaters, aus den Gesichtszügen oder Körperumrissen Charakterdiagnosen zu stellen, noch lebhaft diskutiert. Wie dieser Versuch einem menschlichen Selbsterkennungsbedürfnis entsprach, so auch das Unternehmen Galls, der aus Buckeln und Erhebungen des knöchernen Schädels eine besondere Entwicklung der darunterliegenden Hirnregion und damit eine besondere geistige oder seelische Veranlagung ihres Trägers erschliessen zu können glaubte. Das Köpfe-Abtasten oder -Befühlen, Kranioskopie genannt, der schwächste Teil von Galls Lehre, setzte sich am raschesten durch. Seit 1796 wurde es in den Wiener Gesellschaftskreisen Mode, sich für Galls Kranioskopie zu begeistern.

In Galls Vorlesungen trafen sich Musiker, Bildhauer, Schriftsteller und zum Entsetzen des Hofes auch einige vorwitzige «Frauenzimmer», aber auch hohe Staatsbeamte wie der Polizeiminister Graf Saurau oder der Leiter der obersten Erziehungsbehörde, Melchior von Birckenstock. Auch Johann Peter Frank, seit 1795 Direktor des Allgemeinen Krankenhauses, war ein eifriger Förderer Galls. Alle diese hohen Staatsbeamten traten 1801 mit ausführlichen Gutachten für Gall ein[5], als dessen Privatvorlesungen durch ein kaiserliches Handschreiben an den Obersten Staatskanzler Grafen Lazansky vom 24. Dezember 1801 mit folgender Begründung verboten wurden: «Da über diese neue Kopflehre, von welcher mit Enthusiasmus gesprochen wird, vielleicht manche ihren eigenen [Kopf] verlieren dürften, diese Lehre auch auf Materialismus zu führen, mithin gegen die ersten Grundsätze der Religion und Moral zu streiten scheint, so werden Sie diese Privatvorlesungen alsogleich... verbieten lassen.»

Es half nichts, dass der Gall so wohlwollende Melchior von Birckenstock in seinem Gutachten Galls Lehre mit der Kopernikanischen Entdeckung verglich. Die klerikale Gruppe am Wiener Hof, wahrscheinlich unter Führung des Leibarztes Joseph Andreas Stifft, hat in diesem Ringen zwischen fortschrittlich-aufklärerischen und restaurativen Kräften die Oberhand bei dem ängstlich jede Neuerung fürchtenden Kaiser behalten. Das Bild, das Gall von den neuerungsfeindlichen Höflingen (Fonct. 6, 455) entwirft, passt nur allzusehr auf den Wiener Hof von 1801/1802. Die Privatvorlesungen blieben mit Dekret vom 3. Februar 1802 weiter verboten. Gall hat später in seinen Briefen wiederholt bedauert, dass in Wien nicht «jene Liberalität in Hinsicht auf wissenschaftliche Cultur herrschte, die ich jetzt überall zu sehen gewohnt bin...».[6] Weiters hat er wiederholt auf die strengen Zensurgesetze hingewiesen, die ihm eine Publikation seiner Lehre in Österreich verunmöglichten. Der erste Entwurf seiner Lehre, der Brief an Retzer von 1798, ist ja auch ausserhalb Österreichs in Wielands «Teutschem Merkur» erschienen. Da der Gall befreundete Baron Retzer Beamter der Wiener Zensurbehörde war, darf man sicher sein, dass dieser keine andere Möglichkeit der Publikation sah und Gall den Rat der Veröffentlichung im Ausland gab. Bei dem ausgesprochenen Sendungsbewusstsein Galls haben trotz seiner Liebe zu Wien und zu den Wiener Frauen diese Behinderungen den Ausschlag gegeben, Paris als dauernden Wohnsitz seit 1807 zu wählen. Dort konnte er unbehindert seine Lehre vortragen und sie auch durch den Druck veröffentlichen.

Zunächst aber brach im März 1805 Gall zu einer Vortragsreise nach Deutschland auf. Er nahm dahin auch seinen Helfer und Assistenten Johann Caspar Spurzheim mit, der ihm seit 1804 bei den anatomischen Sektionen half. Diese Reise, die ihn durch Deutschland, Dänemark, Holland und die Schweiz führte und im November 1807 in Paris endete, stellte zweifellos den Höhepunkt in Galls Leben dar. Als er sie 1805 antrat, war er mit seinen 47 Jahren in voller Schaffenskraft, ganz fasziniert von seinen Entdeckungen in der Überzeugung, mit ihnen die Menschheit beglücken zu können. Gall hat ebenso als Lernender wie als Lehrender die Lande durchzogen, die Schulen, Irren-, Taubstummen- und Blindenanstalten aufgesucht und in den Gefängnissen die Häftlinge analysiert und Reformvorschläge für Irren- und Haftanstalten den Regierungen unterbreitet. Für die Ausformung seiner Lehre in ihren verschiedenen Argumentationen hat es viel bedeutet, dass er mit den führenden Anatomen Europas, mit Camper, Blumenbach, Loder, Reil, Soemmering, um nur diese zu nennen, persönlich ins Gespräch kam und persönlich auch seine Gegner, vor allem den Anatomen Ackermann in Heidelberg, den Anatomen Walther und den Kliniker Hufeland in Berlin, kennenlernte.

Die Begeisterung, die er in den meisten Städten mit seinen Vorträgen erregte, die Zustimmung, die er bei Goethe, am Weimarer, am Potsdamer und am bayerischen Hof sowie in Kopenhagen fand, hat sein Sendungsbewusstsein und Lebenshochgefühl noch verstärkt: «Schwerlich wird jemand so glücklich seyn, mit den ausgewählten Menschen von allen Classen so vertraut zu werden wie ich. Keinem Kaiser könnte man mehr Achtung und Zudringlichkeit bezeugen. Ich muss daher unserem Zeitalter volle Gerechtigkeit widerfahren lassen, dass es mich weit über meine Verdienste und zwar noch zu Lebzeiten belohnt hat. Dies soll mir aber auch ewig zur Aufmunterung dienen, nie etwas anderes als wohltätige Wahrheiten zu suchen und diese nicht in die Stuben der Gelehrten, sondern in die Herzen der gesamten Menschheit zu vergraben.»[7]

Die 2½jährige Vortragsreise Galls und Spurzheims war ein ausserordentlicher Erfolg für die Verbreitung der Lehre. Mit keiner wissenschaftlichen Publikation hätte sie in weitere Kreise dringen können. Im übrigen hat sie eine ganze Literatur von Publikationen eifriger Zuhörer erzeugt.[8] *Auch die Polemiken und Gegenpublikationen blieben nicht aus. Die Schriften von Ackermann, Hufeland und Walther sind die gewichtigsten. Auch hat sich Hegel in einem Kapitel seiner Phänomenologie des Geistes kritisch mit Gall auseinandergesetzt. All das konnte nicht hindern, dass Denkmünzen auf Gall geprägt wurden, Büsten hergestellt wurden und eine Reihe von Gall-Porträts zirkulierten. Kein Zweifel: trotz allen Napoleonischen Kriegswirren war es Gall gelungen zu reüssieren. Mit seiner Schädellehre war er eine europäische Berühmtheit geworden.*

Als Gall im November 1807 mit Spurzheim nach Paris kam, war ihm längst sein Ruf vorangegangen. Demangeon hatte bereits 1802 mit ihm Kontakte aufgenommen, im selben Jahre hatten Chaussier, Giraud und Duval der Société de Médecine de Paris einen Bericht über seine Lehre erstattet. Auch waren bereits ihre ersten französischen Darstellungen erschienen.[9] *Wichtig für Galls Fussfassen in Paris war, dass er bei einem so renommierten Arzt wie Corvisart, dem Leibarzt Napoleons, Unterstützung fand, dass ihn so prominente Vertreter der Pariser Schule wie Larrey, Esquirol und Broussais wie seinesgleichen behandelten. Aber es formierten sich auch rasch die Gegner unter der Führung Cuviers und Pinels. Napoleon verhielt sich wie der österreichische Kaiser und später die Bourbonen von allem Anfang an Gall und seiner Lehre gegenüber ablehnend. Von Anfang an war sie dem Vorwurf des Materialismus ausgesetzt. Trotzdem konnte Gall ungehindert am Pariser Athénée am 15. Jänner 1808 mit seinen Vortragskursen beginnen, die er all die Jahre hindurch bald an der Société de Médecine, bald in seinen verschiedenen Wohnungen mit grossem Erfolg fortsetzte. 1819 sprach er sogar im Grossen Hörsaal der Universität vor 400 Hörern.*[10] *Dass er von seinen Kursteilnehmern gute Louis d'or nahm, hat in Paris seiner Reputation nicht geschadet, wie seine Geschäftstüchtigkeit in Deutschland manchenorts Anstoss erregt hat. Bald sammelte sich um ihn in Paris eine ansehnliche Schülerschar.*[11] *Fossati ist unter ihnen der getreueste gewesen, nachdem sich Gall 1813 wegen dogmatischer Differenzen von Spurzheim getrennt hatte.*

Ausser dem Brief an Retzer, der vor Galls anatomischer Phase 1798 erschienen war, lag bei seiner Pariser Ankunft 1807 von Gall selbst keine Publikation vor. Gall aber drängte es nach einer offiziellen wissenschaftlichen Anerkennung seiner Forschungen. Bereits am 14. März 1808, also vier Monate nach seiner Ankunft in Paris, legte Gall mit Spurzheim dem Institut de France eine Denkschrift vor. Die Akademie setzte eine Kommission zur Prüfung ein, der so prominente Gelehrte wie Tenon, Sabatier, Portal, Pinel und Cuvier angehörten, letzterer als Hauptreferent. In den Sitzungen vom 25. April und 2. Mai 1808 wurde dieser Bericht der Akademie von Cuvier vorgetragen. Die Kommission und Cuvier, der unter dem Einfluss Napoleons stand, sind nicht gerade in freundlicher Weise mit den Leistungen Galls und Spurzheims verfahren. Offensichtlich haben sie ihre Originalität und ihre Tragweite herabzusetzen versucht.[12] *Es war nicht angenehm, von Napoleon gefragt zu werden, warum die Akademiker Chemie von einem Engländer*

(Davy) und Anatomie von einem Deutschen lernten. Am schwersten hat es wohl Gall getroffen, dass die Herren Kommissäre zwar keinen Widerspruch zwischen seinen anatomischen Befunden und physiologischen Thesen, aber auch keinen zwingenden Zusammenhang zwischen seiner Hirnanatomie und seiner Hirnphysiologie sehen konnten.

Nun bewährte sich die Unabhängigkeit seiner Existenz, die Gall stets erstrebte. Er war sein eigener Herr[13]*, wie er es sich gewünscht hatte, als er ebenso scharf wie souverän gegen die «Herren Kommissäre» auftrat und (gemeinsam mit Spurzheim) 1809 zusammen mit ihrem Bericht seine Widerlegung unter dem Titel* «Recherches sur le système nerveux en général, et sur celui du cerveau en particulier» *veröffentlichte. Die Grundthesen seiner Lehre sind die gleichen geblieben wie im Brief an Retzer von 1798. In lapidarer Knappheit hatte er dort angekündigt: «Der Gegenstand meiner Untersuchung ist das Hirn.» In den Forschungen, die den* «Recherches» *zugrunde liegen, haben Gall und Spurzheim diesen Satz innerhalb eines Jahrzehnts wahrgemacht. Eine neue Hirnanatomie war entstanden. Glücklicherweise hat diese Publikation noch im selben Jahr 1809 eine zeitgenössische deutsche Übersetzung erfahren. Wir benützen diese zum Grossteil in den den Anatomen Gall charakterisierenden Texten.*

Rasch und kontinuierlich folgten die grossen Werke der Reifezeit, die «Anatomie et physiologie du système nerveux» *mit ihren vier Foliobänden und 100 Kupfertafeln. Sie erschienen in der Zeit von 1810 bis 1819. Spurzheim arbeitete nur an den ersten zwei Bänden (Bd. 2, S. 1–146) mit. 1814 reiste er nach der Trennung von Gall nach England und Schottland und wurde dort zum grossen Popularisator der von ihm 1815 als Phrenologie bezeichneten Lehre. Das Wort, das sich vom griechischen phrēn = Zwerchfell ableitet, wurde zur allgemein angenommenen Bezeichnung von Galls Lehre.*[14]

Man hat Gall oft den Vorwurf gemacht, dass er sehr auf sein Einkommen bedacht gewesen sei. In dem phrenologischen Porträt, das sein Schüler Fossati von ihm entwarf, hat er von seinem Sinn für Eigentum gesprochen. Man wird jedoch nicht übersehen dürfen, dass Gall sein eigener Wissenschafts-Mäzen gewesen ist. Seine umfangreichen Sammlungen hat man auf 600 000 Franken geschätzt; die Folio-Ausgabe der «Anatomie et physiologie» *kam ihn auf 300 000 Franken zu stehen. Da sie sich ihres hohen Preises wegen (40 Louis d'or) schwer absetzen liess, musste er an eine handlichere und billigere Ausgabe denken. So entstanden die sechs Bände* «Sur les fonctions du cerveau» *in der Zeit von 1822 bis 1825, in die Gall immerhin auch 26 000 Franken in-*

vestierte. Mit Recht stellt er an seinen Wiener Freund Streicher die Frage: «Nicht wahr, der Ruhm kommt theuer zu stehen?»[15]

All diese wissenschaftliche Arbeit leistete Gall neben einer sehr ausgedehnten, allerdings auch lukrativen Praxis. Bei seinen negativen Beziehungen zum Wiener Hofe war es keine Selbstverständlichkeit, dass er der Arzt der österreichischen Botschaft in Paris war. Aber dort residierte von 1806 bis 1809 als Botschafter der damalige Graf Clemens Lothar Metternich, der spätere Staatskanzler, der keineswegs die Enge seines kaiserlichen Herrn teilte, sondern Gall «zu allen Zeiten in unserem Unternehmen aus edlem Eifer für die Wissenschaften unterstützt hat».[16] So wurde Gall, wie er es auch in Wien gewesen war, bevorzugter Arzt der Pariser Diplomaten-, Künstler- und Intellektuellenkreise. Aristokraten wie der Herzog von Decazes, die Herzogin von Abrantés, aber auch prominente Liberale wie Saint Simon, Stendhal und Benjamin Constant gehörten zu seinen Patienten.[17] Mit Hilfe von Decazes erreichte er auch 1819 die Naturalisierung in Frankreich. Doch blieb ihm 1821 trotz aller Bemühungen seines Freundes Geoffroy Saint-Hilaire die Mitgliedschaft in der Akademie versagt. Auch hat er zwanzig Jahre lang den Verlockungen der Pariser Aussprache zu widerstehen vermocht, wie der deutsche Chirurg Stromeyer 1828 feststellte. Galls schwäbischer Akzent schlug unüberhörbar durch, so fliessend er auch das Französische sprach.

Jahrelang hat sich Gall mit Pariser Stadtwohnungen begnügt, in der Rue du Helder 20, Rue St-Honoré 327, Rue de Grenelle-Faubourg-St-Germain 50. Doch hat ihn nie die Sehnsucht nach einem Landhaus mit einem Garten verlassen, bis er sich in Montrouge (Rue de Bagneux) diesen Wunsch erfüllte. Als 1825 seine Frau in Wien starb, heiratete er Marie Anne Barbe (von Gall Virginie genannt), mit der er vorher schon jahrelang verbunden gewesen war. Die Freiheit und Unabhängigkeit seines Lebensstils hat sich Gall bis zu seinem Ende zu bewahren gewusst. Dieses kündigte sich an, als er 1826 mit 68 Jahren zu kränkeln begann. Im April 1828 erlitt er eine Apoplexie, von deren Folgen er am 22. August 1828 erlöst wurde. Ohne kirchliches Begräbnis wurde er auf dem Friedhof Père Lachaise beigesetzt. Broussais hielt die Grabrede, das Denkmal, das man ihm dort errichtete, stammt von Foyatier.[18]

Es entsprach seiner lebenslänglich geübten Forschungsmethode, dass er seinen eigenen Schädel durch einen seiner Schüler (Vimont) präparieren und seiner Schädelsammlung einverleiben liess. Heute ist er unter der Nummer 19216 im Musée de l'Homme katalogisiert. Von Ackerknecht und Vallois wurde er erstmals vom anthropologischen Standpunkt aus studiert und beschrieben.[19]

Gall hat sich immer gewünscht, dass seine Werke ins Deutsche übertragen würden. Bei den «Recherches» *ist ihm dieser Wunsch, wie schon erwähnt, in Erfüllung gegangen. Von der* «Anatomie et physiologie» *erschien jedoch nur der erste Band (in zwei Teilen) in einer zeitgenössischen deutschen Übersetzung. Die Verbindung, die er hinsichtlich der Übersetzung des Gesamtwerkes mit dem Verlag Cotta aufnahm, führte zu keinem Ergebnis. Um so rührender ist der Freundschaftsbeweis, den Nanette Streicher, die Frau seines Wiener Freundes Andreas Streicher, erbrachte, als sie die sechs Bände der* «Sur les fonctions du cerveau» *fast vollständig übersetzte.*[20] *Aber diese Übersetzung ist bedauerlicherweise nie zum Druck gelangt. Wohl erschien nach Galls Tod 1829 ein auf einen Band verkürzter Auszug aus Galls Hauptwerk in einer deutschen Paraphrase:* Franz Joseph Gall, «Neue Physiologie des Gehirns und Psychologie des menschlichen Geistes. Vollständige Geisteskunde oder auf Erfahrung gestützte Darstellung der geistigen und moralischen Fähigkeiten und ihrer körperlichen Bedingungen», *Nürnberg 1829 (2. Auflage 1833). Entsprechend dem Geschmack der Zeit, sind in diesem Auszug weniger die Leitideen Galls berücksichtigt. Vielmehr liegt der Schwerpunkt auf der heute obsolet gewordenen speziellen Organologie.*

Unser Bemühen in der hier vorliegenden Gall-Anthologie war ein mehrfaches. Zunächst sollten Galls vielschichtige Persönlichkeit und seine Leitideen klar hervortreten. Für diesen Zweck boten sich vor allem zwei Quellen an, die Briefe, die Gall in den Jahren 1805–1827 an seine Wiener Freunde Andreas und Nanette Streicher schrieb, sowie der «Prodromus», *veröffentlicht 1798 als Brief an den Freiherrn von Retzer. Max Neuburger hat 1917 die Briefe an die Streichers musterhaft ediert. Es handelt sich bei Andreas Streicher (1761–1834) um den Jugendfreund Schillers, einen hochkultivierten Musiker, der 1794 die Tochter des Augsburger Orgel- und Klavierbauers J. A. Stein, Nanette, heiratete und nach Wien übersiedelte. Beide sind in die Geschichte des Wiener Musiklebens der Haydn- und Beethoven-Zeit eingegangen. Beide sind ihrem Hausarzt Gall durch ein Leben lang treue Freunde geblieben und haben seine Wiener Angelegenheiten auf das hingebungsvollste betreut.*

Ein anderes Anliegen dieser Anthologie sollte es sein, die Haupttexte zu den Pionierleistungen Galls in der Hirnanatomie, Psychologie, Bio-Anthropologie, Psychiatrie sowie zu seiner Kriminalanthropologie darzubieten. Seine Vorschläge zur Reform des Strafvollzugs und der Irrenanstalten sind immer schon beachtet worden, in unserer Zeit aber von besonderem Interesse. In dieser Zeit, in der sich die Verhaltensforschung als eigene Wissenschaft kon-

stituierte, lag es nahe, das reiche Material an Tierbeobachtungen, das sich in Galls Werken darbietet, einmal herauszuarbeiten und systematisch unter den ethologischen Kategorien anzubieten. Dieser Weg wurde erstmals in dieser Anthologie beschritten in der Absicht, Gall als Vorläufer der vergleichenden Verhaltensforschung zu präsentieren. Das lebhafte Interesse, das Gall seit den siebziger Jahren namentlich bei Soziologen, Sozialhistorikern und erneut bei Psychologen fand, empfahl auch die Haupttexte über Menschen- und Weltbild Galls in die Sammlung einzubeziehen. Es ist zu erwarten, dass auch die Wissenschaftstheoretiker demnächst Gall entdecken werden. So wurden auch die wichtigsten epistemologischen und methodologischen Texte aufgenommen.

Wir möchten hoffen, in dieser Weise ein möglichst reiches, differenziertes und getreues Bild von der vielschichtigen Persönlichkeit Galls und seinen weit in das moderne Denken hineinreichenden Konzeptionen zu geben. Ein höchst eigenwilliger, selbständiger, die psychischen Phänomene ständig umkreisender Denker fordert unsere Zeit zur Auseinandersetzung mit ihm heraus.

ANATOMIE

Die Texte werden zeigen, dass rein zeitlich Galls physiologisches bzw. psychologisches Anliegen vor seinem anatomischen lag. Längst standen seine psycho-physiologischen Grundthesen fest, als er – vermutlich um 1800 – zum Messer des Anatomen griff. So konnte er rückblickend von sich sagen (Fonct. 3, 143): «Auch habe ich ohne Hilfe eines anatomischen Leitgedankens alle meine physiologischen Entdeckungen gemacht.» Aber nicht nur im Ablauf seiner Forschungen liess er sich vom funktionellen Denken leiten; er hat zeitlebens grundsätzlich die Kenntnis der Funktion über jene der Struktur gesetzt und der Physiologie vor der Anatomie die Priorität gegeben.

Als geschickter Demonstrator und begeisternder Vortragender, der Gall anerkanntermassen gewesen ist, hat er jedoch seine Kurse mit der Anatomie begonnen, wobei er seine Darlegungen durch Vorweisen von Menschen- und Tierschädeln sowie durch Hirnpräparationen höchst anschaulich zu gestalten gewusst hat.

Galls hirnanatomische Leistungen sind von seinen Zeitgenossen, auch von seinen Gegnern wie Flourens, stets anerkannt worden. Der Hallenser Kliniker Johann Christian Reil (1759–1813), einer der besten Hirnanatomen seiner Zeit, stellte bewundernd fest: «Ich habe bei den anatomischen Demonstrationen des Gehirns durch Gall mehr gesehen, als ich mir vorstellte, dass ein Mann in einem langen Leben entdecken könnte.»

In der Tat besass Gall eine ausserordentliche Geschicklichkeit des Sezierens. Aber nicht nur auf diese kam es an, vielmehr auf eine neue Weise anatomischen Sehens. Während seine Vorgänger mit wenigen Ausnahmen seit Vesal das Gehirn wie einen Käse in einzelne Stücke schnitten und damit jede Möglichkeit der Einsicht in den Zusammenhang der Strukturen zerstörten, schritt Gall von unten nach oben vor, indem er vorsichtig vom Rückenmark aus den Verlauf der einzelnen Faserzüge bis zur Rinde verfolgte. Die vergleichende Anatomie und vor allem das Gesetz von der stufenweisen Vervollkommnung der Lebewesen hatte ihn gelehrt, dass das Rückenmark nicht ein Anhängsel des Gehirns sei, sondern dass vielmehr das Gehirn des Menschen und besonders seine Schläfelappen die letzte Vervollkommnung oder Veredelung in der Stufenleiter der Lebewesen (scala naturae) darstellten.

Durch diese vergleichend-anatomische Betrachtungsweise war Gall imstande, die zwei Grundelemente des Nervensystems zu bestimmen, die graue und die weisse Substanz. Bisher hatte man die Rinde (cortex) buchstäblich als eine das Gehirn umhüllende Rinde aufgefasst. Es bedeutete einen eminenten Fortschritt, dass Gall zeigte, dass sich diese Rinde, die graue Substanz, nicht nur auf das Gehirn und Kleinhirn erstrecke, sondern dass sie sich ebenso im Rücken- wie im verlängerten Mark, an den Seiten des 4. Ventrikels, in den Spinalganglien, den Hirnnerven und den sympathischen Ganglien nachweisen liess. Gall hat sie als erster schlechtweg als matrix nervorum angesprochen, von der alle Nerven entspringen und Nahrung erhalten. Die Ganglien (= Nervenknoten) und solche Gebilde wie das Striatum oder den Thalamus betrachtete er als Verstärkungsformationen der grauen Substanz vor dem Abgang neuer Nervenfäden. Gerne zog Gall hier den Vergleich mit den Knoten eines Baumes heran, bevor sich neue Äste abzweigen, wie er überhaupt das Nervensystem mit einem Baum verglichen hat. In Verfolgung dieser Analogie lässt sich nachweisen, dass Gall ähnlich wie Goethe mit seiner Urpflanze die Herausarbeitung eines Urtyps des Nervensystems anstrebte.[21] *In diesem Urtypus spielte die Vorstellung eine Hauptrolle, dass das Nervensystem aus einer Reihe unabhängiger nervöser Einheiten (Ganglien) bestehe, von denen jede strukturell verschieden und mit besonderen Funktionen begabt sei.*

Diese Vorstellungsweise erwies sich besonders zielführend bei der Erforschung der sogenannten Hirnnerven. Bisher hatte man geglaubt, dass sie sich vom Hirn herleiteten. Gall und Spurzheim wiesen den Ursprung des 1., 2., 3., 4., 5., 6., 7. und 8. Nerven in den Kernen der grauen Substanz des verlängerten Markes nach und betrachteten jeden Hirnnerven als ein System für sich.

Weiters schloss diese Pluralitätsvorstellung die Annahme einer Seele mit spezifischem Sitz ebenso wie jene eines sensorium commune aus. Vielmehr führte sie Gall dazu, nach intracerebralen Verbindungsmöglichkeiten zwischen den einzelnen Formationen zu suchen. Der Nachweis der auseinanderfahrenden (divergentes, sortantes fibres) sowie der zurücktretenden (rentrantes) Fasern, die einigermassen unsern Projektions- bzw. Kommissurenfasern sowie den Assoziationsfasern entsprechen, war das Ergebnis dieses Bemühens.

Die fibrilläre Struktur der weissen Substanz und ihre Leitungsfunktion hat Gall eindeutig nachgewiesen, ebenso wie er endgültig die Kreuzung der Pyramidenbahn beschrieb und sie bis zum Cortex verfolgte. Lanteri-Laura[22] *hat in diesem Zusammenhang hervorgehoben, dass es erstmals Gall war, der Klarheit in den Aufbau der Hemisphären brachte, dem Cortex seine hegemoniale Stellung zuwies und die Ventrikel in ihrem bis jetzt gehaltenen Galenischen Herrschaftsanspruch entthronte. Auch war er es, der in der ausserordentlichen Entwicklung des Hirns, namentlich des Stirnhirns, das artspezifische Charakteristikum des Homo sapiens erkannte. So vollzog sich in der Gallschen Hirnanatomie eine grundsätzliche Neubewertung des Gehirns bzw. des Nervensystems. Die Existenz von morphologisch verschiedenen Hirnfeldern nachzuweisen, die seinen physiologischen Thesen hätten entsprechen können, blieb jedoch Gall versagt.*

PSYCHO-PHYSIOLOGIE UND ETHOLOGIE

R.M. Young[23] *hat mit Recht hervorgehoben, dass Galls hirnanatomische Entdeckungen ihn zu keiner Modifikation seiner psycho-physiologischen Leitideen veranlassten, die bereits in seinem Erstlingswerk von 1791 feststanden. Lanteri-Laura*[24] *spricht in diesem Zusammenhang von «une constance remarquable dans les préoccupations de Gall». Diese konstanten Leitsätze hat Gall folgendermassen formuliert:*

1 *Seelische und geistige Eigenschaften sind angeboren.*
2 *Ihr Funktionieren hängt von materiellen Bedingungen ab.*
3 *Das Gehirn ist das Organ aller Fakultäten, aller geistigen und seelischen.*
4 *Das Gehirn setzt sich aus so vielen Organen zusammen, als es Fakultäten gibt, die sich wesentlich voneinander unterscheiden.*

Mit Recht hat man darauf hingewiesen, dass die Hirnlokalisationslehre seit den Zeiten des Herophilos und Galen eine lange Geschichte hat und dass vor allem die Ventrikel den Vorrang genossen, als Sitz der Empfindung, der Vorstellung, des Denkens und Gedächtnisses usw. auserkoren zu sein. Gall je-

doch hat der alten Fragestellung eine neue physiologisch und biologisch bestechende Wendung gegeben, indem er das Gehirn als Organ der geistigen Funktionen mit den Organen der Sinnesfunktionen und anderen Körperorganen analogisierte. Indem er das Auge als Organ des Sehens mit dem Gehirn als Organ des Denkens und Fühlens verglich, biologisierte er einen bisher den Philosophen vorbehaltenen Bereich menschlicher Phänomene.

Der Mechanismus seines Grundansatzes wird an seinem «Entdekkungs»-Paradigma unmittelbar evident. Er beobachtete – als Neunjähriger! – an seinen Schulkameraden, die gute Auswendiglerner waren, hervorstehende Augen (Klotzaugen). Die physiologischen Schlüsse, die er später aus dieser Beobachtung zog, waren rein spekulativer Art, wenn auch von ihm als empirisches Faktensammeln bezeichnet. Er nahm an, dass die Augen dadurch hervorgetrieben worden seien, weil die ihnen zunächst gelegene Hirnpartie, nämlich jene für die Fakultät des Wortgedächtnisses, besonders stark entwickelt sei und auf das Orbitaldach einen Druck ausübe. Diese Hypothese verband er mit der Annahme, dass diese Fakultät (des Wortgedächtnisses) angeboren sei und dass man sie kranioskopisch diagnostizieren könne. Damit glaubte er eine Methode in Händen zu haben, um weitere Hirnfunktionen zu entdecken und darauf eine Wissenschaft vom Menschen nach folgendem von R. M. Young[25] erstellten Paradigma zu gründen:

1		*2*		*3*		*4*
Auffallendes Verhalten	*bedeutet* → ← *verursacht*	*Fakultät*	*bedeutet* → ← *verursacht*	*Hirnorgan*	*bedeutet* ← → *verursacht*	*Erhabenheit am Schädel*
(Begabung, Neigung, Manie)		*(Angeborner Instinkt)*		*(Verschiedene Aktivität je nach Entwicklung)*		*(Umfang verschieden je nach korrespond. Hirnorgan)*

In dieser Weise stellte Gall in der Folge weitere 26 Korrelationen zwischen geistig-seelischen Auffälligkeiten und Gehirnregionen her. Dass er mit der ersten, dem Sitz des Wortgedächtnisses, das Richtige traf, wie Broca 1861 bestätigte, war ein Zufall. Die andern 26 Relationen konnten in der Folge der Kritik nicht standhalten. Galls spezielle Organologie, über die wir im Text (S. 89) einen Überblick geben, ist zeitgebunden geblieben. Wie Goethe vermerkt, hat er sich mit ihr zu sehr ins Spezifische verleiten lassen. Aber gerade dieses Spezifische war interessant und erregte Aufsehen.

Das eben vorgestellte Paradigma beruhte teilweise auf Thesen, die den in der Philosophie bzw. Psychologie der Zeit herrschenden widersprachen, so beispielsweise Galls Grundannahme, dass seelische und geistige Eigenschaften angeboren seien. Die um 1800 in Paris führende Philosophenschule der «Ideologen», damals vertreten von P. J. G. Cabanis und A. L. C. Destutt de Tracy, nahm in der Nachfolge Lockes und Condillacs einen sensualistischen bzw. milieutheoretischen Standpunkt ein.[26] *Die «Ideologen» leiteten alle seelischen Phänomene als mehr oder weniger zusammengesetzte Komplexe von Empfindungen, von äusseren Eindrücken her. Nicht dass Gall die Sinnesempfindungen vernachlässigt hätte; vielmehr betrachtete er sie als notwendige Werkzeuge der höheren Fakultäten, aber nicht als ihre Quelle. Es widerstrebte seinem Denken anzunehmen, dass Mensch und Tier nur Spielzeug äusserer und zufälliger Einwirkungen seien. Die sensualistischen Thesen, ob sie nun klimatischen, diätetischen oder anderen Umwelteinwirkungen den Vorrang gaben, waren nach Galls Ansicht nicht imstande, die beobachtbaren seelischen und geistigen Unterschiede zwischen den einzelnen Individuen zu erklären. Und auf eine Erklärung dieser individuellen Unterschiede im Verhalten von Mensch und Tier kam es ihm an. Sie konnte Gall nur in einer biologisch verschiedenen Hirnorganisation sehen. Diese Hirnorganisation war es auch, die nach Galls Meinung im Zusammenwirken mit den Umwelteinflüssen das Verhalten von Mensch und Tier bestimmte.*

Der eminent biologische Zug in Galls Psychologie geht Hand in Hand mit einem ebenso starken empirischen. Dieser spricht sich darin aus, dass er die traditionellen psychologischen Qualitäten wie Wille, Verstand, Urteil, Gedächtnis, Vorstellung usw. nicht als Grundqualitäten gelten liess, sondern nur als Attribute der wahren Grundqualitäten und Fakultäten, die er – seiner Meinung nach – rein empirisch feststellte. Im ganzen waren es 27, die entsprechend dem obigen Paradigma einem besondern Hirnorgan entsprachen, wie beispielsweise der Ortsinn, der Wortsinn, der Sprachsinn usw. Nach Galls Auffassung konnte sich beispielsweise das Gedächtnis nur in Zusammenhang mit der entsprechenden Fakultät entwickeln, war also nur als Attribut dieser Fakultät ansprechbar. Damit konnte Gall die empirisch beobachtete Tatsache erklären, dass dasselbe Individuum ein ausgezeichnetes Zahlen-, aber schlechtes Wortgedächtnis haben kann.

In dieser Weise bemühte sich Gall, die spekulativ abgeleiteten psychologischen Kategorien der Sensualisten durch empirisch bestimmte Fakultäten zu ersetzen, die den beobachtbaren individuellen psychischen und geistigen Unterschieden besser entsprachen. Indem so Gall mit allem Nachdruck das Ge-

hirn als Organ des Geistes erklärte, errichtete er eine physiologische Psychologie, die mit biologischen Mitteln erforscht werden konnte. George Henry Lewes[27] hat deshalb Gall «the Kepler of Psychology» genannt.

Bei der Erforschung der Grundqualitäten bzw. Grundfakultäten hat Gall verschiedene Methoden angewandt wie Gruppenuntersuchungen verschiedener auffälliger Individuen, Vergleichsuntersuchungen von Menschen- und Tierschädeln, von Gipsabdrücken, wozu er sich kostspielige, ausgedehnte Sammlungen anlegte. Von besonderem Interesse ist, dass er eines Tages daraufkam, dass man das Verhalten der Menschen mit jenem der Tiere vergleichen konnte. Für Gall, der seit seiner frühesten Jugend auf stets von Tieren umgeben und ein Tierfreund ohnegleichen war, lag es nahe, in dieser Weise den Zusammenschluss von Tier- und Menschenbeobachtung zu vollziehen. Zu seiner Zeit bedeutete es jedoch eine Häresie, das Verhalten von Menschen mit jenem von Tieren zu vergleichen und beide, die doch durch eine abgrundtiefe Kluft getrennt waren, auf eine Ebene stellen zu wollen.

Seit Descartes[28] und Buffon war es üblich geworden, die Tiere als seelenlose Automaten dem mit Seele begabten Menschen gegenüberzustellen. Gall hat sich über dieses Cartesische Dogma hinweggesetzt, indem er auch im Bereich seelischer und intellektueller Phänomene mit der Lehre von der stufenweisen Vervollkommnung der Lebewesen Ernst machte und nicht nur die Triebe der Tiere, den Fortpflanzungstrieb, den Trieb zur Pflege der Jungen, den Eigentums- und Mordtrieb usw., studierte, sondern es wagte, sie mit den entsprechenden Trieben des Menschen zu vergleichen und zu behaupten, dass von den 27 Fakultäten des Menschen dieser nicht weniger als 19 mit den Tieren gemeinsam habe.

Gall hat seine tierpsychologischen Beobachtungen von frühester Jugend an angestellt. Wie er seine Geschwister beobachtete, so hat er auch die Tiere, die im Haushalt seines Vaters gehalten wurden und denen er in der ländlichen Umgebung Tiefenbrunns in Wald und Flur begegnete, beobachtet. Als junger Student hat er mit seinen Freunden zoologische Exkursionen unternommen, um sich jene Tiere zu fangen, die sein besonderes Interesse erregt hatten. In Wien ist die Tierhetze für ihn eine unerschöpfliche Quelle zur Beobachtung des Kampf- und Selbstverteidigungsverhaltens der Tiere geworden. In seinen Menagerien in der Ungargasse und von Montrougon hat er sich die verschiedensten Arten von Tieren, besonders viele Vögel und Hunde, aber auch Affen, gehalten. So konnte Philipp Franz von Walther, der spätere Bonner und Münchner Chirurg, der in den Jahren 1801/02 viel mit Gall in Wien zusammen war, feststellen:[29] «Es gibt beynahe keines der vaterländischen Thierge-

schlechter, besonders aus der Classe der Vögel, aus welchem Gall nicht wenigstens Ein Individuum selbst erzogen, seine ganze Lebenszeit hindurch beobachtet und auf diese Weise seinen Charakter studiert hätte. Daher hat er auch über die Lebensart mancher von ihm beobachteten Thiere ganz eigene Meinungen, welche merklich von den sonst herrschenden abweichen.» Die Geschichten, die er von seinen Tieren erzählt und die wir z. T. in den Texten bringen, beeindrucken durch ihre Unmittelbarkeit, durch die Schärfe und Differenziertheit der Beobachtung wie durch die in ihnen sich bekundende Liebe zur Kreatur.

Die Fülle von Galls tierpsychologischen Beobachtungen in seinen Werken konnte man nicht übersehen. E. H. Ackerknecht[30] hat darauf hingewiesen und auch schon ihren methodischen Einsatz vermerkt. Noch deutlicher ist R. M. Young[31] geworden, indem er Gall als Pionier der systematischen Tierpsychologie siebzig Jahre vor George J. Romanes[32] anspricht, dessen Arbeiten seit den achtziger Jahren im Rahmen der Evolutionslehre erschienen.

Wenn man einmal die Geschichte der Verhaltensforschung schreiben wird, so wird man nicht, wie dies bisher geschah, bei ihren evolutionistischen Konkretisierungen beginnen dürfen. Man wird vielmehr auf die Tierbeobachtungen der Antike, vor allem auf Aristoteles und Aelian, zurückgehen und die reiche Literatur berücksichtigen, die sich seit der Renaissance um das Problem «de animis brutorum» entfaltete und die im 18. Jahrhundert mit der Frage nach den Trieben der Tiere, im besondern nach ihren Kunsttrieben, einen neuen Auftrieb und eine bestimmte Richtung erhielt. Viel gelehrter Scholastizismus wird in dieser Literatur noch mitgeschleppt, wie man unschwer in Hermann Samuel Reimarus 1762 bereits in 2. Auflage erschienenem Buch «Über die Triebe der Thiere» feststellen kann.

Demgegenüber bedeuten Galls unmittelbar aus dem Umgang mit den Tieren geschöpfte Beobachtungen allein einen Fortschritt. Als einen entscheidenden Neuansatz in der Geschichte der Verhaltensforschung kann man es bezeichnen, dass er bewusst und systematisch das vergleichend-ethologische Prinzip als Methode der Humanpsychologie einsetzte. Wir können nicht genau den Zeitpunkt bestimmen, wann dies geschah, möchten jedoch annehmen, dass er bereits vor 1800 zu dieser Methode gelangte.

Nachdem sich in den letzten Jahrzehnten die Verhaltensforschung zu einer eigenen Wissenschaft konstituiert hatte, lag es nahe, das reiche Material, das sich in Galls Werken findet, nach ethologischen Gesichtspunkten zu ordnen und systematisch anzubieten. Dabei stellte sich die Aufgabe, zu zeigen, wieviel an ethologischen Beobachtungen und Einsichten bei Gall im Verhältnis *zum heutigen Wissensstand vorliegt. Die Überleitungstexte wurden in den Dienst dieser Aufgabe gestellt. Man wird aus dem vorgelegten Material unschwer die Überzeugung gewinnen, dass es auch eine präevolutionistische Verhaltensforschung gibt, dass Gall in ihr einen besonderen Platz einnimmt und dass es reizvoll ist, ihm zuzuschauen, wie er diese Verhaltensforschung in derselben Stadt entwickelte, in der Konrad Lorenz sein Wirken begann.*

PSYCHIATRIE

Gall hat schon sehr frühzeitig erkannt, dass seine Physiologie des Gehirns notwendigerweise ihre Entsprechung in einer Pathologie des Gehirns habe und diese hinwiederum zu einer Neufundierung der praktischen Psychiatrie führen müsse. Daher kündigte er bereits 1798 im Brief an Retzer «eine ganz neue unbekannte Lehre über die verschiedenen Arten von Wahnsinn» an.

Wir wissen, dass er in diesen Jahren, in denen Johann Peter Frank seit 1795 Direktor des Allgemeinen Krankenhauses in Wien und seit 1796 Franz Nord Primararzt des Narrenturmes war, nicht nur freien Zugang zu den Geisteskranken dieses Asyls hatte, sondern dass er an ihnen seine aus seiner Hirnlokalisationslehre sich ergebenden therapeutischen Vorstellungen erproben konnte. Diese hinwiederum basierten einerseits auf der Annahme von der Pluralität der Hirnorgane, andererseits auf der These, dass jeweils eines dieser Organe sich in einem erhöhten bzw. verminderten Erregungszustand befinde, aus denen dann die entsprechende Geisteskrankheit resultiere. So war Gall imstande, aus der Vorstellung von Synergie und Antagonismus der Organe das Konzept einer dynamischen Psychiatrie zu entwickeln. In ihr wird eine pathogenetische Theorie der Geisteskrankheit sichtbar, deren Elemente und Terminologie sehr an die Brownsche bzw. Röschlaubsche Erregungslehre erinnern, die gerade um und nach 1800 in Wien in Mode waren.[33] Wieweit diese Vermutung zutrifft, bedarf noch einer Untersuchung. Jedenfalls bewegt sich das Referat, das Ph. F. von Walther[34] von der Gallschen Therapie der Geisteskrankheiten gibt, ganz in erregungstheoretischen Vorstellungen. «Wenn die Erregung eines in der Gehirnmasse enthaltenen Organes sehr darnieder liegt, so hat Gall schon in mehreren Fällen von einer örtlichen Behandlung der afficirten Gehirnstelle gute Wirkung erhalten. Bey einem sehr furchtsamen Menschen legte Doctor Nord eine spanische Fliege auf die Stelle der Seitenwandbeine, welche das Organ des Muthes einschliesst, mit glücklichem Erfolge; freylich konnte die Erregung in der unterliegenden Gehirnmasse dadurch nur vorübergehend erhöht werden und die Wirkung keineswegs bleibend seyn.

– Es erhellt aus den Registern des Irrenhauses in Wien, dass seitdem der Arzt desselben, Doctor Nord, sich von den Gall'schen Untersuchungen in der Diagnose und Behandlung leiten lässt, manche Geisteskrankheiten, welche vorher unheilbar jeder Methode widerstanden, besonders viele Melancholien, nun glücklich geheilet werden. Unter einer gleichen Anzahl, wo zuvor drey genasen, werden nun sechs und sieben hergestellt.»

Es verdient endlich gesagt zu werden, dass Gall ein begeisterter Psychiater war und sich nach seiner Rückkehr nach Wien für Psychiatrie spezialisieren wollte. 1807 schreibt er aus Tiefenbrunn an Streicher.[35] «Was mich ganz besonders freuet, sind die Geistes- und Gemüthskrankheiten, mit deren Heilung ich ausserordentlich glücklich bin. Dies ist wahrhaft ein schöner Lohn für meine Untersuchungen übers Gehirn. In 2 Jahren hoffe ich alle, die ihrer Natur nach heilbar sind, zu heilen, mehrere Arten heile ich jetzt schon unfehlbar. Wie wär's, wenn ich aus meinem Hause ein Tollhaus machte? Die Wiener würden das für mich und ich für die leidende Menschheit ganz anpassend finden...»

Dieses Projekt hat er zwar nicht ausgeführt, aber auch in Paris hat er mit Vorliebe psychisch Kranke behandelt.

Gall war sich vollkommen bewusst, dass er mit seiner These «Geisteskrankheiten sind Gehirnkrankheiten» in der Pariser psychiatrischen Schule eine Wende heraufführte. So prominente Psychiater wie Esquirol und Georget sind bei Wahrung ihrer sonstigen Selbständigkeit dieser These gefolgt, und noch enger haben sich Falret, Ferrus, Brière de Boismont und Cadet de Gassicourt an die Gallsche Psychiatrie angeschlossen.

Zwei Entwicklungen sind in diesem Zusammenhang für die Geschichte der Psychiatrie besonders bedeutungsvoll geworden: 1839 wurde der junge Benedict Augustin Morel (1809–1873) von Blainville auf Galls Werke verwiesen.[36] Er empfing von ihnen den entscheidenden Anstoss zur Entwicklung seiner Degenerationslehre, die ihrerseits die Psychiatrie der 2. Hälfte des 19. Jahrhunderts nachhaltig beeinflusste.[37]

Zum andern besteht eine enge Wechselwirkung zwischen Esquirols Monomanie-Lehre oder der Lehre vom partiellen Irresein und Galls Organologie. Seine These von der Pluralität der Hirnorgane war in besonderer Weise geeignet, die Störung eines einzelnen Organs, wie es die Monomanie nahelegte, mit der Annahme zu erklären, die Erregbarkeit dieses Organs habe eine besondere Steigerung erfahren. Cooter[38] hat gezeigt, dass gerade dieser von der Phrenologie sich anbietende Erklärungsmechanismus viel zur Rezeption der Phreno-

logie bei den britischen Psychiatern im 2. Viertel des 19. Jahrhunderts beigetragen hat.

Cooter hat noch ein weiteres, für die Psychiatrie-Geschichte bedeutungsvolles Moment aus phrenologischem Gedankengut sichtbar gemacht, das in seiner Wirkung nicht nur für die britische Psychiatrie paradigmatisch zu sein scheint: Er hat nämlich überzeugend dargelegt, dass das seit dem Ende des 18. Jahrhunderts durch Philanthropen vom Stile Pinels und Tukes eingeführte moral treatment (traitement moral) durch Galls dynamische Psychiatrie eine wissenschaftliche Fundierung erhielt, der es bis dahin entbehrte. Denn bisher hatte man rein empirisch den guten Erfolg festgestellt, den eine liebevolle, freundliche, Beschäftigung und Abwechslung anbietende Behandlung auf die Geisteskranken hatte. Nunmehr erhielt man von Gall bestätigt, dass durch eine solche Behandlung die gestörten Hirnorgane entlastet und andere zur vermehrten Tätigkeit in jenem Synergismus und Antagonismus angeregt würden, den wir für Galls dynamische Psychiatrie als charakteristisch bezeichnen möchten. Es ist kein Wunder, wie das auch Bynum bestätigt[39], dass die Psychiater, die am meisten am moral treatment interessiert waren, Phrenologen wurden. Dass sich darunter auch der Bahnbrecher des no-restraint Systems, John Conolly, befand, zeigt die Richtung und die Kräfte, die die Gallsche Psychiatrie weltweit zu aktivieren und zu mobilisieren vermochte.

ANTHROPOLOGIE

Gall hat in den verschiedensten Stellen seiner Werke und in den verschiedensten Zusammenhängen immer wieder hervorgehoben, dass sein eigentlichstes Anliegen war, die Natur des Menschen zu erforschen und eine «wahre Lehre über den Menschen» (U 105) zu errichten. In seinem Sendungsbewusstsein wollte er mit dieser Lehre alle Menschen beglücken und ihnen zu einem besseren Dasein verhelfen. Über die physisch-somatischen Gegebenheiten hinaus hat er dieses Anliegen in einen so weiten sozio-kulturellen Rahmen gestellt und in ihm zu verwirklichen versucht, dass wir in diesem umfassenden Sinne von einer Anthropologie Galls sprechen und im folgenden ihre Grundelemente, wie sie sich in den Texten darbieten, deutlich machen können.

Unverkennbar begegnen sich in dieser Anthropologie verschiedene, mitunter widersprüchliche Richtungen, wie sie Denker und Naturforscher des 18. Jahrhunderts vom Range eines Rousseau, Voltaire, Locke, Helvetius, Goethe, Herder, Johann Peter Frank, um nur diese zu nennen, heraufgeführt hatten. Mit Recht hat Temkin[40] hervorgehoben, dass sich wie ein Leitmotiv durch Galls Philosophie die Überzeugung zieht, dass ebenso die körperliche wie die geistige Welt auf einer unveränderbaren, göttlichen Ordnung beruht. Weit entfernt, dass Gall bigott oder auch nur im geläufigen Sinne des Wortes fromm genannt werden könnte; hatte er doch eine sehr freie, unbekümmerte Stellung zu Religion und Kirche, die seine Werke schliesslich auf den Index setzte. Wenn er gleichwohl in seinen Hirnorganen Werkzeuge Gottes sah und in den Ruf ausbrach: «Dieu et cerveau, rien que Dieu et cerveau!», so hat dies weniger mit seiner privaten Religionsauffassung und Religionsausübung zu tun als vielmehr mit einer wissenschaftlichen Richtung in der Naturforschung des 18. Jahrhunderts, die W. Derham 1713 als «physicotheology» bezeichnete und der so prominente Vertreter wie Newton, Leibniz und Bonnet angehörten. Sie stellt den Versuch dar, die Existenz Gottes aus der sinnvoll und wunderbar geordneten Einrichtung der Natur zu beweisen. Wenn daher Gall in der in seinem System hierarchisch höchsten Stelle, am Scheitel des Schädels des Menschen, sein Organ der Gottesverehrung lokalisiert und in diesem einen Beweis für die Existenz Gottes erblickt, dann manifestiert sich darin ein handfestes Stück Physikotheologie des 18. Jahrhunderts. Die Generation der französischen Liberalen wie Broussais hat diese physikotheologische Verwurzelung Galls in den dreissiger Jahren des 19. Jahrhunderts nicht mehr verstanden, vielmehr seinen organologischen Gottesbeweis für eine konventionelle Geste gehalten.[41]

In diesen physikotheologisch bestimmten Rahmen der Anthropologie Galls wollen deren materialistische und fatalistische Züge, ihr odium theologicum, weniger gut passen. Mit den ersten hat er offenkundig Tendenzen akzentuiert, die in dem Somatismus der Boerhaave-Schule bereits angelegt waren und in der Frage des Perkussions-Erfinders Leopold Auenbrugger «ubi est morbus» die organ-lokalistische Richtung bereits anzeigten. In der Abwandlung, die ihr Gall gab, «ubi sunt instrumenta animae?», erhielt die lokalistische Frage eine offenkundig antispiritualistische Richtung. Das Leib-Seele-Problem war damit in seinem ganzen Umfang zur Diskussion gestellt, auch wenn es Gall nicht in diesem wollte. Denn er hat sich immer dagegen gewehrt, als Naturforscher Aussagen über die Seele zu machen und als Materialist zu gelten. Er wollte nicht mehr als die Bedingungen seelischer Phänomene im organischen Substrat erforschen, wie sein Wiener Kollege Auenbrugger die Bedingungen akustischer Phänomene in der Lunge mit solchem Erfolg für die Diagnostik erforscht hat.

Gall hat einmal (Fonct. 6, 502) den Menschen «cet être inextricable» genannt. Das gilt im besondern für die Willensfreiheit, die er gemäss einer Anre-

gung Bonnets[42] *als Fähigkeit definierte, bestimmt zu werden und sich selbst durch Motive zu bestimmen. Das jeweils stärkste Motiv gab nach seiner Ansicht in dem Entscheidungsakt des Menschen den Ausschlag, der seinerseits ausgestattet ist mit einer Vielheit von Organen höherer Ordnung (für Wohlwollen, Umsicht, Scharfsinn usw.) und so die Wahl hat, sich von den mit ihnen verbundenen Motivationen gegenüber jenen niederer Organe (für Diebsinn, Würgsinn usw.) bestimmen zu lassen. So konnte Gall durch die Annahme von der Pluralität der Organe den absoluten Determinismus vermeiden. Seine Gegner jedoch kritisierten:*[43] *«Was will dieser Mensch mit seinen Organen für Laster und für Tugenden? Er betrachtet uns also als Opfer, dazu bestimmt, bald unvermeidbare Verbrechen zu begehen, bald gute Handlungen ohne irgendein Verdienst auszuüben... Er predigt den Fatalismus, er zerstört die Grundlagen der Moral...» Denn Willensfreiheit sei die Fähigkeit, sich gegen alle Motivationen zu entscheiden.*

In einer Anthropologie, in der die Motivation eine so grosse Rolle infolge ihrer organischen Gebundenheit spielt, kam in der Persönlichkeitsentwicklung sehr viel darauf an, die hierarchisch höher gestuften Organe zu einer entsprechenden synergischen und den niederen Organen antagonistischen Entwicklung zu verhelfen. Hierin sah Gall die Aufgabe und den Wert der Erziehung. Sie sollte einen möglichst breiten Fächer an Motivationen anbieten, um dem Menschen sozial positive Entscheidungen zu ermöglichen und ihn zu einem sozial wertvollen Glied der Gemeinschaft zu machen.

Denn Galls Anthropos war nicht nur bestimmt, in der Gesellschaft zu leben, er war sogar dafür aufgrund seines Soziabilitätsinstinktes kalkuliert. Die These der spontanen Soziabilität des Menschen steht an zentraler Stelle in der Gallschen Anthropologie. Wie U. Bitterli[44] *zeigte, gehört sie zu den gängisten Thesen des 18. Jahrhunderts (Voltaire, Buffon, Condorcet). Gall hat ihr eine bemerkenswert naturwissenschaftliche Fundierung gegeben, indem er über den Menschen hinaus das sozial verschiedene Verhalten der Tiere untersuchte und einen erstaunlich differenzierten biosozialen Pluralismus der Verhaltensweisen aufdeckte (S. 124). Damit geriet der aus der Wirklichkeit schöpfende und sie beschreibende Naturforscher in offenen Gegensatz zu dem Denkmodell des Gesellschaftstheoretikers Rousseau von der Ungesellschaftlichkeit des Naturmenschen, der erst durch den gesellschaftlichen Prozess und die in ihm entstehenden «künstlichen Fakultäten» depraviert wurde.*

In der Argumentation gegen die Existenz von «künstlichen Fakultäten» entfaltete sich Galls Zivilisations- und Fortschrittspessimismus, der in so merkwürdigem Gegensatz zu seinem reformerischen Elan steht und seiner

Anthropologie ein nicht zu übersehendes düsteres Gepräge gibt. Er tritt besonders in seinen Geschichtsreflexionen hervor und verbindet sich hier mit der um 1800 aktuellen Frage nach der Perfektibilität des Menschen. Während sie bei Condorcet wohl ihre zuversichtlichste Beantwortung gefunden hat[45]*, begegnet ihr Gall in einer dem sonstigen Fortschrittsoptimismus der Aufklärung widersprechenden Weise. In der Logik seiner Lehre liegt die Überzeugung, dass der Mensch nur über eine beschränkte Anzahl von Hirnorganen verfüge, die ebenso wie die ihnen zugeordneten intellektuellen und moralischen Eigenschaften nicht verminderbar, aber auch nicht vermehrbar seien. Die Menschheit kann sich daher nicht wesentlich verändern, sie hat aufgrund ihrer hirnorganisatorischen Fixierung nur eine beschränkte Möglichkeit zur Perfektibilität, die sich nach Gall nur auf Modifikationen erstreckt, die die angebornen Anlagen in der Konfrontation mit verschiedenen Objekten und Situationen erfahren können.*

Entsprechend undifferenzierte und uniforme Züge weist auch das Geschichtsbild Galls auf. Er kennt keine Entwicklung, keinen permanenten Fortschritt beim Gang der verschiedenen Völker durch die Jahrhunderte, sondern nur eine Hin- und Herbewegung nach Art von Ebbe und Flut, die sich bei allen Völkern zwischen ihrer Urform und der Hochform ihrer Zivilisation in gleicher Weise wiederholt. Dabei sind lange Stagnationsperioden von relativ kurzen Blütezeiten gefolgt. Man müsste untersuchen, wieweit in dieser Betrachtung sich Gall von Voltaires «Essai sur les mœurs et l'esprit des nations» *beeinflusst zeigt, der ähnlich rückläufige Kulturbewegungen annimmt.*

Es entspricht dem skeptischen Realismus Galls ebenso wie seinem unerbittlichen Biologismus, dass er Vertreter der Oberschicht, «die von ihrer eingebildeten Erhabenheit mit Verachtung auf den Pöbel herabschaut», nicht als Fortschritts- und Kulturträger qualifizieren kann. Diese Funktion sieht er eigentlich nur von den genialen Menschen wahrgenommen, die die Menschheit im Laufe der Geschichte hervorgebracht hat. Aufgrund der von der Natur begünstigten Hirnausstattung sieht er bei ihnen die Möglichkeit gegeben, alles zu erreichen, was der Mensch erreichen kann.

Bei der Frage, ob eine Perfektibilität des Menschen möglich sei – für die Tiere hat sie Gall bis zu einem gewissen Grad für erwiesen betrachtet (s. S. 114) –, hat sich Gall der im 18. Jahrhundert üblichen sozialen Ständeskala vom Bauersmann, Handwerker bis zum Fürsten bedient und die einzelnen Stände auch hinsichtlich ihres intellektuellen und moralischen Verhaltens zu charakterisieren versucht. In diesem Zusammenhang fällt das eben erwähnte vernichtende Urteil über die zu seiner Zeit regierende Oberschicht, die Gall aufgrund ihres intellektuellen und moralischen Verhaltens für völlig ungeeignet hält, den ihr zufolge ihrer sozialen Stellung zukommenden kulturellen Führungsaufgaben nachzukommen. Zugleich entwickelt er aber auch ein erschütterndes Bild vom geistigen Habitus der um Taglohn arbeitenden Menschen des 18. und frühen 19. Jahrhunderts, denen schon allein die äusserste Notdurft ihrer Existenz keine Beschäftigung mit anderem als dem Kampf um das nackte Leben gestattet. Im Umgang mit dieser Schicht mag der Arzt und Philanthrop die Impulse erhalten haben, die ihn zum Sozialreformer grossen Stils werden liessen.

Aber die bestehende, aus den Kategorien arm–reich sich herleitende Sozialordnung konnte für ihn keine Grundlage einer echten, auf psychologischen Kriterien beruhenden Typologie sein. Die alte humoralpathologische Einteilung, in der vier Typen je nach Vorherrschen eines Saftes sich als Sanguiniker, Phlegmatiker, Choleriker und Melancholiker abgrenzen, war sicherlich unübersehbar mit psychologischen Charakterisierungen verbunden. Aber für den vergleichenden Hirnanatomen, der in der Zunahme der nervösen Substanz vom niedersten Tier bis zum Homo sapiens und in der Differenzierung der ihr entsprechenden geistigen Phänomene das einzig massgebliche Kriterion einer psychologischen Typologie erkannte, musste der Gang von der Animalität zur Humanität, entsprechend der scala naturae, das bestimmende Element für die Erstellung einer neuen Typologie werden.

Wir wissen bereits, dass nach Gall der Mensch von seinen 27 Organen bzw. Fakultäten 19 mit den Tieren gemeinsam hat. Aufgrund des grösseren, geringeren oder fehlenden Anteils dieser Fakultäten hat Gall sechs verschiedene Typen von Menschen abzugrenzen versucht, wobei er den nur die humanen Fakultäten repräsentierenden Typus an oberster Stelle hat rangieren lassen. Diesem Typus schreibt Gall Eigenschaften wie Toleranz, Philanthropie, Souveränität gegenüber Missgunst, Aberglauben und Irrtum, Wahrheitsstreben, Vernünftigkeit usw. zu. Es ist unschwer zu erkennen, dass sich in diesem Typus alle Wünsche und Strebungen versammeln, die die europäische Aufklärung mit dem Idealtypus ihrer Zeit verband. Es ist aber ebenso unschwer zu erkennen, dass die sechs Typen Galls mit ihren ausgeklügelten animalischen und humanen Portionen Konstruktionen sind wie vielfach auch die späteren Versuche einer psychologischen Typologie. Gall war aber Realist genug, um die Wirklichkeit in unzähligen Mischformen repräsentiert zu sehen, wie denn auch die anderen Typologen dies tun.

Gall wollte seine Anthropologie nicht als reine Lehre verstanden wissen, vielmehr hatte er sie in unmittelbarem Kontakt mit der Realität des Lebens konzipiert. In seinem aufklärerischen Pragmatismus und Utilitarismus drängte es ihn, sie möglichst sofort angewendet zu sehen, und zwar an den gefährdetsten Randgruppen der Gesellschaft. Wir sagten bereits, in welchem Masse sich sein sozialreformatorisches Interesse den Geisteskranken zuwendete, dass er sogar seine Einteilung der Geisteskrankheiten nach forensisch-psychiatrischen Kategorien zu erstellen versuchte, um die Rechtsprechung in diesem Punkte zu reformieren.

Nicht minder interessiert war er aber auch daran, dem straffällig gewordenen Menschen eine seinen physisch-psychischen Bedingungen angemessene Rechtsprechung und einen ebensolchen Strafvollzug zu verschaffen. Er betrachtete das Verbrechen vom ärztlichen Standpunkt aus und den Verbrecher als Opfer einer angebornen Hirnorganisation. Dass er damit Vorstellungen des Kriminalanthropologen Lombroso vom geborenen Verbrecher vorausnahm, wurde immer wieder angemerkt. Die Rechtsprechung sollte daher das physisch-anthropologische Problem berücksichtigen, nicht nach formaljuridischen Kriterien vorgehen, sondern in jedem Fall Schuld und Strafe nach den individuellen Gegebenheiten bemessen (S. 185). Nicht nach dem materiellen Vergehen habe sich die Strafe zu richten, sondern nach dem handelnden Individuum, dessen besondere Lage und innere Verfassung im Moment der Tat den Ausschlag zu geben hätten (S. 186). Denn die Verantwortlichkeit wechsle von Fall zu Fall, je nach dem Vorherrschen der tierischen Hirnorgane bzw. der ihnen entsprechenden Fakultäten.

In Galls Vorschlag zum Strafvollzug (S. 188) erfährt seine Erziehungslehre ihre eindrucksvollste Anwendung. Unterdrückung der niederen, tierischen Fakultäten und Aktivierung aller höheren durch ein möglichst breites Angebot von Unterrichts- und Lernmöglichkeiten ist sein Hauptanliegen. In ihm will er die Gefangenenhäuser nach Möglichkeit zu Besserungsanstalten umwandeln. Die Häftlinge sollen in ihnen die Schulbildung nachholen, die ihnen die Gesellschaft bisher versagt hat, und nach Möglichkeit einen Beruf erlernen, der ihnen nach der Entlassung gestattet, sich in die Gesellschaft einzuordnen und integriert zu bleiben.

Die Kriminalanthropologie Galls ist deshalb ein so wesentliches Stück seiner Lehre vom Menschen, weil es hier seiner Menschenliebe gelungen ist, seinen eigenen Pessimismus zu überwinden und Ausblicke auf eine freundlichere Gestaltung menschlicher Schicksale zu eröffnen.

DIE PHRENOLOGISCHE BEWEGUNG

E. H. Ackerknecht[46] hat einmal festgestellt, dass die Wirkung der Phrenologie auf die erste Hälfte des 19. Jahrhunderts zumindest so stark war wie jene, die in der ersten Hälfte unseres Jahrhunderts von Freud ausging. Dieser Vergleich hat durch die zahlreichen Untersuchungen, die seit den siebziger Jahren Sozialhistoriker und Soziologen über die früh- und mittelviktorianische Epoche anstellten, für Grossbritannien eine sehr detailreiche Bestätigung erfahren.[47] Die vorliegenden Arbeiten über die USA weisen in dieselbe Richtung[48], so dass man von einer besonders die Mittel- und Arbeiterschichten dieser Länder durchdringenden Rolle der Phrenologie sprechen kann.

Anders lagen die Dinge in Österreich und in Deutschland. Gall selbst hat sich darüber lustig gemacht, dass die Paris aufsuchenden Wiener Ärzte nicht wagten, seine Vorlesungen zu hören. Das allerhöchste Verdikt vom 24. Dezember 1801 (S. 11) galt für die ganze Ära der Restauration. Die Ablehnung, die Galls Lehre durch den Wiener Professor für Pathologie Philipp Carl Hartmann 1820 erfuhr[49], ist nur ein Zeugnis dafür.

In Deutschland hatte sich nach der begeisterten Aufnahme durch die ältere Generation (Goethe, Blumenbach, Loder, Reil u. a.) in den Jahren 1805/07 die von den Naturphilosophen ausgehende feindselige Haltung durchgesetzt und z. T. sogar auf Frankreich übergegriffen. Jedenfalls klagte Gall (Fonct. 6, 304), dass Bérard, Jourdan, Flourens und Serres sich allzusehr von den romantischen Spekulationen eines Oken, Burdach, Carus und Rudolphi beeinflussen liessen. Erst der grosse Erfolg der Phrenologie in Schottland durch Combe hat um 1830 bzw. seit 1842 deutsche Publikationen hervorgebracht[50] und 1843 zur Gründung einer phrenologischen Zeitschrift geführt. Zu dieser Zeit aber hatte sich Galls vergleichend-beobachtende Methode längst überlebt, der experimentell-analytischen gehörte bereits die Gegenwart und die Zukunft.

Von der Wirkung Galls in Frankreich bzw. in Paris wurde im Zusammenhang mit der Psychiatrie und Anthropologie bereits gesprochen und wird in den Überleitungen weiter die Rede sein. Obwohl unter Napoleon und den Bourbonen das höfisch-politische Klima der Lehre Galls nicht förderlich war, erwies sich die Pariser Schule, die die organizistisch-lokalistischen Tendenzen der Wiener Schule aufgenommen hatte und weiterentwickelte (Auenbrugger-Corvisart), den Bestrebungen Galls durchaus kongenial.[51] Als sich unter dem liberalen Regime der Orléans 1831 in Paris die Société Phrénologique konstituieren konnte, sammelten sich unter ihr so prominente Ärzte wie Andral, Broussais, Bérard, Bouillaud, Falcret, Ferrus, Rostan, Voisin, Sanson, Geoffroy Saint Hilaire u. a. Dazu stiessen angesehene Juristen und Parlamentarier sowie der Verleger Baillière, bei dem auch seit 1832 das unter der Redaktion von Bouillaud stehende «Journal de la Société phrénologique de Paris» erschien. Ein besonderer Erfolg Voisins war es, allmählich das Justizministerium von der Möglichkeit einer Verbrechensprophylaxe im Sinne Galls zu überzeugen. Die Errichtung des Institut orthophrénique in Issy-les-Montineux 1834 ist das Ergebnis dieser Bemühungen[52]*, die auch die Unterstützung der Pariser Gerichtsmediziner Orfila und Marc fanden. Als 1837 auch noch ein eigenes phrenologisches Museum in der Rue de Saint-Germain (Nr. 3) eröffnet wurde, hatte die Phrenologie in Paris eine Position erreicht wie nie zu den Lebzeiten Galls: ihre Leitideen waren in die Anthropologie und die Strafrechtsreform eingedrungen und hatten sich weit über die wissenschaftlichen Kreise hinaus in den Werken von Balzac, Georges Sand, Baudelaire, Flaubert einen Platz erobert.*

1837 überschrieb Auguste Comte die 45. Vorlesung seines «Cours de philosophie positive» *mit dem Titel: «Considérations générales sur l'étude positive des fonctions intellectuelles et morales, ou cérébrales».*[53] *Es ist genau das Gallsche Anliegen, das ihn entscheidend in seiner Konzeption von einem positiven System der Wissenschaft und dem Menschen beeinflusste. Auch Herbert Spencer gehört zu den massgeblich von Gall Inspirierten. So hat man ihn denn mit Recht «the godfather of the modern social sciences» genannt.*[54]

Erst 1911 stellte das «American Journal of Phrenology» sein Erscheinen ein. Man ist erstaunt über die Vitalität der Phrenologie in den angelsächsischen Ländern und vor allem darüber, dass sie dort breite Massen der städtischen Mittel- und Arbeiterschichten zu faszinieren vermochte. In den USA wuchs sie sich nach 1830 rasch zu einer nationalen Industrie aus. Zahlreiche phrenologische Gesellschaften entstanden, unzählige phrenologische Schädel, Karten und Abdrücke wurden verkauft. Die Firma Fowler and Wells hatte es verstanden, in ganz Nordamerika die Phrenologie zu kommerzialisieren und mit ihr ein big business aufzuziehen.

Um die Phrenologie zu einer solchen Massenbewegung zwischen 1830 und 1860 zu machen, sie zu einer Popularphilosophie und Popularpsychologie des Durchschnittsamerikaners und Durchschnittsengländers werden zu lassen, musste an der ursprünglichen Lehre Galls eine Veränderung vorgenommen werden. Ihr pessimistisches Menschen- und Weltbild konnte der angelsächsischen Mentalität nicht entsprechen. Es war notwendig, sie von diesen

Zügen zu befreien und entsprechend dem Optimismus und Fortschrittsglauben des common man zu adaptieren.

Vor allem zwei Männer sind es, die diese Adaptierung vollzogen: der einstige Mitarbeiter Galls, Johann Caspar Spurzheim (1776–1832) und der Edinburger Rechtsanwalt George Combe (1788–1858).[55] *Spurzheim vermehrte die Zahl der Hirnorgane von 27 auf 37 und liess vor allem die niederen, «bösen» weg. Combe vollzog in seinem 1828 erschienenen Buch* «Essay on the Constitution of Man and its Relations to External Objects» *die endgültige Reinigung von dem pessimistischen Ambiente der Gallschen Lehre in einem solchen Masse, dass sein Buch zur phrenologischen Bibel der Massen wurde. Er bot darin ein Denksystem dar, das die Hoffnungen, Ängste, Wünsche und Vorstellungen des Durchschnittsmenschen in einer wissenschaftlich auftretenden Weise erklärte, rationalisierte und legitimierte und ihm zugleich eine erfolgversprechende Lösung seiner wissenschaftlichen, philosophischen und praktischen Bedürfnisse anbot. Im allgemeinen Aufstiegs- und Fortschrittsklima der liberalistischen Ära war es dem common man höchst erwünscht, mit Hilfe der Phrenologie seine eigenen Anlagen und Fähigkeiten testen und sie zielführend durch eigene Übung und eigenen Einsatz immer mehr und immer besser entwickeln zu können. Kein Wunder, dass sich die Sprechzimmer der Firma Fowler and Wells in New York, Boston und Philadelphia vor allem zu Berufsberatungsstellen entwickelten.*[56]

Ausser dieser speziellen Entwicklung hat die neueste Forschung die säkularisierende und szientifizierende Rolle der Phrenologie in einer Gesellschaft hervorgehoben, die sich ihrer traditionellen Glaubenshaltungen nicht mehr sicher war. Ihr bot sie eine rationelle Religion, eine Art von intellektuellem Deismus dar, und sie wurde so zum Vehikel des Liberalismus und Freidenkertums. Das soziale Programm der Phrenologie hat in gleicher Weise attraktiv auf Sozialisten wie E. T. Craig, G. J. Holyoake und andere Nachfolger Owens' gewirkt wie auf mittelständische Liberale und radikale Intellektuelle vom Range eines George Eliot, Horace Mann, Herbert Spencer, Richard Cobden und schliesslich auch vom Range eines Karl Marx. Die Auswirkungen des phrenologischen Ideenguts auf die angelsächsischen Sozial-, Justiz- und Erziehungsreformen sind erst ansatzweise erforscht. Aber so viel steht fest, dass das phrenologische Erziehungsprogramm über den Prinzgemahl Albert die königliche Familie erreichte.

Wie in Frankreich nahmen auch in den angelsächsischen Ländern die Künstlerkreise an der Bewegung lebhaftest teil; nur ein Zeichen mehr, in welchem Masse diese das geistige Klima der Epoche durchdrang und bestimmte.

Stellvertretend mögen hier nur die Namen Edgar Allan Poe, Mark Twain, Oliver Wendell Holmes, Charlotte Brontë, Bulwer Lytton, Thomas Carlyle und Walt Whitman stehen.

Von besonderer Bedeutung ist es gewesen, dass auch der Vorläufer bzw. Mitschöpfer der Evolutionslehre, Robert Chambers[57] *bzw. Alfred Russel Wallace*[58]*, vom phrenologischen Ideengut erfasst waren. Hat doch die Evolutionslehre das geistige Klima der 2. Hälfte des 19. Jahrhunderts in einer ähnlich katalysierenden Weise durchdrungen wie die Phrenologie jenes der ersten Jahrhunderthälfte. In der Tat: die säkularisierende und biologisierende Rolle der Phrenologie ist auch am Wendepunkt zum evolutionistischen Denken nicht zu übersehen. Sie hat vielmehr kräftig mitgeholfen, diesen heraufzuführen, bis in den siebziger Jahren der Evolutionsgedanke im Verein mit der experimentellen Physiologie durch die Arbeiten von Fritsch, Hitzig und Ferrier auch in die Hirnlokalisationslehre eindrang und dieser ein neues Gepräge verliehen hat.*

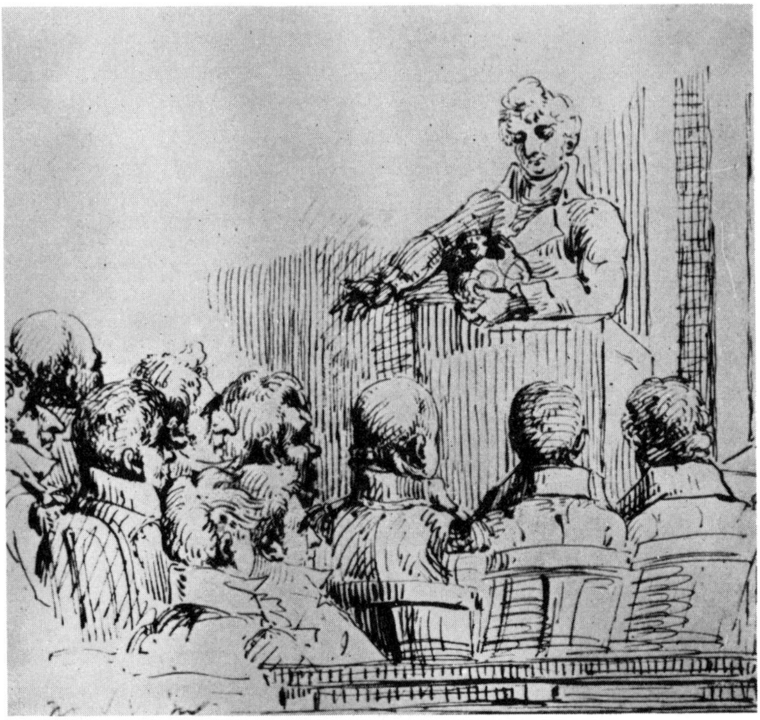

GALL IN BERLIN

Federzeichnung aus dem Besitz von Prof. Dr. Felix Becker, Leipzig.
Aus dem Nachlaß von Alexander Michaelis (1823–1868).
Publiziert von Erich Ebstein (1924), zu S. 18.

TEXTE

BEGEGNUNG MIT GOETHE

1 *Gall berichtet in einem Brief aus Kopenhagen vom 15. Oktober 1805 über seine Begegnung mit Goethe, die Anfang August 1805 in Halle stattgefunden hat (Neuburger 12).*[1]

Als ich nach Halle kam, wartete schon Göthe auf mich, er war in der Absicht dahin gereist, obschon er sich sehr übel befand. – Er war mein eifrichster Zuhörer, und diese Ehre wurde mir sehr beneidet. Noch obendrein musste ich ihm öfters eigene Vorlesungen zu Hause geben, damit wir ja mit unsern wechselseitigen Ideen recht vertraut werden sollten. Er bestättigte häufig meine Sätze mit seiner eigenen Erfahrung, und war überaus glücklich bey dem Übergang meiner Aufschlüsse über die bestimmten Eigenschaften des Geistes etc. Unsere Gemüthe schmolzen recht oft so ganz inniglich zusammen. Wir sahen und verliessen uns nie, ohne uns herzlich zu umarmen...

2 *Dazu Goethe in den Annalen (Jub. Ausg. 30, 155ff.).*

Hierauf nun erwartete mich in einem anderen Fache eine höchst durchgreifende Belehrung. Doktor Gall begann seine Vorlesungen in den ersten Tagen des August, und ich gesellte mich zu den vielen sich an ihn herandrängenden Zuhörern. Seine Lehre musste gleich, so wie sie bekannt zu werden anfing, mir dem ersten Anblicke nach zusagen. Ich war gewohnt, das Gehirn von der vergleichenden Anatomie her zu betrachten, wo schon dem Auge kein Geheimnis bleibt, dass die verschiedenen Sinne als Zweige des Rückenmarks ausfliessen und erst einfach, einzeln zu erkennen, nach und nach aber schwerer zu beobachten sind, bis allmählich die angeschwollene Masse Unterschied und Ursprung völlig verbirgt. Da nun eben diese organische Operation sich in allen Systemen des Tiers von unten auf wiederholt und sich vom Greiflichen bis zum Unbemerkbaren steigert, so war mir der Hauptbegriff keineswegs fremd, und sollte Gall, wie man vernahm, auch durch seinen Scharfblick verleitet, zu sehr ins Spezifische gehen, so hing es ja nur von uns ab, ein scheinbar paradoxes Absondern in ein fasslicher Allgemeines hinüber zu heben. Man konnte den Mord-, Raub- und Diebsinn so gut als die Kinder-, Freundes- und Menschenliebe unter allgemeinere Rubriken begreifen und also gar wohl gewisse

Tendenzen mit dem Vorwalten gewisser Organe in Bezug setzen.

Wer jedoch das Allgemeine zum Grund legt, wird sich nicht leicht einer Anzahl wünschenswerter Schüler zu erfreuen haben, das Besondere hingegen zieht die Menschen an und mit Recht: denn das Leben ist aufs Besondere angewiesen, und gar viele Menschen können im einzelnen ihr Leben fortsetzen, ohne dass sie nötig hätten, weiter zu gehen als bis dahin, wo der Menschenverstand noch ihren fünf Sinnen zu Hilfe kommt...

Ausser diesen öffentlichen, vorzüglich kraniologischen Belehrungen entfaltete er privatim das Gehirn selbst vor unseren Augen, wodurch denn meine Teilnahme sich steigerte. Denn das Gehirn bleibt immer der Grund und daher das Hauptaugenmerk...

Galls Vortrag durfte man wohl als den Gipfel vergleichender Anatomie anerkennen, denn ob er gleich seine Lehre von dorther nicht ableitete und mehr von aussen nach innen verfuhr, auch sich mehr eine Belehrung als eine Ableitung zum Zweck vorzusetzen schien, so stand doch alles mit dem Rückenmark in solchem Bezug, dass dem Geist vollkommene Freiheit blieb, sich nach seiner Art diese Geheimnisse auszulegen. Auf alle Weise war die Gallische Entfaltung des Gehirns in einem höheren Sinne als jene in der Schule hergebrachte, wo man etagen- oder segmentweise von oben herein durch bestimmten Messerschnitt von gewissen untereinander folgenden Teilen Anblick und Namen erhielt, ohne dass auf irgend etwas weiter daraus wäre zu folgern gewesen. Selbst die Basis des Gehirns, die Ursprünge der Nerven, blieben Lokalkenntnisse, denen ich, so ernst es mir auch war, nichts abgewinnen konnte; weshalb auch noch vor kurzem die schönen Abbildungen von Vicq d'Azyr[2] mich völlig in Verzweiflung gesetzt hatten.

Doktor Gall war in der Gesellschaft, die mich so freundlich aufgenommen hatte, gleichfalls mit eingeschlossen, und so sahen wir uns täglich, fast stündlich, und das Gespräch hielt sich immer in dem Kreise seiner bewundernswürdigen Beobachtung: er scherzte über uns alle und behauptete, meinem Stirnbau zufolge, ich könne den Mund nicht auftun, ohne einen Tropus auszusprechen; worauf er mich denn freilich jeden Augenblick ertappen konnte. Mein ganzes Wesen betrachtet, versicherte er ganz ernstlich, dass ich eigentlich zum Volksredner geboren sei. Dergleichen gab nun zu allerlei scherzhaften Bezügen Gelegenheit, und ich musste es gelten lassen, dass man mich mit Chrysostomus in eine Reihe zu setzen beliebte...

Doktor Galls ferneren Unterricht sollte ich denn auch nicht missen: er hatte die Gefälligkeit, den Apparat jeder Vorlesung auf mein Zimmer zu schaffen und mir, der ich durch mein Übel an höherer Beschauung und Betrachtung nicht gehindert war, sehr auslangende Kenntnis und Übersicht seiner Überzeugungen mitzuteilen.

BEGEGNUNG MIT PARIS

3 *Bevor Gall Anfang November 1807 nach Paris kam, war dort seine Lehre bereits seit 1802 bekanntgeworden. Er erhielt die Erlaubnis, im Athénée Vorlesungen zu halten. In der folgenden Briefstelle (Neuburger 23) schildert er am 16. Dezember 1807 den begeisterten Empfang, den man ihm bereitete, doch fand er bald auch starke Ablehnung.*

...so unerwartet ich nach Paris kam, so ausserordentlich gut bin ich aufgenommen worden, anfänglich trieben die Journalisten allerley Zeug. Nun sind sie aber alle gedemüthigt. Ich bin ganz der Mann à la mode. In allen Gesellschaften ist der Dr. Gall der Gegenstand der Unterredung. Meine Geschäfte sind ohne Ende. Bey allen öffentlichen Demonstrationen, die immer vor 2–300 Personen statt haben, wird unaufhörlich geklatscht... Zum Frühstück, zum Mittagessen, zu Abendgesellschaften will mich die ganze Stadt, alle Stände, die ersten Minister, z. B. Talleyrand ist mit Leib und Seele mein Anhänger – der Polizeyminister, der Kardinal, der Erzbischof, die Bischöfe, die Generale, die Gesandten, die Königin von Holland und die Kaiserin selbst etc. Urtheilen Sie also von meiner Lebensart in Paris! Setzen Sie hinzu, dass die verfluchte französische Sprache raschweg gelernt, und den ganzen Tag öffentlich gesprochen werden muss, so wird mir alle Welt meine Nachlässigkeit im Briefschreiben verzeihen...

KRITIK NAPOLEONS

4 *Als seinen Pariser Hauptgegner bezeichnete Gall Napoleon und machte ihn für den Wandel verantwortlich, der sich im Urteil der Pariser Gelehrten vollzog (Fonct. 2, 14f.).*

Wenig später kam der Kaiser von seinem Feldzug aus Deutschland. Ich weiss nicht, welche Angst er den Herren des Institut de France einflösste; aber wie durch einen Zauber änderte sich alles. Alles, was ich sagte, alles, was ich demonstrierte, war nur mehr alter Kram, Scharlatanerie, Taschenspielerei, wie man beliebte, es an diesen Monarchen heranzubringen. Es ergab sich daraus auch dieses famose diplomatische Gutachten über unser Mémoire, vorgelegt am 14. März 1808. Eben dieses Gutachten wird mir dazu dienen, meinen Lesern zu beweisen, welche damals die Meinungen und Absichten der Herren Kommissäre über meine anatomischen Entdeckungen und über einen Teil meiner Hirnphysiologie gewesen sind.

5 *Zwei völlig negative Äusserungen Napoleons über den docteur allemand und dessen Lehre hat Gall wörtlich im 6. Band «Sur les fonctions du cerveau» (S. 381–389) abgedruckt. Die eine hat Napoleons Leibarzt in St. Helena, Francisco Antommarchi, aufgezeichnet, die zweite Graf Las-Cases in seinem «Mémorial de Saint-Hélène». Wir bringen im folgenden diese. Wie 1801 Kaiser Franz von Österreich bediente sich auch Napoleon des Materialismus-Argumentes.*

«Ich habe viel beigetragen, Gall zu vernichten. Corvisart[3] war sein grosser Anhänger. Er und seinesgleichen haben einen grossen Hang zum Materialismus: er vermehrt ihre Wissenschaft und ihr Gebiet. Aber die Natur ist nicht so arm. Wenn sie so plump wäre, sich durch äussere Formen anzukündigen, würden wir rascher vorschreiten und weiser sein. Ihre Geheimnisse sind feiner und delikater und flüchtiger. Bis jetzt entkommen sie gänzlich. Ein kleiner Buckliger erweist sich als grosses Genie; ein grosser schöner Mensch ist nur ein Dummkopf. Ein weiträumiger Kopf mit einem beträchtlichen Gehirn hat mitunter nicht eine Idee, während ein kleines Gehirn sich als ungeheure Intelligenz erweist.[4] Und sehen Sie die Einfältigkeit von Gall: er teilt bestimmten Höckern am Kopf Neigungen und Verbrechen zu, die in der Natur nicht gegeben sind, die nur von der Gesellschaft und der Konvention der Menschen kommen: wie sollte denn ein Diebshöcker entstehen, wenn es kein Eigentum gäbe? der Höcker der Trunksüchtigkeit, wenn es nicht alkoholische Getränke gäbe? jener der Ruhmsucht, wenn keine Gesellschaft existierte?»

ARBEIT AN DEM «GROSSEN UND KLEINEN WERK»

6 *Galls Frau, die er als Student in Strassburg geheiratet hatte, war in Wien zurückgeblieben. Gall hat von Paris aus mit Hilfe seines Freundes Andreas Strei-*

cher dafür Sorge getragen, dass sie finanziell unbeschwert in seinem Wiener Haus und Garten – er «war meine Glückseligkeit» – leben konnte. Die Eingangspassagen des Briefes an Streicher vom 21. November 1816 (Neuburger 26) nehmen auf diese Verhältnisse Bezug, bevor er auf die Arbeit an seinem «grossen Werk», der vierbändigen «Anatomie et physiologie du système nerveux ...», eingeht.

Theurester Freund! Meine Frau wird Ihnen schon gesagt haben, wie sehr mich Ihr höchst freundschaftliches Benehmen gerührt hat. Ich wiederhole Ihnen meinen innigsten herzlichsten Dank. Mein Zutrauen in Ihre Freundschaft und Rechtschaffenheit ist unbegränzt – und ohne Ihr Zeugniss würde ich Anstand genohmen haben, den Forderungen, welche man mir so oft wiederholt, unbedingten Glauben beyzumessen. – Niemand soll an mir einen Heller verliehren. Sie wissen, ich glaube wenig, was so Menschen heilig, mir aber ganz mässig scheint. Aber desto strenger möchte ich die gesellschaftlichen Pflichten beobachten, und müsste ich mir jemahls darin einen Vorwurf machen, so würde dieses die Ruhe und das Glück meines Lebens stören. Seitdem wir die Aussicht einer ruhigeren Regierung haben, ist mein Eifer wieder erwacht. Ich habe mein ganzes grosses Werk vollendet. Es enthält über 80 Kupfertafeln und besteht aus 3 grossen Quartbänden. Der Druck wird diesen Winter geendigt seyn – und so habe ich doch endlich überlebt, was niemand erwartete – und habe meine Lehre auf eine Stufe gesetzt, wie es noch nie ein Entdecker zu seinen Lebzeiten das Glück hatte.

7 *Als 1820 die vier Foliobände erschienen waren, bat Gall den ihm freundlich gesinnten Jenaer Anatomen Justus Christian Loder (1753–1832) – Gall hatte ihn 1805 auf seiner Reise kennengelernt –, sich rezensionsweise für sein Werk einzusetzen. Der am 15. August 1820 datierte Brief (Ebstein 53) ist deshalb so interessant, weil er klarmacht, in welchem Masse Gall von seinem Sendungsbewusstsein durchdrungen war; so sehr, dass er ein bedeutendes Vermögen für die typographisch höchst anspruchsvolle Publikation seiner Werke hingab.*[5]

Ich halte es für ein wahres grosses Glück, wenn man seinen Arbeiten zum Vortheil einer bedeutenden Zahl von Zöglingen verwenden, und wie Sie, mit so vielem Ruhm verwenden kann! Auch Ich wäre zum Professor geboren. Da mich aber keine Universität dazu schlagen wollte, so musste ich mich selbst dazu schlagen. Ich habe seit meiner Reise nie aufgehört, öffentlich vorzulesen, und habe bis jetzt immer um die Hälfte mehr Zuhörer, als mein Hörsaal halten kann. Eben der Umstand, dass man in Wien noch immer lichtscheu ist, hat mich gehindert dahin zurückzukehren. Ich habe alles! Arbeit und Nächte und sogar meinen herrlichen Garten im Stich gelassen, um meine Entdeckungen zu vervollkommnen und zu verbreiten. Es schien mir immer, dass es Pflicht für mich sey, den Freunden, welche meine Lehre zuerst so grossmüthig in Schutz nahmen, Ehre zu machen. Ich war auch so, wie Sie überzeugt, dass Beharrlichkeit im Guten alles überwinde. Mein grosses Werk ist vollendet. Freilich schade, dass es zu theuer ist. Indessen musste ich es so machen, um die Lehre auf eine breite Grundfläche zu begründen. Hoffentlich wird sie nun unerschütterlich seyn...

Alle jüngeren Professoren tragen meine Lehre in ihren Vorlesungen vor und alle lehren das Nervensystem nach meinen Grundsätzen. Wird einstens auch die Anwendung meiner Physiologie des Gehirns auf Erziehung, Moral, Gesetzgebung u.s.w. eben so allgemein seyn, so werde ich schadlos gehalten seyn für alle die Mühe und für all das viele Geld, so mich diese Untersuchungen gekostet haben. Als Lehrer der Anatomie müssen Sie hundert Gelegenheit finden, Belege für oder gegen meine Erfahrungen zu finden. Werden Sie das Werk gelesen haben, so werden Sie selbst beurtheilen könnnen, worauf Sie Rücksicht nehmen müssen... Wahrheit bleibt immer mein Zweck, weswegen mir alles willkommen seyn wird.

Ausser der Anatomie und der Verrichtung der 5 Sinne, habe ich alles umständlicher behandelt und so zu sagen ein ganz neues Werk daraus gemacht... Lesen Sie meine Abhandlung über die angebohrnen Anlagen im grossen Werk und vergleichen Sie dieselben mit dem ersten Bande der kleinen Ausgabe, so werden Sie finden, dass dieser Gegenstand im letzteren viel deutlicher abgehandelt ist. Bey der grossen Ausgabe hatte sich der Censor, der ein schlechter Cacadubio war, etwas darein gemischt und ich habe ihm hie und da aus Achtung nachgegeben. Darum ist manches unbestimmt und dunckel geblieben, was ich aber in der kleinen Ausgabe wieder ins Reine hergestellt habe.

Lesen Sie auch einstweilen meine Philosophie im 4. Bande der grossen Ausgabe, weil diese erst im 6. Bande der kleinen nachkommen wird. Beym Vergleiche der 2 Ausgaben werden Sie finden, dass ich in Hinsicht auf Gott und die Seele nicht die geringste Abänderung getroffen habe. Gottes-Leugner zu seyn, und noch obendrein sich dazu zu bekennen, schien mir immer absurd. Auch lasse ich die Lehre von der Unsterblichkeit ganz unberührt, weil diese den Physiologen nicht unmittelbar angeht. Selbst die Frage über die Seele wende ich ab, weil wir wohl ein Prinzip der Thätigkeit annehmen müssen, aber als Anatomen und Physiologen darüber gar nichts entscheiden können. Sie werden mich also überall, wenigstens in meinen Büchern, als einen Mann nach Ihrem Herzen finden. Studiren Sie besonders den ersten Band des kleinen Werkes, und lesen Sie meine Abhandlung über den moralischen Sinn, über das Daseyn Gottes, so hoffe ich, dass Sie mir um den Hals fallen werden. Sie wissen, dass ich zu fest bin, um zu heucheln, daher habe ich auch, unter allen Regierungsformen immer dieselben rechtlichen und moralischen Grundsätze behauptet, ohne mich mit Kapuzinade zu umhüllen.

Ist Ihnen Menschenkenntnis werth, so werden Sie gewiss nirgendwo den Menschen so Stück für Stück kennen lernen, wie in meinen Wercken. Sie zerlegen eine verwickelte Maschine in ihre Hebel, Räder, Springfedern etc. Am Ende steht der Mensch, das drollige MitteldING zwischen Vieh und Engel[6] ganz durchsichtig vor Ihnen da. Ob eine solche Kenntniss für alle Zweige unseres Thuns und Wissens nützlich ist, lasse ich Sie entscheiden...

8 *In dem Brief vom 19. Oktober 1824 (Neuburger 35f.) teilt Gall Streicher mit, dass er die Arbeit an der «kleinen Ausgabe», den sechs Bänden der «Sur les fonctions du cerveau ...», beendet habe und sie ihm schicken werde. Er macht auf die Unterschiede zwischen grosser und kleiner Ausgabe aufmerksam, aber auch darauf, was konstant geblieben ist, seine Weltanschauung.*

...Im grossen Werke sind im 1. Band einige Abhandlungen, welche in der kleinen Ausgabe fehlen... Das bloss Anatomische werden Sie überschlagen, weil die Anatomie des Gehirns auch selbst mit Kupfern äusserst schwer verständlich gemacht werden kann. So habe ich z.B. von der Entfaltung des Gehirns noch Niemand durch mein Werk überzeugt. Indessen mache ich alle Mittwoche öffentliche Demonstrationen, und in einer halben Stunde kann jeder meiner Zuschauer das Gehirn in eine Membran entfalten, eben so gut, als ich selbst. Die jungen Ärzte, welche von Wien kommen, sind die Einzigen, welche, wahrscheinlich werden sie mich für exkommuniziert halten, sich nie entschliessen können, mich zu hören. Indessen hat die Lehre überall in England, in Amerika, in den Colonien etc. ausserordentliche Fortschritte gemacht. – Ich empfehle Ihnen vorzüglich die kleine Ausgabe zu lesen.

TOLERANT, LIBERAL UND WELTOFFEN

9 *Nach dem im vorhergehenden Briefe geäusserten Ansichten wird man Gall am ehesten als einen Deisten einstufen dürfen. Die folgenden Äusserungen aus dem Brief vom 7. November 1824 (Neuburger 37) zeigen, wie bei ihm in Verbindung mit der Toleranz und der Philanthropie Josephinischer Prägung Züge einer Haltung sichtbar werden, die man als frühliberalistische bezeichnen könnte.*

Was nicht unter die Sinne fällt, ist ausser meinem Wirkungskreisse und ich lasse Jeden, den Christen und den Heyden bey seinem Glauben. Meine Lehre besteht neben jeder Religion und neben jeder Staatsverfassung. Was ich angreife, sind Erziehungsanstalten, Zuchthäuser, peinliche Gesetzgebung und dies ist die Pflicht eines jeden Menschenfreundes. Es würde mir sehr wehe thun, wenn ich nur im mindesten einem in seinen Gefühle anstössig würde. Von der andern Seite halte ich den Kopf aufwärts und mache niemand den Hof als der Wahrheit und fürchte Niemand, als meinen eigenen Irrthum...

10 *Die Souveränität und Offenheit von Galls Lebensstil mag an die Paracelsus-Devise «Alterius non sit, qui suus esse potest» erinnern. Wir illustrieren dies aus Passagen des Briefes vom 7. August 1826 (Neuburger 43f.), den der 68jährige schrieb.*

Ich habe immer ohne gesellschaftliche Rücksicht nach meinen Neigungen, oder wie man sonst sagt, nach meinem Herzen gehandelt; mehr für andere als für mich gesorgt...

Ich dachte nie daran, wusste nie, wohin ich endlich gelangen würde. Der unschuldigste reinste Instinkt hat mich geleitet. Keine Ahnung von Interesse weder von Ehre noch von Geld hat mich gereitzt. Einzig der blinde Antrieb, in die Geheimnisse der Natur der Thiere und der Menschen einzudringen...

Weil so viel unrichtiges Zeug über mich gesagt und geschrieben wird, so plagt man mich, ich möchte selbst, mit meiner natürlichen Freymüthigkeit die Geschichte meines Lebens schreiben. Ich habe vor jeher Eckel vor allen selbstgeschriebenen Biographien, und kann mich kaum überwinden, alle die Dummheiten meines Lebens wieder ins

Gedächtniss zurückzurufen und das naseweise Menschengesindel damit zu unterhalten. Von der andern Seite gebe es Stoff zu tausend höchst philosophischen Betrachtungen etc. ...

Meine Zähne gehen zum Teufel, meine Beine klettern mit Mühe die Treppen – aber ich habe noch gute Waden, und so lange ich zu meinem Weibe schlafen kann, halte ich es auch für meine Pflicht, fürs Wohl der Menschheit zu arbeiten.

DAS PROGRAMM

11 *Gall hat seine Schedellehre (sic!) oder Organologie, wie er sie nannte, zum erstenmal 1798 in grossen Zügen entworfen und publiziert. Dies geschah in Form eines Briefes, der in dem von Wieland redigierten «Der Neue Teutsche Merkur» (12. Stück, December 1798, S. 311–382) erschien und an den Wiener Dichter und Schriftsteller Joseph Friedrich Freiherrn von Retzer (1754–1824) gerichtet war. Retzer war damals Hofsekretär und bereits seit 1783 mit der Bücherzensur betraut.*

Des Herrn Dr. F. J. Gall Schreiben über seinen bereits geendigten Prodromus über die Verrichtungen des Gehirns der Menschen und Thiere an Herrn Jos. Fr. von Retzer.[1]

Endlich kann ich das Vergnügen haben, Ihnen einen Entwurf meiner Abhandlung: Über die Verrichtungen des Gehirns, und über die Möglichkeit, mehrere Fähigkeiten und Neigungen aus dem Baue des Kopfes und Schedels zu erkennen[2], mitzutheilen. Ich bemerkte bisher mit vieler Freude, dass durchaus Männer von Kopf und von Kenntnissen der Entwickelung meiner Bemühungen mit ruhiger Erwartung entgegen sahen, da indessen andere bald nur den Schwärmer, bald den gefährlichen Neologen vor Augen hatten.

Im Ganzen geht mein Zweck dahin: die Verrichtungen des Hirns überhaupt, und seiner Bestandtheile insbesondere zu bestimmen; dass man in der That mehrere Fähigkeiten und Neigungen aus Erhabenheiten und Vertiefungen am Kopfe oder Schedel erkennen kann, und die wichtigsten Wahrheiten und Folgerungen, welche sich hieraus für die Arzneywissenschaft, für die Sittenlehre, Erziehung, Gesetzgebung u.s.w. und überhaupt für die nähere Menschenkenntniss ergeben, einleuchtend vorzutragen. Natürlich gehört hierzu eine weitläufige Ausführung von Zeichnungen und Kupfern. Ich führe daher hier von den besondern Eigenschaften und ihren Merkmalen nur so viel an, als zur Festsetzung und Erläuterung der Hauptgrundsätze nöthig ist. Der besondere Zweck des jetzigen Werkes also ist: den Gesichtspunkt meiner Untersuchungen anzuzeigen, Grundsätze festzusetzen, und ihre Anwendung auf fernere Beobachtungen zu lehren. Sie sehen wohl ein, dass es eine gewagte Sache ist, die reinen Quellen der Denk- und Handlungsweise des Menschen aufzusuchen. Es mag mir daher in Etwas gelungen seyn oder nicht, so zähle ich doch schon um des Wagestücks selbst willen entweder auf Ihren Beifall, oder auf Ihre Nachsicht.

Belieben Sie sich vorläufig zu erinnern, dass ich unter Kopf oder Schedel einzig diejenigen Kopf- oder Schedelknochen verstehe, welche die Hirnhöhle ausmachen, und auch davon nur diejenigen Theile, welche unmittelbar vom Hirn berührt werden. Auch müssen Sie mir's nicht verargen, dass ich mich nicht der Kantischen Sprache bedient habe. Ich bin in meinen Untersuchungen noch nicht so weit gekommen, dass ich besondere Organe für Scharfsinn und Tiefsinn, für das Prinzip des Vorstellungsvermögens, für die verschiedenen Arten des Urtheilsvermögens u.s.w. entdeckt hätte. Sogar bin ich vielleicht in genauer Bestimmung der Begriffe manchmal zu nachlässig gewesen, weil ich nur dahin arbeitete, einstweilen in der Hauptsache von vielen Lesern verstanden zu werden. Das ganze Werk zerfällt in zwey Theile, (die zusammen gegen 10 Bogen betragen.) Der erste Theil enthält die Grundsätze.

Ich fange nämlich mit meinen Lesern dort an, wo die Natur mit mir aufgehört hat. Nachdem ich die mühsamen Erfahrungen beisammen hatte, bildete ich mir ein Gebäude von den Gesetzen ihres Zusammenhanges. Ich will Ihnen die Grundsätze kurz hersetzen.

I. Fähigkeiten und Neigungen sind dem Menschen und dem Thiere angeboren.

Sie sind gewiss keiner von denen, der mir hierin widerspräche. Aber als ein Sohn der Minerva müssen Sie auch mit den Waffen ausgerüstet seyn, um für sie zu kämpfen. Sollte Ihnen daher Einer einwenden, dass wir durch diese Angeborenheit mehr zu Werkzeugen als zu Herrn unserer Handlungen geeignet worden, also dem innern Anstosse preisgegeben sind; was da wohl aus Freiheit werde? wie uns das Gute und Böse beygemessen werden könne? so erlauben Sie mir, Ihnen meine Antwort aus meinem Prodromus wörtlich abzuschreiben. Das übrige thun Sie von Ihren moralischen und theologischen Kenntnissen hinzu.[3]

«Die sich überreden wollen, unsere Eigenschaften seyen uns nicht angeboren, leiten sie von der Erziehung her. Haben wir uns aber in jedem Falle nicht gleich leidend verhalten, ob wir durch Angebornheit oder durch Erziehung auf gewisse Weise geartet worden sind? In diesem Einwurfe verwechselt man die Begriffe von Fähigkeit und Neigung, von blosser Anlage, mit der Handlungsweise selbst. Selbst die Thiere sind nicht schlechterdings ohne alle Willkühr ihren Fähigkeiten und Neigungen untergeordnet. So mächtig der Hund zum Jagen und die Katze zum Mausen angereitzt werden, so lassen sie doch bey wiederholten Züchtigungen die Ausführung dieser Triebe. Vögel flicken das zerrissene Nest aus und Bienen übertünchen ein Aas, das sie nicht zu entfernen vermögen, mit Wachs. Der Mensch aber hat ausser den thierischen Eigenschaften Sprachfähigkeit und die ausgedehnteste Erziehungsfähigkeit; zwey Quellen von unerschöpflichen Kenntnissen und Beweggründen. Er hat Sinn für Wahrheit und Irrthum, für Recht und Unrecht, für Vorstellungen eines unabhängigen Wesens; das Vergangene und die Zukunft könne seine Handlungen leiten; er ist mit dem Gefühl von Sittlichkeit und mit deutlichem Bewusstseyn begabt u.s.w.

Mit diesen Waffen tritt der Mensch gegen seine Neigungen in Kampf. Die sind zwar immer noch Reitze, die ihn in Versuchung führen; aber keine solchen mehr, dass sie nicht durch entgegengesetzte oder stärkere abgestumpft, unterdrückt werden könnten. Ihr habt den Reitz, die Neigung zur Wollust: allein Sittlichkeit, eheliche Liebe, Gesundheit, gesellschaftlicher Anstand, Religion u.s.w. dienen euch zu Gegenreitzen, dass Ihr der Wollust nicht fröhnet. Erst aus diesem Kampfe entspringt Tugend, Laster und Beymessung. Was hiess die so theuer anempfohlene Selbstverläugnung, wenn sie keinen Streit mit unserem Inneren voraussetzte? Je mehr also die Gegenreitze vervielfältigt und verstärkt werden, desto mehr Willkühr und sittliche Freiheit erhält der Mensch. Je stärker die innern Antriebe sind, desto stärkere Gegenreitze werden nöthig. Hieraus entsteht die Nothwendigkeit und der Nutzen der näheren Menschenkenntniss, der Lehre von dem Ursprunge seiner Fähigkeiten und Neigungen, der Erziehung, der Gesetze, der Strafen und Belohnungen der Religion. Die Beymessung fällt aber, selbst nach der Lehre der strengsten Gottesgelehrten, alsdann ganz weg, wenn der Mensch entweder gar nicht gereitzt wird oder auf keine Weise dem allzuheftigen Reitze widerstehen kann. Ist wohl die Enthaltsamkeit jener Verschnittenen preisenswerth, welche aus Mutterleibe also geboren sind? Rush[4] führt das Beyspiel einer Frau an, die bei allen übrigen sittlichen Tugenden dennoch dem Drange zu stehlen durchaus nicht widerstehen konnte. Ähnliche Beyspiele, ja sogar von unwiderstehlicher Mordsucht, sind mehrere bekannt. Obschon wir das Recht behalten, solche Unglückliche unschädlich zu machen, so ist doch jede Strafe an ihnen ebenso ungerecht als unnütz und sie verdienen nichts als unser Mitleiden. Ich werde einstens Richter und Ärzte mit dieser zwar seltsamen aber traurigen Erscheinung besser bekannt machen.»

Nachdem nun unsere Gegner beruhigt sind, führe ich sie auf die Fragen: Auf welche Weise die Fähigkeiten und Neigungen der Menschen und Thiere in ihre Natur verwebt sind? ob sie Äusserungen einer blos geistigen, blos selbstthätigen Kraft der Seele seyen? oder ob die Seele an irgend eine körperliche Einrichtung gebunden sey? und an was für eine? Hieraus entsteht der zweite Grundsatz.

II. Die Fähigkeiten und Neigungen haben ihren Sitz, ihren Grund im Hirne.

Ich zeige die Beweise an. 1. Die Seelenverrichtungen werden durch Verletzungen des Hirns verletzt, nicht unmittelbar durch Verletzungen der übrigen Theile des Körpers. 2. Ist das Hirn zum Leben nicht nöthig. Da aber die Natur nichts umsonst gemacht hat, so muss das Hirn wohl einen andern Zweck haben, nämlich 3. Die Geistes- und Gemüthseigenschaften oder die Fähigkeiten und Neigungen der Menschen und der Thiere werden in eben dem Verhältnisse theils vervielfältigt, theils veredelt, als das Hirn stufenweis an Menge im Verhältniss zur Körpermaasse, vorzüglich im Verhältniss zur Nervenmaasse zunimmt. Hier stehen wir in Gesellschaft mit dem Eber, dem Bären, dem Pferde und Ochsen, mit dem Kameele, dem Delfin, dem Elefanten und mit einer blödsinnigen Vettel. Da ergiebt sich, dass ein Mann wie Sie mehr als noch einmal so viel Hirn hat als eine dumme Betschwester und wenigstens 2/12 mehr als der weiseste der Elefanten. Und so wird man endlich geneigt, den zweiten Grundsatz anzunehmen.

III. IV. Nicht nur die Fähigkeiten sind wesentlich von den Neigungen verschieden und unabhängig, sondern auch die Fähigkeiten unter sich und die Neigungen unter sich sind von einander wesentlich verschieden und unabhängig; folglich müssen sie ihren Sitz in verschiedenen und unabhängigen Theilen des Hirns haben.

Beweise. 1. Man kann Geistes- und Gemüthseigenschaften abwechselnd in Ruhe und in Thätigkeit versetzen, so dass die eine, nachdem sie ermüdet war, ausruht und sich erholt, während die andere höchst wirksam ist und ermüdet wird. 2. Fähigkeiten und Neigungen stehen sowohl beym Menschen als bey Thieren von einerley Gattung in höchst verschiedenen Verhältnissen beisammen. 3. Verschiedene Fähigkeiten und Neigungen sind in verschiedenen Thiergattungen ganz von einander getrennt. 4. Fähigkeiten und Neigungen werden ungleichzeitig entwickelt, weil die einen vergehen, ohne dass die andern vermindert, ja während sie vielmehr verstärkt werden. 5. Bey Krankheiten und Verletzungen einzelner Theile des Hirns werden einzelne Eigenschaften verletzt, gereitzt, unterdrückt, vertilgt und kehren bey der Wiedergenesung eben so theilweis in den natürlichen Zustand zurück. Ich halte mich für keinen so grossen Mann, dass ich etwas behaupten dürfte, ohne es zu beweisen; daher habe ich jeden dieser Beweise mit Thatsachen geltend zu machen gesucht. Des ungeachtet macht mir manches zarte Gewissen die Einwendung: Wenn man aber für die Seelenverrichtungen körperliche Werkzeuge, Organe festsetzt, wird nicht dadurch die geistige Natur und folglich die Unsterblichkeit der Seele angefochten?

Belieben Sie auch hierauf die Antwort zu hören. Der Naturforscher ergründet blos die Gesetze der Körperwelt und setzt voraus, dass keine natürliche Wahrheit mit irgendeiner geoffenbarten in Widerspruch gerathen könne. Er weiss ferner, dass weder Geist noch Körper ohne unmittelbaren Wink des Schöpfers zerrichtet werden; dass er nichts über das geistige Leben entscheiden kann. Er sieht nur und lehrt, dass in diesem Leben der Geist an die körperliche Einrichtung gefesselt ist. Dieses im Allgemeinen.

Insbesondere aber antworte ich folgendes: In diesem Einwurfe verwechselt man das wirkende Wesen mit dem Werkzeuge, wodurch es wirkt. Was ich von den innern Sinnen, das ist von den innern Organen der Seelenverrichtungen unter No. 1 2 3 4 5 behauptet habe, hat alles bey den äussern Sinnen statt. Während z. B. das ermüdete Auge ausruht, kann man aufmerksam hören; das Gehör kann zerstört seyn, ohne dass das Gesicht im geringsten dabey leidet; einige Sinnen können unvollkommen, andere höchst scharf seyn. Würmer hören nicht und sehen nicht, haben aber ein feines Gefühl; der neugeborne Hund ist noch mehrere Tage taub und blind, da doch sein Geschmack schon vollkommen entwickelt ist. Im Greisenalter nimmt gewöhnlich das Gehör früher ab als das Gesicht, und der Geschmack bleibt meistens vortrefflich. Also eben die Merkmale ihrer Unabhängigkeit und Selbständigkeit, an der Niemand zweifelt! Hat deswegen noch Jemand gefolgert, dass um der wesentlichen Verschiedenheit der Sinne willen die Seele körperlich oder sterblich seyn müsse? Ist es darum eine andere Seele, welche hört als jene, welche sieht? Ich führe die Vergleichung etwas weiter aus.

Man irrt, wenn man glaubt, das Auge sehe, das Ohr höre u.s.w. Jedes äusserliche Sinnenwerkzeug steht durch seine Nerven in Verbindung mit dem Hirn, wo beim Anfange des Nerven eine angemessene Hirnmasse das eigentliche innere Organ dieser Sinnesverrichtung ausmacht. Sey daher das Auge selbst noch so gesund, sey sogar der Sehnerve unverletzt: wenn das innerliche Organ krank oder zerstöhrt ist, so nützen Auge und Sehnerve nichts mehr. Folglich haben auch die äusserlichen Sinnenwerkzeuge ihre Organe im Hirn und diese äussern Werkzeuge sind nur das Mittel, wodurch ihre innerlichen Organe mit den äusserlichen Gegenständen in Verbindung oder in Gegenwirkung gesetzt werden.

Aus diesen Gründen ist es weder Boerhaven, noch Hallern, noch Mayern[5], selbst dem frommen Lavater, der die Geisteseigenschaften im Kopfe, die Gemüthseigenschaften im Rumpfe sucht, nicht beygefallen, dass man aus der Verschiedenheit und Selbständigkeit der Fähigkeiten und Neigungen und aus der Verschiedenheit und Unabhängigkeit ihrer innern Organe jemals etwas gegen die Geistigkeit und Unsterblichkeit der Seele folgern könne. Die nämliche Seele, welche durch das Sehorgan sieht und durch das Riechorgan riecht, lernt durch das Organ des Gedächtnisses auswendig und erweiset Gutes durch das Organ der Guthmütigkeit. Immer eine und die nämliche Feder, welche bei Euch weniger und bei mir mehr Räder treibt. Nun wären die Verrichtungen des Hirns im Allgemeinen bestimmt. Ich gehe jetzt zu dem

Beweise über: dass es möglich ist, das Daseyn und das Verhältniss mehrerer Fähigkeiten und Neigungen aus dem Baue des Hirnbehälters zu bestimmen, wodurch die Verrichtungen der besondern Theile des Hirns ohnehin erwiesen werden.

V. Aus der verschiedenen Austheilung der verschiedenen Organe und aus der verschiedenen Entwickelung derselben entstehen verschiedene Formen des Hirns.

Unter den hieher gehörigen Beweisen führe ich die Verschiedenheiten des Hirnbaues an den Thieren, die sich vom Fleische nähren, bey Thieren, die sich von Pflanzen und bey solchen, die sich von beiden nähren. Dann zeige ich den Grund der verschiedenen Thiergattungen und der zufälligen Verschiedenheiten der Arten und Individuen.

VI. Aus der Zusammenstellung und Entwickelung bestimmter Organe entsteht eine bestimmte Form theils des ganzen Hirns, theils einzelner Theile oder Gegenden desselben.

Hier nehme ich Gelegenheit zu beweisen, dass Organe desto wirksamer sind, je mehr sie entwickelt werden, ohne darum andere Reitze auszuschliessen. Wie führt aber alles dieses zur Möglichkeit, mehrere Fähigkeiten und Neigungen aus dem Baue des Schedels zu erkennen? Ist denn vielleicht die Schedelform ein Abdruck der Hirnform?

VII. Von Entstehung der Kopfknochen an bis zum höchsten Alter wird die Form der innern Schedelfläche von der äussern Form des Gehirns bestimmt; folglich kann so lange auf gewisse Fähigkeiten und Neigungen geschlossen werden, als die äussere Schedelfläche mit der innern übereinstimmt oder von den bekannten Abweichungen keine Ausnahme macht.

Ich erkläre hier die Entstehung der Kopfknochen, woraus folgt, dass sie bis zur Zeit der Geburt ihre Form vom Hirn erhalten. Dann rede ich vom Einflusse anderwärtiger Ursachen auf die Kopfbildung, wobey wieder neue anhaltende Gewaltthätigkeiten in Betracht kommen können. Jetzt zeige ich, dass sich die Organe in der Folge bis zur vollkommenen Ausbildung in eben dem Verhältnisse und in eben der Ordnung entwickeln, wie wir dieses in Hinsicht der Stuffen und der Ordnung der Fähigkeiten und Neigungen von der ersten Kindheit an beobachten und dass die Kopfknochen ebenfalls in dem Verhältnisse und in eben der Ordnung verschiedene Gestalten annehmen. Endlich erkläre ich die Abnahme unserer Fähigkeiten zum Theil durch das Einschwinden der Organe und zeige, wie die Natur an den leergewordenen Raum neue Knochenmasse absetzt. Lauter Dinge, die bisher in der Kopfknochenlehre unbekannt waren. Hiermit wäre also der erste Schritt zur Bestimmung der besondern Verrichtungen einzelner Hirntheile gethan.

Zweiter Theil.
Anwendung der allgemeinen Grundsätze.

Über die Festsetzung und Bestimmung der selbstständigen Fähigkeiten und Neigungen.

Da ich für jede selbstständige Eigenschaft ein eigenes Organ voraussetze, so liegt alles daran, dass ausgemacht werde, welche Eigenschaften selbstständig sind, um zu wissen, was für Organe man zu entdecken hoffen dürfe. Hierbey habe ich seit mehrern Jahren viele Schwierigkeiten gefunden. Am Ende bin ich wieder wie sonst überall überzeugt worden, dass man den kürzesten und sichersten Weg geht, wenn man das vorgreifliche Vernünfteln erspart und sich ruhig durch Thatsachen führen lässt.

Ich mache meine Leser mit einigen Schwierigkeiten bekannt. Sie mögen sehen, ob sie scharfsinniger sind als ich war. Endlich komme ich auf die Hilfsmittel, die mir in Bestimmung der Selbstständigkeit der Eigenschaften am meisten gedient haben. Jetzt fange ich an, etwas bestimmter vom Sitze der Organe zu sprechen. Vor allem müssen da die Mittel angegeben und geprüft werden, durch welche man den Sitz der Organe entdeckt. Unter diesen führe ich an: 1. Die Entdeckung bestimmter Erhabenheiten oder Vertiefungen bey bestimmten Eigenschaften. Hier wird beyläufig bemerkt, wie dergleichen Untersuchungen anzustellen sind. 2. Bestimmte Eigenschaften bey bestimmten Erhabenheiten. 3. Eine Sammlung von Gypsabdrücken. 4. Schedelsammlung.

In Hinsicht der Menschenschedel wird dieses manchen schwer werden. Sie wissen, wie Jedermann hier nach seinem Kopfe grif, wie viel Märchen man gegen mich erfunden hatte, als ich so etwas anfing. Unglücklicherweise halten alle Menschen so viel auf sich selbst, dass jeder überzeugt ist, ich laure auf seinen Kopf als einen der wichtigsten Beyträge in meine Sammlung; und doch habe ich seit drey Jahren höchstens 20 zusammengebracht, wenn ich die ausnehme, die ich von Spitälern und dem Tollhause genommen habe. Hätte mich nicht ein Mann[6] unterstützt, der die Wissenschaften zu befördern und die Vorurtheile zu schonen weiss, den um seiner Geistes- und Gemüthseigenschaften willen jeder Stand und jedes Volk schätzt, so würde ich's bey allem Fleisse doch nur auf kümmerliche Stückwerke gebracht haben. Einige gehen so weit, dass sie sogar ihren Hunden und Affen keine Stelle in meiner Sammlung zugedacht wissen wollen. Sehr angenehm wäre mir's, wenn mir Köpfe von Thieren zugeschickt würden, deren Karakter man genauer beobachtet hätte z. B. von einem Hunde, der nichts frass, was er nicht gestohlen hatte, der sich von einer weiten Strecke zu seinem Herrn zurückfand – von Affen, Papageien oder andern seltenen Thieren mit Lebensgeschichten, die aber erst nach ihrem Tode verfasst seyn dürften, weil ich sonst besorgen würde, sie möchten zuviel Schmeicheleyen enthalten.

Könnten Sie es endlich zur Mode machen, dass mich in der Folge jede Art von Genie zum Erben seines Kopfes einsetzte, o so stünde ich Ihnen mit meinem Kopf dafür, dass in 10 Jahren ein herrliches Gebäude dastünde, wozu ich einstweilen blos Materialien liefere. Gefährlich wäre es freilich für einen Kästner, Kant, Wieland u.d.g. wenn mir Davids Würgengel zu Gebote stünde. Allein als ein guter Christ will ich mit Geduld auf Gottes langmüthige Barmherzigkeit harren.

Aber, lieber Retzer, schauen Sie doch nur mit mir in die Zukunft. Da stünden die Auserwählten des Menschengeschlechts von Jahrhunderten beysammen; wie sie sich einander danken für jedes Körnlein, das jeder zum Nutzen und zum Vergnügen der Menschen gesäet hat. Warum hat uns Niemand die Schedel eines Homers, Ovids, Virgils, Ciceros, Hippokrates, Boerhavens, Alexanders, Friedrichs, Josefs, Katharinens, Voltairs, Rousseaus, Lokes, Bakos, Newtons u.s.w. aufbewahret? Welcher Schmuck für die herrlichsten Tempel der Musen! Ich kehre zum 5ten Hülfsmittel zurück. 5. Erscheinungen bey Krankheiten und Verletzungen des Hirns.

Da habe ich wieder viel zu sagen. Das wichtigste ist eine ganz neue unbekannte Lehre über die verschiedenen Arten des Wahnsinns und über die Heilart desselben, welches alles mit Thatsachen belegt wird. Hätte ich dies Einzige mit all meinen Untersuchungen erreicht, so wäre ich theuer bezahlt. Sollten mir also keine gescheiden Leute danken, so bin ich wenigstens des Dankes der Narren gewiss.

Das 6. Hülfsmittel, den Sitz der Organe zu entdecken, besteht darin, dass man die Bestandtheile der verschiedenen Gehirne und das Verhältniss derselben immer mit Rücksicht auf ihre verschiedenen Fähigkeiten und Neigungen untersuche. 7. Endlich komme ich wieder zu einem meiner Lieblingsgegenstände, zur Stuffenleiter der Veredelungen. Da komme ich mir ungefähr vor, wie ein einäugiger Jupiter, der sein irdisches Thierreich vom Himmel herabwimmeln sieht. Denken Sie sich einmal die ungeheure Strecke, die ich da vom Seestern und vom Polypen bis zum Filosofen und Theosofen durchzuschauen habe. Freilich erlaube ich mir, wie Ihr Herrn Dichter manchen halsbrecherischen Sprung. Anfänglich erschaffe ich blos reitzbare Fasern; nach und nach erfinde ich Nerven und die Zwitternatur. Wer einmal etwas besseres verdient hat, darf sich begatten und durch Sinnenwerkzeuge in die Welt hineingucken. Jetzt erst nehme ich meinen Vorrath von Kraftwerkzeugen zu Hülfe, theile sie nach Belieben aus, mache Käfer, Fische, Vögel, Säugthiere, euren Damen Schoosshündchen, euren Stutzern Pferde und mir Menschen, das ist: Narren und Weise, Vestalinnen und Sultane, Dichter und Geschichtschreiber, Gottesgelehrte und Naturkundige u.s.w. So wäre ich also, was euch Moses schon lange gesagt hat, mit den Menschen zuletzt fertig geworden.

Es hat mich manchen neuen Gedanken gekostet, bis ihr endlich zu Königen der Erde herangediehen seyd. Und damit ihr förmlich mit einander Komödie spielen könnt oder wenn einer taubstumm werden sollte, euch noch eine andere Sprache überblieb, so habe ich euch das Gebehrdenspiel[7] gegeben. Obschon noch keinem beigefallen ist, mir dafür zu danken, so will ich doch jetzt noch so viel verrathen, dass ich dieses blos dadurch bewirkte, dass ich euren Körper, eure Muskeln auf eine sonderbare Weise mit den Hirnorganen in Verbindung gesetzt habe. Eigentlich seyd ihr mir dabey lauter Puppen im Marionettenspiele. Je nachdem gewisse Organe in Bewegung gerathen, je nachdem müsst ihr vermöge ihres Sitzes eine Stellung annehmen, als wenn ihr am Drahte gezogen würdet, so dass ihr sogar blos aus diesem Gebehrdenspiele den Sitz der dabei thätigen Organe entdecken könnt. Ich weiss wohl, dass ihr für jetzt noch so kurzsichtig seyd und hierüber lacht; aber gebt euch die Mühe der Sache nachzuforschen, so werdet ihr überzeugt werden, dass ich mehr von meiner Schöpfung entdeckt habe, als ihr fast werth seyd. Da werdet ihr noch manches Rätsel aufgedeckt finden z. B warum ihr euch so wacker um eure Weibchen wehret; warum ihr gegen ein höheres Alter hin Filze werdet; warum Niemand schwerer seine Meinung verlässt als der Theolog; warum mancher Stier niesen muss, wenn ihn eine Europa zwischen den Hörnern krabbelt u.s.w.

Nun kehre ich wieder, mein lieber Retzer, als armer Schriftsteller zu Ihnen zurück, um Ihnen ferner Rechenschaft zu geben. Da hier die erste Abtheilung des zweiten Theils zu Ende ist, so hätte ich meine Leser bitten sollen, alles was bisher gesagt worden ist, zu vergleichen, damit sie dadurch noch mehr von der Wahrheit der ersten Grundsätze, die ich vielleicht zu flüchtig vorgetragen habe, überzeugt würden. Allein ich dachte, wer beym Lichte blind bleibt, sieht bey der Fackel auch nicht viel.

Die zweite Haupt-Abtheilung enthält vermischte Gegenstände.

1. Von Nazionalköpfen. Hier vereinige ich mich einigermassen mit Helvetius[8], dem ich bisher widersprochen habe. Vielleicht verderbe ich es ein wenig mit den mir so theuren Männern Blumenbach[9], Camper[10] und Sömmering[11], obschon ich gerne zugebe, dass ich hierüber wenig weiss. Doch sehen Sie vielleicht bey dieser Gelegenheit, warum einige von unsern Brüdern nicht über drey zählen können; warum andere den Begriff von Eigenthum nicht wollen gelten lassen; warum ein ewiger Friede unter den Menschen eine ewige Schwärmerey bleibt u.s.w.

2. Vom Unterschiede der Weiber- und Männerköpfe. Was ich hierüber zu sagen hätte, bleibt unter uns. Wir wissen es alle, dass Weiberköpfe schwer zu entziffern sind. 3. Über Fysiognomik. Hier zeige ich, dass ich nichts weniger als Fysiognomiker bin. Ich höre, dass die Herrn Gelehrten das Kind getauft haben, ehe es auf der Welt war. Sie nennen mich einen Kranioskopen und meine aufgestellte Wissenschaft eine Kranioskopia. Allein fürs erste sind mir alle die gelehrten Wörter zuwider; fürs zweite ist das nicht der Titel, der mir

gebührt und der mein Gewerb gehörig bezeichnet. Der Gegenstand meiner Untersuchung ist das Hirn; der Schedel ist es nur insofern, als er ein getreuer Abdruck der äussern Hirnfläche ist und ist folglich nur ein Theil des Hauptgegenstandes. Es wäre daher diese Benennung eben so einseitig, als wenn man den Dichter einen Reimemacher hiesse. Endlich führe ich einige Beiyspiele an, um einstweilen meinen Lesern etwas zum Prüfen zu geben, damit sie nicht allein aus Grundsätzen, sondern auch nach Thatsachen urtheilen mögen, was sie ungefähr in der Folge von diesen Entdeckungen hoffen können. Sie wissen ohnehin, mein Lieber, wie streng ich da im Vergleichen zu Werke gehe. Denn finde ich zum Beyspiel am gutmüthigen Esel nicht eben das Merkmal wie am gutmüthigen Hunde und an dem nicht so wie am gutmüthigen Hahne oder Filosofen, und zwar nicht an jedem an der nämlichen Stelle; so hat ein Zeichen keinen Werth für mich, weil ich in den Naturwerken keine Ausnahme annehme. Zum Schluss warne ich noch meine zu unbedingten Anhänger gegen den schnöden Gebrauch der vorgetragenen Lehre, indem ich sie mit einigen Hindernissen bekannt mache. Von der andern Seite schaffe ich mir einige Widerspenstige vom Halse.

Erlauben Sie mir noch, dass ich zwey wichtige Gebrechen an meinem Werke rüge. Erstlich wäre es meine Pflicht und mein Vortheil gewesen, wenn ich mich mehr nach dem Geschmacke des Zeitalters gerichtet hätte. Ich hätte unbedingt behaupten sollen, man könne alle Fähigkeiten und alle Neigungen aus dem Kopf und Schedelbau erkennen. Einzelne Erfahrungen hätte ich für tausendfältiger ausgeben sollen, das ganze zu einem Studium machen und nicht so vielem Forschen und Vergleichen unterwerfen, so viel Vorkenntnisse und Beharrlichkeit erheischen und noch obendrein nicht auf dem Pegasus, sondern nur auf einer Schildkröte den Parnass ersteigen sollen. Wo bleibt der Reitz, wo folglich die Theilnahme? Die so vielfältigen vorgreiflichen, witzigen und unwitzigen Machtsprüche über mich, noch lange ehe man weder mein Unternehmen, noch den Zweck desselben kannte, hätten mich doch anschaulich überzeugen sollen, dass die Menschen mit ihren Entscheidungen nicht – auf Untersuchungen warten.

Zweitens merke ich, dass ich das sogenannte a priori oder die Vonvornige Filosofie[12] nicht sattsam gewürdigt habe. Ich habe hier die Schwachheit gehabt, von mir auf andere zu folgern. Was ich nämlich bisher durch eigentliches Vernünfteln für ausgemacht hielt, habe ich gewöhnlich früher oder später entweder mangelhaft oder irrig gefunden. Sogar das Erfahren und das Erfahrne richtig zu beurteilen, ist mir immer schwerer geworden, obschon ich überzeugt bin, dass ich nur auf diesem Wege der Erfahrung Wahrheiten finden kann. Es ist aber möglich, sehr möglich, dass andere ein grösseres Organ haben, a priori zu Erkenntnissen zu gelangen. Sie werden daher so billig seyn, und nicht von mir fordern, dass ich mich jemal mit andern Waffen als die meinigen sind, in Streit einlassen solle.

Wien, den 1. Oktober 1798.

DER HIRNANATOM

12 *Bei seinen Sektionen bediente sich Gall eines denkbar einfachen Instrumentariums und verzichtete grundsätzlich – wie auch Bichat – auf das Mikroskop, nachdem dessen Einsatz in der vorhergehenden Epoche zu vielfachen Fehldeutungen Anlass gegeben hatte (DAP L–LIII passim).* [1]

Vielleicht erwartet man, dass wir allerley Kunstgriffe und Werkzeuge ausgesonnen haben, um in dem Gehirne Dinge zu sehen, welche unsere Vorgänger nicht sehen konnten. Ausser den wenigen Versuchen, wodurch wir denjenigen, welche nicht sehen wollen, die faserige Struktur der weissen Gehirnsubstanz und die Faserschichten der Windungen zu versinnlichen trachten, besteht unser ganzer Vorrath von anatomischen Instrumenten in einem gewöhnlichen Secierzeuge, nähmlich: einer Scheere, einer Pincette, einem Tubus und etlichen Messern; dann in einem Hammer, einer Kopfsäge und in einer Beisszange. Alle unsere Kunstgriffe bestehen darin, dass wir anstatt zu schneiden, den Nervenfäden nachschaben, ohne ihre Oberfläche zu verletzen. Wir haben sogar den Gebrauch der Vergrösserungsgläser ganz hintangesetzt. Nebstdem dass das Microscop gar zu gerne eine Brille wird, wodurch jeder sieht, was er sehen will, scheint die Hirnmasse zu dergleichen Untersuchungen gar nicht geeignet zu seyn... Wir wollten uns also lieber auf unsere unbewaffneten Augen verlassen, um so mehr, da sich die faserige Struktur jedem guten Auge darstellt, wenn man nach unserer Angabe verfährt; ob alsdann diese Fasern aus Kügelchen oder aus was immer bestehen, kann uns in der Bestimmung ihrer Verrichtungen keinen weitern Aufschluss geben...

13 *Bei der Demonstration des Nervensystems verfolgte Gall eine «natürliche Ordnung», wie sie ihm seine vergleichend-anatomischen Untersuchungen nahelegten. Er begann seine Demonstration nicht wie bisher üblich «von oben» mit dem Gehirn, sondern von «unten nach oben» mit dem Rückenmark (U 1).*

Bei unsern öffentlichen Zergliederungen des Gehirns pflegen wir einige allgemeine Bemerkungen über das Nervensystem voraus zu schicken. Erst dann gehen wir zur Untersuchung des Rückenmarks, des verlängerten Markes und des kleinen und grossen Gehirns über. Wir befolgen dabey immer den Grundsatz, dass alle Theile in der nämlichen Ordnung und Verbindung untersucht werden müssen, wie sie die Natur selbst festgesetzt zu haben scheint.

14 *Galls Bild von der Ordnung der Natur war entscheidend geprägt durch die Vorstellung von der stufenweisen Vervollkommnung («Veredelung») der Lebewesen, die vom niedersten Lebewesen bis zum Homo sapiens sich erstreckte. Diese Vorstellung vom durchaus statisch gedachten, hierarchisch aufgebauten Kosmos (scala naturae) teilte Gall mit Herder, Goethe, Bonnet, Buffon und anderen Naturforschern seiner Zeit. Der folgende Text zeigt, wie fruchtbar sie für die vergleichende Hirnforschung wurde (Fonct. 2, 365–368).*[2]

Ich habe im vorhergehenden Kapitel gezeigt, dass das Vorhandensein einer solchen Gemütseigenschaft (qualité morale) oder einer solchen geistigen Fähigkeit (faculté intellectuelle) nur abhängt von dem Vorhandensein bestimmter determinierter Hirnteile und keineswegs von der Gesamtmasse des Gehirns. Es folgt daraus, dass die Anzahl dieser Fähigkeiten in geradem Verhältnis steht zu den integrierenden Teilen des Gehirns. Bei den Insekten, den Fischen und Amphibien ist die nervöse Substanz im Hirnbehälter noch in mehrere distinkte Ansammlungen geteilt... Die zwei Hemisphären im eigentlichen Sinne finden sich hinter den zwei Ganglien der Geruchsnerven placiert und sind umso mehr zusammengesetzt als die instinktiven Kunstfertigkeiten (aptitudes industrielles) zahlreicher sind... Bei den Vögeln sind die zwei Hemisphären schon viel beträchtlicher, obwohl man noch nicht distinkte Hirnwindungen wahrnehmen kann. Das Kleinhirn besteht noch einzig und allein aus der mittleren und Grundpartie, aber es scheint schon von mehreren nebeneinandergelagerten Ringen zusammengesetzt.

Bei den kleinen Arten der Säugetiere, den Spitzmäusen, Mäusen, Ratten, beim Eichhörnchen, Wiesel usw. unterscheidet man noch nicht Hirnwindungen. Wie sie aber schon deutlich ausgebildet bei anderen Nagern einer weniger kleinen Art sind, beim Biber, Känguruh usw., so kann man annehmen, dass sie in gleicher Weise in den kleinen Arten vorhanden sind, die ich eben nannte.

Bei den grösseren Säugern, der Katze, dem Marder, Steinmarder, dem Fuchs, Hund, Affen werden diese Windungen immer kenntlicher und zahlreicher, aber ihre Form variiert nach der Art. Beim Delphin, beim Elefanten und den Menschen sind die Windungen noch zahlreicher und tiefer als beim Biber, dem Känguruh, der Katze usw.; ihre Gestalt und Richtung variieren ganz und gar nach der Art.

Die Anzahl der integrierenden Hirnteile oder Windungen variiert in der gleichen Weise bei den verschiedenen Säugerarten: bei bestimmten

Arten sind die Vorderlappen der Hemisphären abgeplattet oder zurückgebogen; bei anderen sind eben dieselben Lappen breiter oder erhöhter; bei noch anderen fehlen die unteren Teile der Vorderlappen fast ganz und gar. Die Mittellappen und die anderen Windungen bieten dieselben Variationen dar.

Auf diese Art vermehren sich die integrierenden Teile des Gehirns an Zahl und Entwicklungsstufe in dem Masse, als man von einem weniger vollkommenen zu einem vollkommeneren Tier schreitet, bis man beim Hirn des Menschen anlangt, welches in der vorderen oberen und oberen Stirnregion mit Hirnteilen ausgestattet ist, die den andern Tieren mangeln; mit ihrer Hilfe erfreut sich der Mensch der hervorragendsten Eigenschaften und Fähigkeiten, der Vernunft und des Gefühles der Religion und des Daseins Gottes...

15 *Gall hat zum erstenmal klar die zwei Strukturelemente des Nervensystems bestimmt: die graue Substanz, bisher im metaphorischen Sinne als hirnumhüllende «Rinde» verkannt, setzte Gall als matrix nervorum im gesamten Nervensystem ein, und erkannte die Leitungsfunktion der weissen Substanz (U 19–22).*

Das Nervensystem besteht wesentlich aus zwey ganz verschiedenen Substanzen; aus der Marksubstanz und der Rindensubstanz. Die erstere hat mit dem Marke der Knochen gar nichts gemein; sie ist durchaus faserig oder von den feinsten Nervenfäden zusammengesetzt, und je nachdem diese Fäden mehr oder weniger von Häuten umwickelt sind, sind sie weicher oder fester. Die zweite hat man Rindensubstanz geheissen, weil sie das grosse und kleine Hirn wie eine Rinde umgiebt... Diese Substanz ist sulzig, gallertartig, graulich, röthlich, gelblich, grauschwärzlich, blass, schmutzig blass, bald etwas derber, bald fast flüssig u.s.w. Von ihrer innern Struktur weiss man nichts Zuverlässiges; aber sie ist nicht faserig und immer weicher als die fibröse weisse Substanz.

Sie ist überall mit zahlreichen Blutgefässen durchwebt; viel häufiger in jungen Thieren und immer sparsamer mit zunehmenden Alter; sie umkleidet alle Nervenenden und ist unzertrennlich vom Ursprunge der Nervenfäden. Daher deckt sie die ganze äussere Fläche des kleinen und grossen Hirns, die peripherische Ausbreitung des Sehnervens, das ist die Markhaut; sie bildet die beynahe flüssige Sulze, in welcher die Nervenspitzen des Hörnerven schwimmen, aus ihr besteht ein grosser Theil der Schleimhaut der Nase; sie überzieht die Hautnerven unter dem Namen des Malpighi'schen Schleimkörpers u.s.w.; sie begleitet die Nervenfäden und Nervenbündel in ihrem Verlaufe; man findet sie in den Ganglien, im Rückenmarke, im verlängerten Marke, im Hirnknoten, in dem Boden der vierten Hirnhöhle, in den Vierhügeln u.s.w....

Diese Substanz ist in der That von der Nervensubstanz unzertrennlich; nie und nirgendwo besteht sie für sich allein. In den Würmern, Insecten, Molusken bildet sie Knoten, woraus Nervenfäden ihr Entstehen erhalten. Sie bildet aber so viele eigene, selbständige unabhängige Nervensysteme, als sie solche Ganglien oder Knoten bildet, die nicht miteinander im Zusammenhange stehen; und jedes andere Ganglion bildet oder hilft ein Nervensystem bilden, welches zwar mit anderen Systemen durch Verbindungszweige in wechselseitiger Einwirkung seyn kann, aber für sich seine eigene Verrichtung hat. Auch giebt es nie einen Nervenfaden, ohne dass er seinen Ursprung aus dieser Substanz erhalten hätte.

Da wir also sehen, dass alle Nerven sowohl in den einfachsten Thieren als im Menschen aus dieser sulzigen, gallertartigen Substanz entstehen, so betrachten wir sie als den Urstoff und die Quelle des Nervensystems und möchten ihr gerne den Namen Matrix nervorum beylegen.

16 *Es ist charakteristisch für die Sehweise Galls, dass er die Ganglien, auch die Stammganglien, als «Verstärkungen» der Nerven durch graue Substanz betrachtet (U 340f.).*

Wir halten uns an sichtbare und allzeitige Erscheinungen, um das Wesentliche eines Nervenknotens auszumitteln. Wo graue Substanz ist, da sind auch Nerven; alle Nerven entstehen aus grauer Substanz; und treten sie in ihrem Verlaufe durch die nämliche Substanz, so werden sie oft mit ihr verwebt, bilden einen Knoten, erhalten neue Fasern und treten folglich verstärkt aus ihm heraus. Sey jetzt diese Verwebung fester oder lockerer, sey die Gestalt des dadurch bewirkten Knoten flach, rund, länglich, eckig oder wie immer, so bleibt allzeit das Wesentliche: Graue Substanz, Ursprung oder Verstärkung der Nerven, und diese Erscheinung im Nervensysteme nennen wir einen Nervenknoten.

17 *So kann Gall das Rückenmark als eine Aufeinanderfolge von Ganglien sehen und erstmals seine Anschwellung und Segmentation beschreiben (U 25–29). Noch etwas anderes ist wichtig. Gall sah im Rückenmark nicht mehr wie seine*

Vorgänger «ein am Hirn hängendes Rokokozöpfchen, sondern umgekehrt im Hirn eine Weiterentwicklung des Rückenmarks». [3]

Das Rückenmark oder Abdominalmark der Raupe besteht, erstlich aus einem Nervenbündel, welches sich vom Kopfe bis zu dem andern Ende des Körpers erstreckt. Da aber für die verschiedenen Verrichtungen auch verschiedene Nervensysteme erforderlich sind, so bildet die Natur verschiedene Urquellen oder Nervenknoten. Sie häuft nämlich, zweytens, die gallertartige graue Substanz an verschiedenen Stellen dieses gemeinschaftlichen Nervenbündels, wodurch also ein Nervenstrang entsteht, der von Abstand zu Abstand in Knoten angeschwollen ist. Aus diesen Anschwellungen treten mehr oder weniger zahlreiche Nervenfäden hervor. Diese stehen immer mit der Grösse der Anschwellung in geradem Verhältnisse und sind auf beiden Seiten symmetrisch...

Die Nervenfäden entstehen aus diesen Knoten, manchmal in mehreren, gewöhnlich aber in zwey Abtheilungen; bey Thieren, deren Stellung horizontal ist, in einer vordern und hintern aus jedem Knoten; im Menschen wegen seiner senkrechten Stellung in einer obern und untern. Diese Abtheilungen laufen bey Thieren gegen die Mitte der Anschwellung, bey Menschen mehr unter derselben gegeneinander und vereinigen sich zu einem Bündel, welches sowohl bey den Menschen als bey den Thieren durch die Öffnung zwischen je zwey Wirbeln zu seinen weitern Vorrichtungen abtritt...

Da man nun weiss, dass die Grösse der Anschwellungen oder der Nervenknoten allemal mit den daraus erzeugten Nerven in geradem Verhältnisse steht, so erklärt man sich leicht, warum am äussersten Ende das Lendenmark in eine Art von Spitze ausläuft; warum das Rükkenmark zwischen dem obern Rande der ersten Lendenwirbel bis zum zehnten Rückenwirbel, wo die grossen Lendennerven entstehen, sehr stark anschwillt; warum es wieder von da bis zum ersten Rückenwirbel merklich abnimmt, und endlich zwischen diesen und dem dritten Halswirbel von neuem aufschwillt, um die stärkern Nerven der obern oder vordern Gliedmassen zu erzeugen.

Die verschiedenen Anschwellungen des Hals-, Rücken- und Lendenmarkes müssen also als eine Aneinanderreihung von verschiedenen Nervensystemen betrachtet werden, welche aber durch Verbindungsäste unter einander in wechselseitige Verbindung und Einwirkung gesetzt sind.

18 *Sehr prägnant haben die Begutachter des von Gall und Spurzheim am 14. März 1808 vorgelegten Mémoire, Tenon, Portal, Sabatier, Pinel und Cuvier, ihren Bericht über die neuen Erkenntnisse vom Ursprung der Hirnnerven dargelegt (U 168).*

3. Die gewöhnlich sogenannten Hirnnerven, welche unter dem Gehirne und vorzüglich aus dem verlängerten Marke hervortreten, kommen eben so wenig als die andern vom Gehirne. Im Gegentheile, wenn man jeden insbesondere bis in das Innere des verlängerten Markes verfolgt, so sieht man deutlich, dass sie von da gegen die Stelle ihres Abtretens aufwärts steigen, aber durchaus nicht vom Gehirne herabkommen, um durch das verlängerte Mark zu gehen.

19 *Im Zuge der Erforschung der Hirnnerven beschreibt Gall die Atrophie des Sehstranges und des kontralateralen tractus opticus wie auch der vorderen Vierhügel nach länger bestehender einseitiger Blindheit (U 39).*[4]

Wir haben öfters beobachtet, dass, wenn bey anhaltender Blindheit des einen Auges der Sehnerve dieser Seite vor der Vereinigungsstelle geschwunden war, sich der Schwund und die Missfarbe hinter dieser Stelle auf die entgegengesetzte Seite fortgepflanzt hatte.

In diesem Falle scheint der Sehhügel der nämlichen Seite ebenfalls zum Theil geschwunden zu seyn; seine äussere Fläche ist in der That flacher und man hat gegen uns diesen Umstand benützt, um den Ursprung des Sehnerven aus dem Sehhügel zu behaupten. Allein der Sehhügel selbst hat bey allen diesen Blindheiten und Abzehrungen des Sehnnerven nie die mindeste Veränderung erlitten. Beständig aber haben wir den mit dem Sehnerven zusammenhängenden Vierhügel merklich verkleinert gesehen.

20 *Gall hat eine subtile und endgültige Beschreibung der Pyramidenkreuzung gegeben, nachdem jene von François-Pourfour du Petit aus dem Jahre 1710 wieder in Vergessenheit geraten war (U 45–52).*

Unmittelbar an der Stelle, wo über dem Halsmark das verlängerte Mark anschwillt, ungefähr fünfzehn Linien unter dem Hirnknoten, kommen die ersten Nervenfäden und Nervenbündel der Pyramiden aus dem Innern des verlängerten Markes heraus.

Um genau zu sehen, auf welche Weise, muss man die Gefässhaut und die Schleimhaut mit Behutsamkeit abziehen, nachdem man kleine ganz oberflächliche Einschnitte in dieselben gemacht hat, damit die darunter liegenden Nervenbündel nicht verletzt werden. Alsdann drückt man ganz sanft, aber ohne zu zerren oder zu reissen, die zwey Ränder des verlängerten Markes in der Mittellinie aus einander. Nun sieht man beynahe an der Oberfläche eine Art von kleinem Zopfe, der aus drey bis fünf kleinen überschlungenen Nervenbündeln besteht; dieses Geflecht nimmt eine Strecke von ungefähr drey bis vier Linien ein, und die überschlungenen Bündel richten sich von unten schief aufwärts, indem sie sich nach und nach auf die Oberfläche begeben und da ein nach unten zu etwas spitzeres, gegen den Hirnknoten etwas breiteres Nervenbündel bilden, welches man, da es auf jeder Seite Statt hat, die Pyramidalkörper nennt. Die Nervenfäden, welche in der grauen Substanz auf jeder Seite des verlängerten Markes entstanden sind, haben sich zuerst in Bündel vereinigt, welche dann wechselseitig über und durch einander schief aufwärts von einer Seite zur andern schreiten. Und diese Einrichtung heisset die Kreuzung der Pyramiden.

An keiner andern Stelle, weder im Hirne, noch im verlängerten Marke, noch im Rückenmarke hat eine ähnliche Durchkreuzung Statt.[5] Auch selbst die pathologischen Erscheinungen lassen keine vermuthen...

Nachdem wir die Wirklichkeit und wahre Beschaffenheit dieser Durchkreuzung bestimmt erwiesen, die nöthige Bereitungsart genau beschrieben und sie allen Anatomikern, die sich bisher davon zu überzeugen wünschten, gezeigt haben, so schmeicheln wir uns, dass von nun an diese Streitigkeit auf ewig beendigt seyn werde.

21 *Gall hat recht, wenn er (U 124f.) feststellt: «Man hat von jeher die Windungen der Hemisphären von keiner besondern Bedeutung gehalten und sie eben darum zu allen Zeiten vernachlässiget. Hingegen liessen sowohl die Anatomen als die Physiologen die Ventrikel oder die Hirnhöhlen eine desto grössere Rolle spielen.» Gall war es, der die Ventrikel ihrer Galenischen Vorherrschaft beraubte und für alle Zukunft dem Cortex den ihm gebührenden Rang in der Hirnanatomie eroberte und zuwies.*[6] *In der folgenden Stelle (Fonct. 3, 6f.) wird zum erstenmal die gyrale Symmetrie hervorgehoben. Des weiteren verweist Gall auf die Korrelation zwischen Hirnorganen und Schädel. Während er am Cranium die Felder für die Organe bezeichnete, hat er niemals den Versuch gemacht, am Cortex selbst sie zu definieren. Das hängt damit zusammen, dass Galls neurologisches Anliegen primär ein funktionelles war.*[7]

Die gyri oder Windungen nehmen nicht alle dieselbe Richtung. Die einen haben einen geraden Verlauf von vorne nach hinten, andere verlaufen quer von oben zur Seite, andere wieder haben einen schrägen Verlauf; fast alle schlängeln sich ein wenig, einige bilden Pyramiden, andere winden sich in Spiralen usw. Die Grundformen dieser Windungen sind die gleichen bei allen menschlichen Gehirnen und sind entsprechend in den zwei Hemisphären desselben Gehirns; mit einem Wort, sie sind symmetrisch. In kleinen Gehirnen wie denen des Hundes, Ochsen, Schafes usw. ist diese Symmetrie vollkommen; beim Menschen variieren kleine Abteilungen in ihren Formen.

Alle Formen der Hauptabteilungen prägen sich, wenn diese letzten eine beträchtliche Entwicklung erreicht haben, am Schädel unter demselben Typus aus. Ausserdem gibt es die verschiedenen Formen und die verschiedenen Richtungen der Organe, die ich auf der Oberfläche des Schädels eingezeichnet habe.

Dies erklärt die Beziehung oder Entsprechung, welche besteht zwischen der Kraniologie und Organologie oder der Lehre von den Funktionen des Gehirns: einziges Ziel meiner Forschungen.

22 *Um das Zusammenwirken der einzelnen Organe und Hirnteile zu einer koordinierten geistigen Aktivität zu gewährleisten, nahm Gall Verbindungen zwischen ihnen in der intracerebralen weissen Substanz an. Er wies zwei verschiedene Fasersysteme nach, die hinaus- oder auseinanderfahrenden Nervenfäden (divergentes, sortantes fibres) und die herein- oder zurücktretenden (convergentes, rentrantes). Die ersten entsprechen einigermassen unseren Projektions- bzw. Kommissurenfasern, die zweiten unseren Assoziationsfasern. Diese Differenzierung in Projektions- und Assoziationsfasern bedeutete einen wichtigen Fortschritt, obwohl man im Auge behalten muss, dass gemäss der von Gall angenommenen Weiterentwicklung des Gehirns aus dem Rückenmark alle Projektionsfasern als aufsteigende gedacht sind (DAP 1/2, 568–578).*[8]

In den Nervensystemen der Wirbelsäule, in den Kopfnerven und in dem kleinen Hirne haben wir gezeigt, dass nicht nur ihre einzelnen Theile unter sich und mit benachbarten Systemen durch Verbindungszweige zusammenhängen; sondern dass auch die gleichen Systeme der beyden Seiten durch quer überlaufende Faserschichten miteinander vereiniget und in wechselseitigen Einfluss gesetzt sind. Diese Einrichtungen nennen wir die Vereinigungsanstalten, obschon wir nicht zweifeln, dass sie eben so wie die ersteren Bildungsanstalten zur Bildung und zum Zwecke des Ganzen gehören.

Alle einzelnen Theile des grossen Gehirns sind mit den gleichen Theilen der andern Hälfte durch eine solche Anstalt miteinander verbunden und dadurch zu wechselseitiger Einwirkung und zu einem gemeinschaftlichen Zwecke vereiniget. Weil einige davon weit grösser und deutlicher sind als in den vorhergehenden Systemen, so sind sie schon den ältesten Zergliederern aufgefallen. Schon Galen beschreibt das sogenannte corpus callosum. Seit langer Zeit nannte man diese Theile Commissuren und man dachte sich sogar dabey, dass eine gegenseitige Verbindung und Einwirkung durch dieselbe bewirkt werden...

Dessen ungeachtet blieb man grösstentheils nur bey der mechanischen Ansicht stehen; man fiel nicht auf den Gedanken nachzusehen, in welcher Beziehung jede Vereinigung mit den einzelnen Theilen des Gehirnes stehe oder woher man jede derselben ableiten solle; ob alle Gehirntheile auf eine ähnliche Weise miteinander vereiniget seyen; woher es komme, dass die Vereinigungen der nähmlichen Hirntheile bey den verschiedenen Thieren so verschieden sind? Endlich hatte man diese Vorstellung von gegenseitigen Vereinigungen durchaus nicht zur Allgemeinheit erhoben, weswegen man bey den vorhergehenden Nervensystemen, einige unbestimmte Vorstellungen bey dem Rükkenmarke ausgenommen, keine dergleichen vermuthete. Unsere Untersuchungen haben uns über diesen Gegenstand den deutlichsten Aufschluss gewährt.

Wir haben bisher die Bildungsanstalten oder die hinaus- oder auseinanderfahrenden Nervenfäden bis in die graue Substanz an der äussern Oberfläche der sogenannten Windungen verfolgt. Man sieht sehr deutlich, dass alle Nervenspitzen in die Schicht der grauen Substanz eindringen, weswegen diese nach innen weisser ist als nach aussen. Was nun aber weiter mit diesen Nervenfasern vorgeht, ob sie sich da endigen oder ob sie umkehren und sich wieder nach innen fortsetzen, haben wir noch nicht bestimmen können. Allein den allgemeinen Gesetzen zu Folge ist es höchst wahrscheinlich, dass in dieser grauen Schicht so wie überall in der grauen Substanz neue Nervenfäden und so ein Nervensystem erzeugt werde, welches das vorige verstärkt und vervollkommnet und mit ihm in unmittelbarem Zusammenhange steht.

So viel ist gewiss, dass in dem grossen Gehirne die zweyerley Systeme bestimmt nachgewiesen werden können und dass das hereintretende System aus zahlreicheren Fasern und stärkeren Bündeln besteht als das heraustretende. Man bemerkt nähmlich zwischen den zwey Nervenschichten der hinaustretenden Nerven in jeder davon gebildeten Windung weichere feinere Nervenfäden, welche man aber nur in den hinteren Windungen der mittleren Lappen als deutliche sichtbare Fasern verfolgen kann. In allen Windungen aber sieht man diese Fasern am Grunde zwischen den hinauslaufenden einwärts treten und sich mit denselben durchschlingen. Dadurch bilden beyde Systeme an dem äussern Umfange der Hirnhöhlen oder an dem Grunde der Fortsätze oder der Windungen ein ziemlich dichtes und festes Gewebe. Innerhalb diesem Gewebe versammeln sich die hereintretenden Fasern in gröbere Fäden und immer mehr und mehr nach innen zu in Bündel und Schichten; diese nähern sich der Mittellinie zwischen beyden Hirnhälften, treten an ihrem innern Rande als weisse Nervenschichten heraus, vereinigen sich mit den Schichten, welche von den nämlichen Theilen der entgegengesetzten Seite kommen und bilden auf diese Weise die verschiedenen Vereinigungen, Commissuren.

Da sich diese Nervenfäden und Nervenbündel überall nicht nur in verschiedener, sondern oft in entgegengesetzter Richtung mit den anderen kreuzen; da sie ganz eigene, abgesonderte Schichten bilden, welche die Hirnhöhlen nach innen überziehen; da sie weicher und weisser sind als die hinauslaufenden: so mag uns alles dieses gegen diejenigen rechtfertigen, welche das doppelte System in dem Gehirne als ein Unding erklärt haben.

Sind wir aber auch berechtigt, diese Vereinigungsanstalten aus der grauen Substanz des äusseren Umkreisses der Windungen abzuleiten und sie als hereintretende zu betrachten?

Bisher haben wir erwiesen, dass überall die Nervensysteme aus grauer Substanz erzeugt werden. Nun aber lehrt uns die weisse Farbe aller Vereinigungsschichten, dass sie entweder keine oder nur äusserst wenig graue Substanz enthalten. Sie liegen sogar ausserhalb der beyden Hirnhälften eine ziemliche Strecke, so zu sagen, im leeren Raume; nicht einmal die lange vordere Vereinigung oder die sogenannte vordere Commissur, welche doch die dicke Masse grauer Substanz der gestreiften Körper durchbohrt, steht mit derselben in Verbindung, wie wir bald zeigen werden: folglich kann man den Ursprung dieses Systems unmöglich von dem Punkte der Vereinigungen ableiten. Nur nach unserer Ansicht kann in diesen Vereinigungen ein Zweck, nähmlich gegenseitige Einwirkung und Einheit der Thätigkeiten aller gleichen

Theile der beyden Hirnhälften gedacht werden. Endlich lässt sich durch die Beygesellung dieses zweyten Systems vollkommen erklären, warum die beyden Hirnhälften vielmehr Nervenmasse enthalten als die Nervenmasse der gestreiften Körper beträgt, wovon sie mehrere bisher mit Cuvier für einen blossen Anhang gehalten haben. Da hier der Gedanke von Vicq-d'Azyr, dass die graue Substanz der Nervenfäden als Schutzdecke gegen die äusseren Eindrücke dienen soll, von selbst wegfällt: so bleibt nichts mehr übrig, als die sogenannte Rindensubstanz, die graue Substanz der ganzen Oberfläche des kleinen und grossen Gehirns für den Ursprung der Vereinigungsanstalten gelten zu lassen.

Bisher hat man in der Anatomie von drey Commissuren zu handeln gepflegt, nähmlich: von der grossen Commissur (commissura cerebri maxima, corpus callosum), von der vordern und von der hintern Comissur. Einige erwähnen noch einer vierten, der mittleren, zwischen der vordern und der hintern, andere hingegen läugneten diese... Wir halten uns an die allgemeine Vorstellung, dass alle Theile ihre Vereinigungen haben und wir suchen auszumitteln, welchen Theilen jede besondere Vereinigung zugehöret.

23 *Aus etlichen der bisher vorgelegten Zeugnisse dürfte bereits hervorgegangen sein, dass sich Gall das Nervensystem aus zahlreichen selbständigen nervösen Zentren*[9] *– er spricht von «Systemen» – zusammengesetzt und jedes mit eigenständiger Wirkung begabt dachte. Diese Grundthese Galls, deren Vorformen sich bei Herder*[10] *und Bonnet*[11] *finden, bezeichnet man als die Lehre von der Pluralität und Spezifität der Organe (Fonct. 2, 378–380).*

Das Nervensystem des vegetativen oder automatischen Lebens, das Rückenmark oder die Werkzeuge der willkürlichen Bewegungen, die Nervensysteme der Sinnesorgane sind jedes zusammengesetzt aus einzelnen Organen, die einem einzelnen Eingeweide, eine einzelne willkürliche Bewegung oder einen einzelnen Sinn regieren. Jede dieser Unterabteilungen hat seinen Ursprung, seine Verstärkungsapparate und seine Endausbreitung in einem Eingeweide, in einem oder mehreren Muskeln, in einem äusseren Sinnesorgan. Mit Hilfe dieser Einrichtung hat jedes nervöse Sondersystem eine Sonderfunktion und keines von diesen Systemen kann in seinen Funktionen durch ein anderes ersetzt werden.

Dasselbe Gesetz regiert die Struktur des Gehirns. Die Windungen sind die Ausbreitung von Nervenfasern und Nervenbündeln. Die Windungen, soweit sie ein Organ bilden, empfangen ihre Fasern von verschiedenen Regionen und von verschiedenen Verstärkungsapparaten z. Bsp. von den sogenannten Sehhügeln, den sogenannten gestreiften Körpern oder verschiedenen Punkten dieser Teile.

Im ersten Band des grossen Werkes haben wir mehrere Nervenbündel aufgezeigt, deren Verstärkungen und Ausbreitungen die Windungen der Hemisphären bilden... Übrigens alle Hirnläsionen manifestieren nicht eine kontralaterale Wirkung, wie es bei der Läsion jener Partien zutrifft, die die Fortsetzung der Pyramidenkörper sind. Man muss daraus schliessen, dass nicht alle Hirnpartien den gleichen Ursprung haben oder in andern Worten, dass es Hirnpartien gibt, deren Fasern sich an ihrem Ursprung kreuzen und dass es andere gibt, deren Fasern sich nicht kreuzen.

Diese Koinzidenz der Struktur des Gehirns mit jener anderer Nervensysteme beweist klar, dass die Natur bei der Bildung des Hirns die Absicht gehabt hat, mehrere Organe zu schaffen wie sie ganz dieses Ziel gehabt hat bei der Bildung der Unterabteilungen in anderen Nervensystemen...

24 *Das wahre Ziel Galls ging über die Anatomie des Gehirns hinaus; er betrachtete sie immer nur als Mittel zum Zweck, um eine Physiologie*[12] *bzw. Psychologie zu begründen, die ein Verständnis des Menschen in seiner leib-seelischen Ganzheit ermöglichen sollte. So ist es nur sinnvoll, dass seine «Untersuchungen über die Anatomie des Nervensystems» in einer Synthese enden, die man als sein anthropologisches Glaubensbekenntnis bezeichnen könnte (U 458–462).*

Wir können von nun an das gesammte Nervensystem, diesen allerwichtigsten Theil des thierischen Organismus, von einem weit höheren Standpunkte betrachten. Die Gesetze über den Ursprung, über die allmählige Verstärkung, über die Vollendung der Werkzeuge der mannichfaltigen Verrichtungen sind zum Theile aufgefunden und unter eine allgemeine Übersicht gebracht. Der Nerve, kraft dessen Bewegungen, Gefühle und Sinnesverrichtungen bewirkt werden, entsteht und bildet sich eben so fort wie die Organe, mittelst welcher der Geist empfindet, will und denkt.

Um wie viel reitzender und wichtiger wird jetzt das Studium des Gehirnes als es damahls seyn konnte, wo man es zu einem blossen

Schnitzelwerke herabgewürdiget hatte, weil man es für keine edlere Ansicht empfänglich hielt. Wir sehen im Gehirne nicht mehr blosse Bruchstücke; überall werden Anstalten zu einem Zweck und ungeachtet der verschiedenartigsten Bestimmungen doch überall Vermittlungen zu wechselseitiger Einwirkung erkannt. Wo man bisher nichts als Formen und mechanische Verbindungen sah, da enthüllt sich uns jetzt der ganze materielle Aufwand aller Seelenverrichtungen. So wie die verschiedenen Eingeweide durch einzelne und besondere Nervensysteme beherrscht werden, so wie die verschiedenen Sinnenverrichtungen durch einzelne besondere Nerven erfolgen; eben so werden die verschiedenen Neigungen und Fähigkeiten der Thierwelt und des Menschen mittels einzelner, besonderer Hirntheile bewirkt. Können wir also auch dem Geiste selbst nichts anhaben, so verfolgen wir ihn doch in seinen Werkzeugen; diese werden uns zum Massstabe der Kräfte eines jeden Thieres; sie bestimmen uns nicht nur die Scheidewand zwischen Vieh und Mensch, sondern ihre Beschaffenheit und ihre Entwicklung lehren uns auch, warum der eine Mensch zum Weisen, der andere zum Thoren, der eine zum Gebiether, der andere zum Sklaven geeignet sind.

Wer also kein unmündiges Spiel seiner Kräfte seyn will; wer die thierische und menschliche Natur und ihre Beziehungen mit der Aussenwelt mit philosophischem Blicke einigermassen umfassen; wer über die Seelenverrichtungen und Geisteskrankheiten eine Lehre aufstellen will, welche nicht mehr auf Stoppeln gebaut seyn soll, der wird einsehen, dass er das Studium der Hirnorganisation schlechterdings gleichzeitig mit jenem ihrer Verrichtungen betreiben müsse.

Der Naturforscher, der Erzieher, der Sittenlehrer, der Gesetzgeber werden dadurch ihre schwankenden Ideen über die wahre Ursache aller menschlichen Triebe und Leidenschaften, aller Talente und ihrer Verschiedenheiten berichtiget finden; sie werden sichtbare und fühlbare Beweise erhalten, dass der menschliche Organismus auf höhere, intellectuelle und moralische Kräfte berechnet ist; dass folglich Erziehung, Gesetze, Sittenlehre und Religion in die Natur des Menschen innig verwebt und ihm nicht nur nützlich, sondern zu seinem Glücke unentbehrlich sind, weil sie ihm eben so viele wohlthätige Quellen von edlern Beweggründen werden, welche die oft so regen, schädlichen Triebe überwiegen und wodurch es ihm immer mehr und mehr möglich wird, sich zu moralisch freyen Handlungen zu bestimmen.

DER PSYCHO-PHYSIOLOGE

25 *Gall hat von der ersten Publikation seiner Lehre im Brief an Retzer (1798) bis zu seinem letzten Werk (1822) «Sur les Fonctions« (1, VI) an folgenden Grundthesen festgehalten:* [1]

Das Ziel aller meiner Untersuchungen ist eine Lehre von den Funktionen des Gehirns zu begründen. Diese Lehre muss ein volkommenes Verständnis der menschlichen Natur zum Ergebnis haben. Die Möglichkeit einer Lehre von den seelischen und geistigen Funktionen des Gehirns setzt voraus:

1 dass die seelischen Eigenschaften und die geistigen Fähigkeiten[2] angeboren sind;

2 dass ihre Ausübung oder ihre Manifestation von der Organisation abhängen;

3 dass das Gehirn das Organ aller Neigungen, aller Gefühle und aller Fähigkeiten ist;

4 dass das Gehirn von ebenso vielen einzelnen Organen zusammengesetzt ist als es Neigungen, Gefühle, Fähigkeiten gibt, die untereinander wesentlich verschieden sind.

26 *Gall war zum Psychologen geboren. Von frühester Kindheit an beobachtete er seine Schulkameraden. Sein begeistertes Interesse für das Verhalten aller Lebewesen begleitete ihn durch sein ganzes Leben. Der Drang zu beobachten war ihm ebenso angeboren wie seine Liebe zur Natur.*

Gall beschreibt im folgenden den Weg seiner «Entdeckung». Ähnlich wie Lavater[3] *in seiner Physiognomik – sie war in der Jugendzeit Galls eine populäre Lehre – suchte auch er nach äusseren Zeichen, um bestimmte geistige Fähigkeiten diagnostizieren zu können (DAP 1/1, IV–XVII).*

Von der frühesten Jugend an lebte ich [Gall] unter vielen Geschwistern, Spielgefährten und Mitschülern. Jeder hatte etwas eigenes, entweder ein besonderes Talent oder eine besondere Neigung oder sonst eine Eigenschaft, wodurch er sich von den übrigen unterschied. Diese Verschiedenheiten bestimmten unsere wechselseitigen Zuneigungen und Abneigungen unsere Gleichgültigkeit für einander, unsern Umgang, unsere Verachtung und unseren Wetteifer.

In der Kindheit nimmt man die Sachen, ohne darüber durch Klügeln irre zu werden, wie sie sind; daher wussten wir Knaben sehr bald, welcher unter uns lügenhaft oder wahr, bescheiden oder hoffärtig, heimlich oder offenherzig, friedsam oder raufsüchtig, mitleidig oder schadenfroh u.s.w. war. Bey dem Unterrichte zeichneten sich einige in dem Schönschreiben, andere in dem Rechnen, andere in der Geschichte oder in Sprachen aus. In den Aufsätzen tändelte einer mit zierlichen Perioden, ein anderer blieb immer hart und trocken und ein anderer pflegte in starken Ausdrücken Gründe an Gründe zu drängen. Manche äusserten ein vorzügliches Talent in Dingen, worüber sie gar keinen Unterricht erhielten: so z. B. schnitzelten und zeichneten einige sehr gut; andere verwandten alle ihre übrige Zeit zum Mahlen; während einige sich versteckten und spielten, liefen andere in die Wälder, suchten Vogelnester, sammelten Insekten, Schneckenhäuschen, Schmetterlinge oder legten sich ein Gärtchen an.

Auf diese Weise behauptete jeder unter uns seinen eigenen Karakter, und ich sahe nie, dass einer, welcher dieses Jahr ein verschlagener, meineidiger Spielgeselle war, das andere Jahr ein sicherer, treuer Freund geworden wäre. Am meisten machten mir einige Mitschüler zu thun, welche mit solcher Leichtigkeit auswendig lernten, dass sie mir bey dem Aufsagen nicht selten den Platz wegnahmen, welchen ich mit den Aufsätzen erhalten hatte.

Ich änderte nach einigen Jahren meinen Aufenthalt und kam glücklicher Weise wieder mit solchen Auswendiglernern zusammen. Es fiel mir auf, dass gerade alle diese grosse Augen (sogenannte Klotzaugen) hatten, und ich erinnerte mich, dass das nähmliche auch bey meinen vorigen Gegnern in den früheren Schulen der Fall war. Ich kam endlich auf eine Universität. Mein erstes Augenmerk fiel auf einige klotzaugige Mitschüler; man rühmte mir ihr gutes Gedächtnis und obschon sie gewöhnlich nicht die ersten waren, so übertrafen sie mich doch alle, wenn es auf schnelles Auswendiglernen und treues Hersagen ankam. Da ich diese Bemerkung auch an den Studenten in anderen Klassen bestätiget fand, so war es natürlich, dass ich allemahl ein grosses Gedächtnis erwartete, wo ich grosse, etwas hervorragende Augen bemerkte.

Dies war freylich noch keine ganz reine, geläuterte Beobachtung; doch konnte ich nicht denken, dass bey so vielen Individuen ein starkes Gedächtnis nur zufällig mit hervorragenden Augen zusammengetroffen haben sollte. Ich vermuthete daher, dass zwischen dem Gedächtnisse und solchen Augen eine Verbindung Statt haben müsse. Bey vielfältigem Nachdenken hierüber entstand in mir der Gedanke: wenn das Gedächtnis sich durch ein äusseres Merkmal verräth, sollten nicht auch noch andere Geisteseigenschaften von aussen erkannt werden können?

Von nun an waren alle Menschen, welche sich durch irgend eine Eigenschaft auszeichneten, der Gegenstand meiner Aufmerksamkeit. Nach und nach glaubte ich mir schmeicheln zu dürfen, dass ich auch äusseren Merkmahlen der ausgezeichneten Talente für die mechanischen Künste, für die Musik u.s.w. auf die Spur gekommen wäre.

Bis hieher hatte sich Gall durchaus im Rahmen einer physiognomisch begründeten empirischen Psychologie bewegt. Der Schritt zu einer fortschrittlichen funktionellen Psychologie sowie zum Konzept einer Hirnlokalisation wird im folgenden vollzogen:[4]

Mittlerweile hatte ich die medicinischen Studien angefangen. Man sagte mir vieles von den Verrichtungen der Muskeln, der Eingeweide u.s.w., aber nichts von den Verrichtungen des Gehirnes und seiner einzelnen Bestandtheile. Bey den vermutheten Merkmahlen gewisser Talente war es mir nie beygefallen, dass der Grund der Geisteskräfte in gewissen Stellen der Schedelknochen enthalten seyn könnte; ich ahnete vielmehr, was ich sehr bald zur Gewissheit brachte, dass die Verschiedenheit der Schedelformen von der Verschiedenheit der Gehirnformen verursacht werde.

Was war nun natürlicher als der Gedanke, dass mich das fernere Aufsuchen und Bestätigen äusserer Zeichen bey vorzüglichen Geisteseigenschaften zur Einsicht in die Verrichtungen des Gehirnes im allgemeinen und seiner einzelnen Theile insbesondere führen würde? Die schmeichelhafteste Aussicht, einstens bestimmen zu können, in welcher Beziehung die Seelenkräfte mit dem Organismus stehen, war viel zu reitzend, viel zu erhebend, als dass ich nicht den festesten Entschluss hätte fassen sollen, der Sache so lange nachzuforschen, bis ich den grossen Zweck entweder einigermassen erreicht hätte oder von der Unmöglichkeit, ihn jemahls zu erreichen, überzeugt wäre.

Es wäre dieses kein so schweres Unternehmen gewesen, wenn ich immer ganz unbefangen mir und der Natur allein überlassen geblieben wäre. Leider ist es aber nur gar zu oft der Fall, dass man desto weiter von der schlichten Wahrheit wegrückt, je gelehrter man wird. Gerade so gieng es mir. Jemehr ich mit den bestehenden Kenntnissen vertraut oder vielmehr mit je mehr Vorurtheilen ich so zu sagen aufgefüttert wurde, desto mehr wurde meine in so manchen Dingen noch zu schwache Überzeugung von Zeit zu Zeit erschüttert. Den Fall gesetzt, dass alle Menschen, wie man es mir so viele versicherten, mit gleichen Fähigkeiten geboren würden; dass nur die Erziehung und zufällige Umstände den Unterschied derselben bewirkten: wie konnte ich eine der wichtigsten Ursachen dieser Verschiedenheit in der Verschiedenheit der Organisation suchen? Und ist dieses nicht, so sind äussere Merkmahle von ausgezeichneten Eigenschaften schlechterdings unmöglich und folglich das Vorhaben, auf diesem Wege die Verrichtungen der einzelnen Hirntheile kennen zu lernen, baarer Unsinn.

Aber ich wusste, dass meine Geschwister, meine Spielgefährten und meine Mitschüler so ziemlich einerley Erziehung oder vielmehr grösstentheils gar keine erhalten hatten. Alle waren ungefähr unter den nähmlichen Verhältnissen aufgewachsen. Ich sahe noch obendrein, dass gewöhnlich diejenigen, welche sorgfältig erzogen und von den Lehrern mit Rathschlägen und Privatunterricht unterstützt worden waren, den übrigen an Fähigkeiten weit zurückstanden.

Vielmahl beschuldigte man uns des Mangels an Fleiss oder eines bösen Willens. Allein manche unter uns konnten sich bey dem besten Willen und bey der hartnäckigsten Verwendung in gewissen Gegenständen nicht zu den mittelmässigen erheben, da sie doch in anderen Gegenständen, gleichsam ohne es gewahr zu werden, und ohne alle Anstrengung weit über die anderen hervorragten. Zudem thaten selbst unsere Vorgesetzten Verzicht auf diese Beschuldigung, indem sie von einem Schüler mehr, von einem andern weniger fordern zu müssen glaubten. Oft sprachen sie von Naturgaben, von Gaben Gottes und trösteten uns im Geiste des Evangeliums, dass jeder nur nach Maassgabe der erhaltenen Talente Rechenschaft davon abzulegen habe.

Dazu kam noch, dass ich an den zahmen und wilden Thieren, deren ich immer mehrere um mich hatte, ähnliche Verschiedenheiten der Eigenschaften wie bey den Menschen beobachtete. Ein Hund war beynahe von selbst zur Jagd geschickt, während ein anderer von der nähmlichen Art und von dem nähmlichen Wurfe schlechterdings nicht abzurichten war; einer war sehr bissig und suchte bey allen Hunden Raufhändel, während ein anderer äusserst sanft und friedfertig war; der eine verirrte sich in einer geringen Entfernung; ein anderer hingegen fand schon in der ersten Jugend von weit entlegenen Gegenden nach Hause. Ein Vogel horchte sehr aufmerksam auf das, was man ihm vorspielte, und lernte es mit ungemeiner Leichtigkeit, da indessen ein anderer von dem nähmlichen Neste ausser seinem natürlichen Gesange nichts lernte. Ein Täuber war seiner Täubinn ein treuer Gatte, während ein anderer sich in alle Schläge stahl, um fremde Täubinnen zu entführen u.s.w. Hier kann wohl nirgends böser Wille noch Erziehung in Anschlag gebracht werden.

Ich musste also schliessen, dass sowohl dem Menschen als den Thieren ihre Eigenschaften angeboren sind. Dabey liess sich aber fragen, auf was diese Angeborenheit gegründet sey? Ist es ein besonderes Princip, dessen Wesen seine Eigenschaften selbst sind und welches zugleich mit der freyen Ausübung derselben begabt ist? oder ist dieses Princip, ist diese Ausübung seiner Kräfte gewissen körperlichen Bedingungen untergeordnet?

27 *Mit dieser Frage berührt Gall das Leib-Seele-Problem. Er bejaht sie, indem er im folgenden auf die körperlichen Bedingungen, nämlich auf die Organisation des Gehirns, als «Werkzeuge der Seele» verweist.*[5] *Mit dieser Wendung auf das Organisch-Biologische vollzieht Gall einen bedeutenden Schritt in der Geschichte der Psychologie: er entzieht diese dem Bereich spekulativer Philosophen und macht sie zu einem Anliegen der Naturforscher, zu einer biologischen Wissenschaft (DAP 1/1, XV).*

Kann man aber diesen ewig sich gleichbleibenden Erfahrungen nicht ausweichen und muss man zugeben, dass die Äusserungen der Kräfte, man mag was immer für ein Princip dafür annehmen, einen mächtigen Einfluss von den körperlichen Bedingungen erleiden: so fällt dieses Princip, wenigstens so lange es mit dem Körper verbunden ist, unter die Herrschaft des Naturforschers. Nur er kann diese körperlichen Bedingungen, diese Werkzeuge der Seele und die Veränderungen, welchen sie unterliegen, erforschen. Wenn man sich also bey einer Physiologie des Nervensystems und des Gehirnes nichts anderes vornimmt als das Werkzeug des Geistes überhaupt und die besonderen Werkzeuge der besonderen Kräfte kennen zu lernen so: liegt dieser Zweck unstreitig in der Reihe der möglichen Dinge.

28 *Auf derselben Linie der Abkehr von spekulativ-philosophisch geprägten Kategorien liegt es, wenn Gall in Opposition zu den Sensualisten bzw. «Ideologen»*[6] *ihre allgemeinen Attribute, Verstand, Gedächtnis, Vorstellung, Sinneswahrnehmung, ablehnt und neue postuliert, die den individuellen und artspezifischen Unterschieden im Verhalten von Mensch und Tier angepasster waren (Fonct. 3, 134–137).*

Die Wahrnehmung, die Aufmerksamkeit, die Erinnerung, das Gedächtnis, das Urteil, die Vorstellung, der Verstand, das Denken, der Vergleich, die Reflexion, das Vorziehen, das Verständnis sind also nicht für sich selbst existierende Kräfte. Sie sind nicht notwendigerweise an ein Objekt gebunden, an ein bestimmtes Talent, und sind davon nur Attribute. Die Philosophen jedoch haben immer das Talent oder die bestimmte Einzelbegabung vernachlässigt oder in andern Worten, sie haben Abstraktionen von der Grundfakultät (faculté fondamentale) gemacht und sich aufgehalten bei den allgemeinen Attributen, bei den Verallgemeinerungen über ihre Abstraktionen.

Diese Art des Vorgehens ist die bequemste und natürlichste für den menschlichen Geist. Die Kinder beginnen immer, bevor sie die Verschiedenheit der Einzelobjekte erfassen, mit einem Erfassen der allgemeinen Eigentümlichkeiten...

Aber in der Natur haben diese Abstraktionen, diese Verallgemeinerungen, diese allgemeinen Attribute überhaupt keine Wirklichkeit, keine eigene Existenz. Die Ausdehnung und die Schwerkraft sind allgemeine Attribute; aber diese zwei allgemeinen Attribute existieren nur in der Abstraktion, im Denken. In der Natur sind die Ausdehnung und die Schwerkraft untrennbar von einem bestimmten Körper. Es sind diese Körper, die der wahre Naturforscher zu erkennen sucht, indem er sehr wohl weiss, dass er nirgends die Ausdehnung und die Schwerkraft in einer isolierten Existenz finden könnte.

Jetzt wird jeder Leser verstehen, warum die Philosophen und ihre Nachahmer, die Anatomen und die Physiologen, niemals irgendein Organ haben entdecken können, weder ein äusseres Zeichen für die Fakultäten (facultés) der Seele so, wie sie angenommen worden waren und wie sie es noch sind in allen philosophischen Schulen.

Man hat denselben Fehler begangen, als man als wirkliche Dinge (choses positives) den Instinkt, die inneren Regungen (affections) und die Leidenschaften (passions) betrachtet hat. Dies sind ebenso abstrakte allgemeine Begriffe. Der Instinkt ist nicht einer; es gibt einen Instinkt der Fortpflanzung, einen Instinkt der Liebe zur Nachkommenschaft, einen Instinkt zum Bauen, einen Instinkt zum Reisen usw. Dies sind diese Einzelinstinkte, welche die besondere Natur des Individuums bestimmen, welche eine eigene Existenz haben; dies sind also auch einzig diese Instinkte, welche ihre eigenen Organe haben und welche es möglich ist zu entdecken.

Die Leidenschaften sind abermals nichts, abstrakt betrachtet; sie sind die sehr energische Tätigkeit von Neigungen und Talenten. Es gibt eine Leidenschaft im Fortpflanzungstrieb wie es eine Leidenschaft im musikalischen Talent gibt. Wie also ein Organ finden, welches erregt werden wird bei allen Leidenschaften zu Leidenschaften?

Die Gemütsbewegungen (affections)[7] sind ganz einfach Veränderungen (modifications) verschiedener Organe. Der Schmerz und das Vergnügen, die Freude, der Schrecken, der Kummer, die Scham, die Angst, der Zorn, die Verzweiflung, das Mitgefühl usw. haben statt, wenn bestimmte Organe in einer besonderen Weise erregt werden. Folgerichtig kann es nicht ein Organ, einen eigenen Sitz für Gemütsbewegungen, geben. Es existieren nur Organe für die Neigungen und für die Talente, die auf unzählige Arten erregt werden können oder deren Tätigkeit sich bis zur Leidenschaft steigern kann...

Das, was ich eben sage, wird genügen, um den Leser von der Mangelhaftigkeit der Philosophie unserer Metaphysiker zu überzeugen und er wird mit mir den Schluss ziehen, dass es ihre verschrobenen Lehren sind, die am meisten den Fortschritt der hohen Physiologie oder die Erforschung des seelischen und geistigen Menschen gehindert haben.

29 *Im vorhergehenden Text ist bereits klar geworden, dass Gall zwischen Grundfakultäten bzw. Grundqualitäten und allgemeinen Attributen unterscheidet. Hören wir nun, wie er diese Begriffe definiert (Fonct. 6, 391).*

Die Bezeichnung «Grundqualität» oder «Grundfakultät» (qualité ou faculté fondamentale) drückt das aus, was die Kräfte an Eigenem, Besonderen haben; das, was ihre Wesenheit (essence), ihre Natur (nature) bildet. Die Bezeichnung «allgemeines Attribut» (attribut général) drückt dagegen das aus, was es an Gemeinsamen in den Grundqualitäten und Grundfakultäten gibt...

30 *Es war für Gall ein schwieriges Problem, zu bestimmen, welche Verhaltensweisen Grundfakultäten darstellten und welche sich nur als Resultat kombinierter Tätigkeiten anderer Grundfakultäten ergaben.*[8] *Bei der systematisch-empirischen Erforschung dieser Grundfakultäten oder der Grundvarianten tierischer und menschlicher Verhaltensweisen verwendete er verschiedene Methoden. Eine der interessantesten sind seine Gruppenuntersuchungen, wobei er Angehörige der untersten Gesellschaftsklasse sich in Selbstdarstellungen profilieren liess (Fonct. 4, 2–3):*

Ich versammelte also in meinem Hause eine bestimmte Anzahl von Individuen, aus den untersten Schichten genommen und aus verschiedenen Berufen: Fiakerkutscher, Laufburschen usw. Ich gewann ihr Vertrauen und versetzte sie in eine ungezwungene Stimmung, indem ich ihnen etwas Geld gab und ihnen Wein und Bier verteilen liess. Als ich sie in einer günstigen Stimmung sah, brachte ich sie dazu, mir alles zu sagen, was sie wechselseitig wussten sowohl ihre guten wie ihre schlechten Eigenschaften, schliesslich alles das, was es Auffallendes im Charakter von jedem von ihnen gab.

In den verschiedenen Enthüllungen, die sie mir machten, schienen sie vor allem ihre Aufmerksamkeit denen zuzuwenden, welche überall Streitereien und Raufereien provozierten. Sie kannten sehr wohl die friedfertigen Individuen, von denen sie mit Verachtung sprachen und welche sie Feiglinge nannten. Da die ärgsten Streithähne grosses Vergnügen fanden, mir sehr ausführliche Berichte von ihren Heldentaten zu geben, wurde ich neugierig nachzusehen, ob in dem Kopf dieser Mutigen sich irgendetwas fand, das ihn unterschied von jenem der Feiglinge.

Ich stellte auf der einen Seite alle Stänkerer auf und auf der andern alle Friedfertigen und untersuchte sorgfältig die Köpfe der einen und der andern. Ich fand, dass alle Stänkerer unmittelbar hinter und im Niveau der Ohren den Kopf viel breiter hatten als die Feiglinge. Ich liess zu einer andern Sitzung (séance) nur diejenigen kommen, die durch ihren Schneid am meisten ausgezeichnet waren und diejenigen, die es am meisten waren durch ihre Feigheit. Ich wiederholte meine Untersuchungen und ich fand meine ersten Beobachtungen bestätigt.

31 *Um seine Untersuchungen auf eine breitere Basis zu stellen, zog Gall auch noch andere Methoden heran. Hören wir ihn selbst (DAP 1/1, XXIII–XXVI).*

Bis daher hatte ich grösstentheils meine Aufmerksamkeit auf Merkmahle an den Köpfen ausgezeichneter lebender Menschen gerichtet. Um die verschiedenen Kopfformen fester zu halten und mannigfaltiger untereinander vergleichen zu können, verfertigte ich mir selbst eine beträchtliche Anzahl Gypsabdrücke von Köpfen solcher Menschen, welche sich durch was immer für eine Eigenschaft auffallend ausgezeichnet hatten.[9]

Nachher aber hoffte ich noch bestimmtere Vorstellungen von den

Ausdrücken ausgezeichneter Eigenschaften zu erhalten, wenn ich sie auch an Schedeln betrachten könnte, wo Haare, Haut und Muskeln keine Hindernisse mehr sind. Starb also jemand, dessen Gypsabdruck ich schon hatte, so suchte ich den Schedel zu erhalten, um genau zu lernen, wie sich die besonderen Formen der Schedel im lebenden Zustande darstellten...

Zu gleicher Zeit machte ich eine Sammlung von Thierschedeln, theils um überhaupt die Formen der besonderen Gattungen kennen zu lernen, theils um die Schedel der Individuen einerley Gattung, deren besondere Eigenschaften ich genau kannte, untereinander zu vergleichen.

Als eine reiche Quelle für meine Beobachtungen benutzte ich jede Gelegenheit, die sich mir als Arzt darbot. Ich untersuchte die Wahnsinnigen immer mit Rücksicht auf die Natur ihres Wahnsinnes, die Züchtlinge mit Rücksicht auf ihr Verbrechen, auf ihre ganze Lebensweise und auf ihre Anlagen überhaupt und vermehrte dadurch meine Schedelsammlung um so leichter, da mir mehrere Schedel von ausgezeichneten Verbrechern zugeschickt wurden.

Ich besuchte die zahlreichen Schulen und liess mir die Schüler, welche ein vorzügliches Talent oder einen entschiedenen Mangel von irgendeinem Talente hatten oder sonst wegen irgend einer Eigenschaft bekannt waren, vorzeigen, verglich die gleichartigen unter sich und mit jenen, deren Eigenschaften entgegengesetzt waren u.s.w.

32 *Während bei den bisher geschilderten Methoden das kranioskopische Beiwerk mehr oder minder im Vordergrund steht, mutet die folgende Empfehlung zum analysierenden Gespräch geradezu modern an.* [10] *Es ist ein Psychologe von hohem Rang, der sich in diesem Gespräch um die Psyche des Untersuchten bemüht (Fonct. 3, 181f.).*

Wollen Sie ausspähen (épier) den Charakter einer Person, ohne eine Täuschung zu riskieren, selbst wenn sie sich dessen bewusst und auf ihrer Hut ist? Lassen Sie sie aus ihrer Kindheit und ihrer ersten Jugend erzählen; lassen Sie sie über ihre Schulgänge plaudern, ihr Verhalten gegen die Eltern, ihre Brüder und Schwestern, ihre Kameraden, über ihre Anzeigen, den Wetteifer, von dem sie beseelt war. Lassen Sie sich die Geschichte erzählen von ihren Freundschaftsbünden mit bestimmten Kindern und der Feindschaft, welche sie für andere fühlte; fragen Sie sie über ihre Spiele usw. Selten glaubt man, dass es dafür steht, in dieser Hinsicht zu dissimulieren. Man vermutet nicht, dass man es mit einem Menschen zu tun hat, der vollkommen weiss, dass der Grund des Charakters derselbe bleibt; dass allein die Gegenstände, welche uns interessieren, mit dem Alter und den sozialen Beziehungen wechseln. Sobald ich ausserdem noch sehe, was eine Person schätzt und verachtet, tadelt, lobt oder entschuldigt; welche Ereignisse sie interessieren, welche Gesellschaft sie sucht; wenn ich sie agieren sehe, vor allem in Fällen von Interessenkonflikten; wenn sie Autor ist und ich ihr Buch lese usw.usw., der ganze Mensch ist vor meinen Augen enthüllt.

33 *Das Wort «Psychologe» kommt bei Gall nicht vor, wie er seine Psychologie auch immer als eine Physiologie des Gehirns bezeichnet hat. Dass er sich selbst aber im höchsten Masse als psychologischer Arzt verstanden hat, offenbart die folgende Stelle (Fonct. 1, 18–20). In ihr versucht er den Patienten in seiner leib-seelischen Ganzheit zu erfassen, zu beurteilen und zu beraten. Er tritt dem Patienten nicht in der Haltung des autoritären Fachmannes gegenüber, sondern nimmt an seiner Seelennot teil, die er in brüderlicher Weise auch als seine eigene erkennt. Wir gehen wohl nicht fehl, wenn wir diese Stelle als Selbstporträt Galls nehmen, der anerkanntermassen ein génie observateur und ein allezeit hilfreicher und sehr gesuchter Arzt gewesen ist (Fonct. 1,18–20).*

Niemand stellt in Abrede, dass alle Vorschriften und alle Gesetze die Natur des Menschen und die Bedürfnisse der Gesellschaft zur Grundlage haben müssen. Aber, wem enthüllt sich die menschliche Natur freier und rückhaltsloser als dem Arzt? Wer hat mehr Gelegenheit als der Arzt, die Menschen im Zustand völliger Verlassenheit zu sehen? Wer ist mehr genötigt, ihr Physisches und Psychisches und den Einfluss des einen auf das andere zu studieren? Wer ist überdies dazu besser vorbereitet durch seine zusätzlichen Kenntnisse und das Studium der Naturwissenschaften? Und schliesslich wer beobachtet und weiss zudem zu beurteilen wie der Arzt den Einfluss der Nahrung, der Getränke, der Witterung, eines drohenden oder schon eingetretenen kritischen Stadiums, der Konstitution, des Klimas, der Gemütsbewegungen, der Leidenschaften, der Krankheiten usw. auf die Bestimmungen des Menschen? Der Arzt allein ist Tag und Nacht Zeuge der geheimen Vorfälle in den Familien, ihrer intimsten Beziehungen. Gut- oder bösartig, der Mensch, welcher leidet oder welcher mit dem Tod kämpft, kann nur schwer vor dem Arzt seinen wahren Charakter verbergen.

Wer wünschte nicht zum Freund zu haben den Mann, dem man

seine Gattin, seine Kinder und sich selbst anvertraut; der Mann, der in jeder Stunde bereit sein soll, sich ganz und gar seinen Kranken hinzugeben und vielleicht den Tod bei ihrem Bett zu holen? Ein solcher Freund ist es, von dem man weiss, dass ihm nichts Menschliches fremd bleibt, dem man die verborgensten Falten seines Herzens öffnet; man glaubt sich verpflichtet, vor ihm seine Schwächen zu enthüllen, die Vergehen, die ihn desto sicherer in seiner Beurteilung leiten können. Wer kann wie der Arzt die äusserst feine Linie der Abgrenzung ziehen, welche die Sittenlosigkeit, die Bösartigkeit und das Verbrechen trennt von gewissen, so oft larvierten psychischen Störungen, von dem Blödsinn und dem Wahnsinn? Müssen nicht ebenso zahlreiche wie günstige Umstände dem Arzt bestimmte und profunde Kenntnisse der menschlichen Natur verschaffen? Sei dieser gleiche Arzt mit einem Beobachtungsgenie (génie observateur) begabt, sei er vertraut mit dem Ursprung und der Natur der Neigungen und Fakultäten, mit den Ausschweifungen und Missbräuchen – Dinge, die ihm selbst dauernd drohen –, und ihr werdet mit Abstand den Arzt haben, um wertvolle Auskünfte in allen Fällen zu liefern, wo es darum geht, die menschlichen Tätigkeiten gewandt zu lenken und gerecht zu beurteilen...

34 *In der Gallschen Psychologie nimmt der Begriff Instinkt (deutsch: Trieb) eine zentrale Stellung ein. Die folgende Stelle (Fonct. 3, 430f.) belegt nur wieder einmal mehr, dass Galls psychologisches Interesse weit in seine Kindheit zurückreicht. Sie zeigt aber auch, wie sehr Gall bei aller Fortschrittlichkeit seiner übrigen Leitideen doch dem Galenischen Ursache-Wirkungs-Modell verpflichtet blieb.*

Jedesmal, wenn ich in meiner Jugend nach der Ursache von ähnlichen Manifestationen (sc. der Liebe zur Nachkommenschaft) fragte, nahm man mich für einen sonderbaren Menschen. Das ist natürlich, antwortete man mir und die Nachfrage war beendet. Aber warum ist das natürlich? Wie hat die Natur den Tieren diesen Instinkt eingeprägt? Ist sie genötigt gewesen, im Organismus einen Teil anzulegen, mit Hilfe dessen dieser Instinkt nicht nur den Tieren und dem Menschen zur Natur wird, sondern er selbst wird bei ihnen ein Bedürfnis und eine Leidenschaft... Im Allgemeinen: es ist der Instinkt, durch den man, wie wir schon so oft gesehen haben, vorgab, bei den Tieren alles erklären zu können, wie man beim Menschen dies durch den Willen und durch den Verstand erklären wollte. Aber noch einmal: die Instinkte müssen ihre

Ursache im Organismus haben. Sie sind sehr verschieden unter sich, mitunter gegensätzlich. Sie entwickeln sich in verschiedenen Lebensperioden verschieden: der eine Instinkt besteht ohne den andern. Man kann also weder alle Instinkte kollektiv unter der nämlichen Bezeichnung zusammenfassen, noch kann man sie alle von ein und der nämlichen Quelle herkommen lassen. Der Naturforscher ist nur konsequent, wenn er eine besondere Ursache für eine besondere Wirkung sucht...

35 *Gall hat bestimmte Vorstellungen über das Funktionieren der Organe bzw. der ihnen zugeordneten Eigenschaften und Fakultäten entwickelt, ein Aktivitäts- bzw. Inaktivitäts-Modell, das ihm gestattete, eine abgestufte Reihe von psychischen Aktivitäten zu erklären wie auch die physiologischen Phänomene des Schlafs und der Träume*[11] (Fonct. 4, 373–378; 2, 505–508).

Ich habe dargelegt, dass alle Qualitäten, die ich bisher auseinandergesetzt habe, Grundeigenschaften sind, dass jede sich mittels eines besonderen Organs manifestiert, dessen Sitz ich durch eine Vielheit von Beweisen angezeigt und bewiesen habe... Sie (sc. die Qualitäten) entwickeln sich weder noch vermindern sie sich zur gleichen Zeit wie die andern. Jede der dargelegten Qualitäten kann in demselben Individuum mehr oder weniger aktiv sein als die andern. Jede kann allein aktiv sein, während die andern gelähmt sind und jede kann sich gelähmt finden, während alle in ihrer Integrität bestehen. Der Grossteil dieser Qualitäten manifestiert sich auf eine verschiedene Weise in den zwei Geschlechtern. Im Menschen sind sie alle vereinigt, in den verschiedenen Tierarten finden sie sich verstreut und isoliert...

Je nachdem jede dieser Qualitäten sich mit mehr oder weniger Energie manifestiert, resultiert das, was man mit den Namen von Dispositionen, Inklinationen, Neigungen, Verlangen, Bedürfnis, Leidenschaft bezeichnet, d.h. dass jede Grundqualität für diese verschiedenen Grade der Manifestation empfänglich ist. Folgerichtig kann man ebenso viele Dispositionen, Inklinationen, Neigungen, Verlangen, Bedürfnisse, Leidenschaften zulassen wie es Grund- oder Primitivqualitäten gibt...

Von dem Augenblick der Empfängnis oder vom ersten Moment der Existenz an bis zum Tod des Menschen sind die Organe des vegetativen Lebens ohne Unterbrechung mit mehr oder weniger Energie tätig. Das vegetative Leben findet in sich selbst die Wiederherstellung der Kräfte, die es durch seine Tätigkeit verliert. Ganz anders ist es im animalischen Leben, welches durch die Ausübung seiner Funktionen ermüdet und erschöpft wird. Seine Organe benötigen Intervalle der Ruhe, schliesslich müssen sie wieder die notwendige Kraft gewinnen, um ihre Tätigkeit fortzusetzen. Wenn jedoch im Zustand der Gesundheit alle Organe des animalischen Lebens in eine solche Ruhe versunken sind, dass die Eindrücke, sei es von innen, sei es von aussen, nicht mehr wahrgenommen werden und der Wille nicht mehr irgendeine Herrschaft über sie ausüben kann, sagt man, dass das Individuum schläft, dass es in einen tiefen und vollständigen Schlaf versunken ist... In diesem (sc.animalischen) Leben nimmt die Seele ihre Gefühle und ihre Vorstellungen mittels der Hirnorgane auf. Wenn also diese Organe sich in einer vollständigen Untätigkeit befinden, kann die Seele weder Gefühle noch Vorstellungen haben. Der tiefe und vollständige Schlaf ist ein vorübergehendes Aufhören des Ich (cessation temporaire du moi). Das Wesen der Seele besteht weder im Denken noch im Willen. Das Denken und der Wille sind nur, wie Locke sehr gut gesagt hat, Modifikationen der Seele.

ÜBER TRÄUME

Fast alle Physiologen stimmen überein zu sagen, dass im Traum das animalische Leben teilweise in Tätigkeit ist. Sie haben recht und trotzdem leugnen sie die Pluralität der Organe! Aber die Träume können nur durch die Hypothese dieser Pluralität verstanden werden. Sobald während des Schlafes besondere Organe des animalischen Lebens in Tätigkeit treten, müssen notwendigerweise die Gefühle und Vorstellungen, welche von diesen Organen abhängen, erwachen; aber in diesem Fall hat diese Tätigkeit ohne Einfluss des Willens statt.

Wenn sich nur ein Organ in Tätigkeit befindet, ist der Traum einfach: man umarmt den Gegenstand seiner Liebe, hört eine harmonische Musik, man kämpft mit seinen Feinden, je nachdem dieses oder ein anderes Organ seine Funktionen erfüllt. Je mehr Organe auf einmal in Tätigkeit sind, desto mehr wird die Handlung, die der Traum darstellt, verwickelt und verworren sein...

Wenn die Organe durch das Wachen und die Arbeit sich erschöpft finden, so träumt man für gewöhnlich während der ersten Stunden seines Schlafes nicht, wofern nicht das Gehirn ausserordentlich erregt ist. Aber in dem Masse, in dem sich die Organe von ihrer Ermüdung erholen, sind sie mehr disponiert, wieder in Tätigkeit zu treten und deshalb träumt man beim Herannahen des Erwachens mehr und mit mehr Lebendigkeit. Der Traum ist daher nur ein Zustand eines teilweisen Wachseins des animalischen Lebens, das heisst in anderen Worten eine unwillkürliche Tätigkeit bestimmter Organe, während die anderen ruhen. Daher zwingt uns das Phänomen der Träume die Pluralität der Organe der seelischen Qualitäten und der geistigen Fakultäten anzunehmen.

36 *Gall hat, entsprechend der Lehre von der stufenweisen Vervollkommnung der Lebewesen, auch eine funktionelle Hierarchie der Qualitäten bzw. Fakultäten angenommen. Dabei dachte er sich die dem Tier und Menschen gemeinsamen Organe im unteren und mittleren Schädel von hinten nach vorne lokalisiert. Hier fällt das Wort vom Menschen als dem vollkommensten Tier. Eine zweite Gruppe von Organen liess er in der unteren Stirngegend gelegen sein und die allein dem Menschen zukommenden Organe in der oberen Stirnregion (Fonct. 4, 376f.).*[12]

Die zehn Grundqualitäten... kommen nicht dem Menschen allein zu. Sie sind in gleicher Weise in den verschiedenen Tierarten vorhanden. Ich habe vom Menschen nur soweit gehandelt, als er noch Tier ist. Aber wie die verschiedenen Qualitäten unter den Tieren verstreut sind und sich in keiner Art vereinigt finden, so ist der Mensch notwendigerweise schon von diesem Gesichtspunkt aus das vollkommenste Tier. Jede dieser Qualitäten ist ein Bruchstück (fragment) seiner Wesenheit (essence), ein Teil seines psychischen Gefüges (caractère moral). Also ahnen wir, wie von Bruchstück zu Bruckstück der Mensch sich zusammensetzt. Diejenigen, welche mir folgen haben können, sind sicherlich überzeugt, dass nur das Studium des Menschen in jedem seiner Teile es ist, das zu einer klaren und vollständigen Erkenntnis seines ganzen seelischen und geistigen Seins führen kann...

Jetzt wollen wir untersuchen, welche die Qualitäten und Fakultäten der Hirnteile sind, gelegen in der vorderen unteren und vorderen oberen Region des Gehirns. Dies sind die Hirnteile, die dem Kopf des Menschen seine charakteristische Form geben, die sich wesentlich von jener der anderen Tiere unterscheidet; mehrere (dieser Teile) gehören ausschliesslich ihm zu, indem sie ihm gleichzeitig den ihm eigentümlichen Stempel der Menschlichkeit aufdrücken...

37 *Bei der Festlegung der Grundfakultäten und der ihnen entsprechenden Hirnorgane hat sich Gall als Entdecker gefühlt, und er spricht auch bei seiner willkürlich-hypothetischen Darstellung der einzelnen Organe nie anders als von der Entdeckung. Es ist für seine naive, unkontrollierte Methode charakteristisch, dass er sich bei diesen Entdeckungen nur auf die Beobachtung beruft, jedes Raisonnement ablehnt, aber seine primitiven Schlüsse für echte Erkenntnis hält. Im folgenden Text begleiten wir ihn in seiner naiven Entdecker-Freude, die ihn veranlasste, auf einen Schädel die Organe aufzuzeichnen. Das Wiener Institut für Geschichte der Medizin besitzt ein von ihm selbst beschriftetes Kranium (Abb. auf Umschlag). In der von ihm entdeckten hierarchischen Ordnung der Organe hat er gemäss der physikotheologischen Richtung des 18. Jahrhunderts Gottes Hand gesehen (Fonct. 3, 206–211).*

Die Physiologie des Gehirns, angekommen auf dem Punkt, wo sie gegenwärtig steht, ist ein einwandfreier Beweis, dass die Anwendung der oben angezeigten Mittel unendlich nützlicher für die Wissenschaft ist als alle Anstrengungen der Metaphysiker und Anatomen, die nicht vom Geist einer gesunden Philosophie geleitet waren. Jetzt, da wir eine ziemlich grosse Zahl von primären Grundkräften und Organen kennen, wird es mehr und mehr möglich, die Gesetze zu ahnen, nach welchen sie die Natur im Gehirn angeordnet hat. Das sind die Gesetze, die für mich ein neues und äusserst philosophisches Mittel wurden, um den Sitz der Grundkräfte zuerst zu vermuten und dann zu entdecken.

Ich erkläre mich:

Bis zu diesem Augenblick habe ich mich niemals durch das Vernünfteln (raisonnement) leiten lassen, da ich früh lernte, wie heimtükkisch es ist und wieviele plausibel wirkende Irrtümer von ihm ausgehen. Ich zog es vor, mich ganz und gar der Beobachtung (observation) hinzugeben. Daraus ergab sich, dass ich bald die eine Grundqualität oder Grundfakultät, bald die andere, bald das eine, bald ein anderes Organ entdeckte. Jedesmal, wenn ich glaubte, eine Primär- oder Grundkraft, von welchem Aktivitätsgrad auch immer, festgelegt zu haben und dachte, den Sitz ihres Organs gefunden zu haben, merkte ich den Ort dieses Organs an und zeichnete seine Form auf den Schädel. Bei diesem Vorgehen konnte ich daher keiner andern Ordnung folgen als jener, in der ich meine Entdeckungen machte: ich zeichnete bald in dieser, bald in der andern Region die Form des Organs ein, das ich eben entdeckte. Mitunter habe ich das Glück gehabt, auf Anhieb genau sowohl den Ort als auch die Form des Organs zu treffen. Mitunter gab es auch unbestimmte Grenzen in meinen Zeichnungen und es brauchte eine grössere Zahl von Beobachtungen und besseren Vergleichungen, um den Sitz oder die Gestalt eines Organs genauer zu bestimmen. Auf diesem Wege entstand die kraniologische Karte, die mit solcher Gier vom Publikum aufgegriffen wurde. Da dies der einzige Gegenstand war, der handfest in die Augen fiel, glaubte man, dass die ganze Richtung und das ganze Verdienst der Physiologie des Gehirns in dieser Karte eingeschlossen seien. Die Künstler bemächtigten sich bald ihrer und haben sie teils gut, teils schlecht ausgeführt, ohne mich jemals zu fragen, und davon eine grosse Menge unter allen Arten von Ausformungen (masques) im Publikum verbreitet...

(Im folgenden gibt Gall einen Überblick über die hierarchisch von der hinteren unteren bis zur vorderen oberen Hirnregion gelagerten Organe [s. S. 86] und fährt dann fort:)

Jeder muss getroffen sein von der tiefen Weisheit, welche sich in der Ordnung und der sukzessiven Abfolge der Organe bekundet. Diese Verkettung ist in meinen Augen einer der wichtigsten Beweise der Wahrheit meiner Entdeckungen. Ich fordere alle die heraus, die meine Festlegungen der Grundkräfte und des Sitzes der Organe einer Laune zuschreiben wollten, einer willkürlich gefassten Bestimmung, versehen zu sein mit einem Zehntel des Scharfsinns, der notwendig ist, um nur die dunkelste Ahnung zu haben von dieser so bewunderungswürdig kombinierten Ordnung! Aber einmal gefunden, entdeckt man darin die Hand Gottes, den man nicht aufhören kann zu verehren mit umso mehr Erstaunen als seine Werke sich noch weiter vor unseren Augen enthüllen.[13] Man versteht mühelos, wieviel diese Gesetze, welche die Anordnung der Organe beherrschen, neue Entdeckungen im organologischen Gebiete der Gehirnphysiologie fördern müssen...

38 *Es ist Gall in einem erstaunlichen Masse gelungen, die Vorstellung von der Anpassung der Lebewesen an ihre Umwelt, die erst mit Darwins Lehre zum Durchbruch kam, ein halbes Jahrhundert vorauszunehmen. Die eigentümliche Verbindung, die die These von der stufenweisen Vervollkommnung der Lebewesen (noch durchaus auf statischer Grundlage) mit seiner vergleichend-anatomischen Hirnforschung in seiner funktionellen Psychologie einging, ermöglichte diese Vorausnahme. In dieser originellen Verbindung seiner Leitideen geben wir gleichzeitig einen Überblick über seine spezielle Organologie[14], mit*

der er nach der Aussage Goethes «zu sehr ins Spezifische» ging und zeitgebunden blieb. In dem Bild, das Gall von einer von Trieben und Gefühlen bewegten Welt entwirft, haben ebenso die Freundschaft, die Menschenliebe und Verehrung eines Höchsten Platz wie der Mord, der Krieg und die Eitelkeiten der Menschen. Der Versuch einer psychologischen Synthese auf den in seiner Zeit erreichbaren biologischen Grundlagen weitet sich hier zur Weltschau eines souveränen Geistes aus (Fonct. 6, 463–471).

VON DER WELT DER MENSCHEN UND DER ARTEN DER TIERE

Die Naturgeschichte der Instinkte, der Kunstfertigkeiten (aptitudes industrielles), der Neigungen und Fakultäten und die Demonstration ihrer Organe ziehen notwendiger Weise die Konsequenz nach sich, dass die psychische und geistige Welt des Menschen dort beginnt, wo das Gehirn beginnt, und dort endet, wo das Gehirn endet. Die folgenden Betrachtungen werden diese Behauptung zum Rang einer unanfechtbaren Wahrheit erheben.

Die unbelebten Körper sind durch nichts über ihre Existenz unterrichtet. Sie haben kein Ich. Nichts sagt ihnen, dass sie Individuen, unabhängig von anderen Wesen sind. Sie allein, vervielfältigt bis ins Unendliche, würden nur eine absolut tote Natur bilden. Das Leben, das Ich, das Gefühl für die Existenz der Welt beginnt mit der Empfindung, mit dem nervösen Apparat. Von da ab bemerkt das Lebewesen, dass es von den Dingen unterschieden ist, die es umgeben. Es hat sein Ich. Dieses Ich wird mehr eingeschränkt oder mehr ausgebreitet sein, je nachdem die Empfindungen mannigfaltig und intensiv sein werden und folglich je nachdem die Organe der inneren Empfindung und der äusseren Beziehungen zahlreicher und wirksamer sein werden.

Je grösser die Zahl der Organe sein wird, die mit den äusseren Gegenständen in Kontakt gesetzt sind, desto mehr wird die Welt dieses Tieres Ausbreitung haben. Füget der allgemeinen, vagen, unbestimmten Empfindung bestimmte Empfindungen hinzu, wobei die einen von den anderen wesentlich verschieden sind, ihr verändert, ihr vergrössert gradweise seine Welt. Jeder Sinn, jedes Organ wird eine neue Offenbarung. Der Geschmack, der Geruch, das Gehör, das Gesicht, der Tastsinn, jeder dieser Sinne lässt Vorhandenes erkennen, verschiedene Bezüge der Welt, und seien sie alle vereinigt oder zu Teilen oder isoliert, – der Aspekt dieser Welt muss sich in seiner Wesenheit ändern.

Machen wir die Anwendung dieser Präliminarien auf die Organe der seelischen Qualitäten und der geistigen Fakultäten.

Die Organe des Gehirns sind in gleicher Weise ebenso Kontaktstellen mit der Aussenwelt, ebenso Quellen neuer Arten von Empfindungen, Gefühlen, Instinkten, Neigungen, von Fakultäten. Aber wir haben gesehen, dass sie ebenso ungleich unter die verschiedenen Tierarten verteilt sind. Ihre Innen- und Aussenwelt muss also ausserordentlich variieren, sich verkleinern oder vermehren in demselben Verhältnis, wie die Zahl dieser Organe sich vermindert oder vermehrt.

Welcher Unterschied zwischen zwei Wesen, von denen sich das eine kaum vom Pflanzenreich abgelöst hat, sich ohne irgendein Bewusstsein aus seinen Stücken regeneriert, und dem andern, dem die Fortpflanzung seiner Art durch die glühendsten Begierden aufgetragen ist und mit Ekstase erfüllt wird? Gebet diesem Wesen die Liebe zur Nachkommenschaft und dieses Organ wird eine unerschöpfliche Quelle der angenehmsten Gefühle, der teuersten Sorgen und der alarmierendsten Beunruhigungen. Von diesem Moment an scheint das ganze Dasein des Mannes und der Frau, des Männlichen und des Weiblichen, auf diese zwei mächtigen Instinkte berechnet zu sein. Könntet ihr alles übrige bestehen lassen, der Reiz und der Charme des Lebens sind zerstört, sobald ihr diese zwei Organe zerstört.

Die Freuden der Ehe, den Zauber der Freundschaft und des gesellschaftlichen Lebens – wir schulden sie einem Hirnteil. Mithilfe eines Hirnorgans ist es, dass der Schöpfer uns das Recht und die Pflicht zur Selbstverteidigung gegen unsere Feinde einflösste, der Verteidigung unserer Kameraden, unserer Kinder, unserer Freunde, unseres Eigentums, unseres Vaterlandes. Ohne dieses Organ und ohne jenes des Mordtriebes, würde sich die menschliche und tierische Haushaltung (économie) völlig verändert finden. Welche Bewegung jetzt, hier um seine Beute zu töten, dort um dem tödlichen Biss zu entrinnen. Es ist vor allem die Gegebenheit des Krieges, welche gesellschaftlichen Zusammenschlüssen Objekt und Gestalt gibt. Die Notwendigkeit einer allgemeinen Verteidigung bringt die fremdesten Menschen zusammen und verschafft den seelischen und geistigen Kräften ein unermessliches Feld. Welche Ereignisse im Leben des Einzelnen wie in der Geschichte der Völker haben diese zwei Organe hervorgebracht und werden sie in jedem Augenblick hervorbringen?

Die List, die Verschlagenheit, die Schlauheit, die Gewandtheit, die Klugheit, bald Schutz des Schwachen, bald Werkzeug des Starken, verdanken ihre Machenschaften und Winkelzüge demselben Organ, dem der Fuchs das glückliche Ergebnis seiner nächtlichen Expeditionen schuldet.

Eliminiert einen anderen Hirnteil und ihr werdet die Menschen vom Trieb zum Stehlen befreien. Aber ihr zerstört zur selben Zeit einen Grossteil der gesellschaftlichen Einrichtungen. Indem ihr uns gleichgültig für das Eigentum macht, beseitigt ihr eines der mächtigsten Motive unseres Handelns: die Künste und Talente werden bald ein Opfer der Faulheit und der Unbekümmertheit sein.

Wenn nicht ein Organ existierte, das jeder Tierart den ihr gemässen Aufenthaltsraum bestimmt, welche Verwirrung würde statthaben? Eben dieses Organ ist es, das das Gleichgewicht in der Verteilung des Tierreiches herstellt, welches sowohl die Ebenen wie die Berge bevölkert, die Felder und die Wälder, die Luft und das Wasser.

Wenn der Mensch von dem Preis durchdrungen ist, den er sich selbst setzt; wenn er sich über Seinesgleichen erhebt; wenn er die Ketten der Sklaverei abschüttelt; wenn er sich die höchste Autorität anmasst und wenn es auf diese Weise ist, dass die Regierungen entstehen, – glaubt gar nicht, dass dies da das Werk des Menschen sei. Es ist der Schöpfer aller Dinge, der mittels eines besonderen Organs die menschliche Spezies einer gleichen Ordnung unterworfen hat.

Das Vergnügen, das ihr findet bei eurem Streben nach Auszeichnungen, die süssen Wahnvorstellungen von Ehren, in denen ihr euch wiegt, dieser so grosse Bereich unermüdlicher Aktivität, – ebenfalls ein Hirnteil ist es, dem ihr ihn schuldet...

Welche Kraft macht den Menschen und das Tier auf die Vorfälle achten, die sich um sie herum ereignen? Welche Kraft lehrt sie, Vorteil zu ziehen von ihren Neigungen und Fakultäten je nach den Umständen? Entfernt das Organ der Erziehbarkeit und die Tiere werden aufhören, dem Menschen nützlich zu sein. Die Landwirtschaft und die Zivilisation werden unmöglich sein. Alle unsere Fakultäten und Neigungen werden in einem engen und bestimmten Kreis des Handelns beschränkt sein und der Mensch wie auch das Tier wird Sklave seiner Neigungen und seiner Anlagen sein.

Das Organ des Ortsinnes bewahrt jährlich durch die Wanderzüge die Hälfte der Tiere vor einem unvermeidlichen Tod. Der Mensch, getrieben von diesem Organ, durchreist die Länder, die Meere und den unendlichen Raum der Welten. Ohne dieses Organ, um wieviel weniger Kenntnisse, Hilfsmittel, Gegenstände der Bewunderung!

Denkt euch einen Augenblick weg die Organe der Malkunst, der Musik, der Bau-, der Zeichenkunst, der Bildhauerei, und es gibt keine Meisterwerke mehr von Raffael, Mozart, Michelangelo, Canova, Homer usw.

Der oberflächliche Mensch vermutet niemals, dass er auch die Fähigkeit (faculté), seine Empfindungen mitzuteilen, seine Vorstellungen durch eine artikulierte Sprache zu übertragen, einem besonderen Hirnorgan verdankt.

Ihr beglückwünscht euch, ein Anhänger der Gerechtigkeit zu sein. Euer Gewissen flösst euch eine hohe Vorstellung von euch selbst ein. Euer Wohlwollen bezaubert euch. Nun, ohne ein besonderes Organ würden euer ganzer Ruhm, alle diese schönen Bewegungen eurer Seele vollkommen unmöglich sein.

Wollt ihr wissen, warum das Tier sich nicht über die irdischen Dinge erhebt? Warum es nicht die Verbindung von Ursache und Wirkung erfasst, warum es nicht anbetet, warum es nicht die höchste Intelligenz erkennt? Vernehmt, wie Gott den Menschen bildete. Folgt Schritt für Schritt den ewigen Gesetzen der Stufenfolge der Natur (gradation de la nature). Keine Kraft ohne Organ. Neue Organe, neue Kräfte. Jetzt stellt euch vor den Menschen, betrachtet seine hohe, vorspringende Stirn, vergleicht diese majestätische Stirn mit der niedern anderer Geschöpfe und sie wird euch sagen, warum der Mensch Mensch ist. Diese Stirn ist es, an der die Organe ihren Platz haben, die ihr den Stempel der Menschlichkeit aufdrücken. Mit ihrer Hilfe ist ihr das Vermögen (faculté) zuerteilt, die Beziehungen von Ursache und Wirkung zu durchdringen, mit ihrer Hilfe ist sie fähig zu wollen und zu denken. Leget eure Hand vorne auf den Scheitel des Haupts und ihr werdet dort das Zeichen des Bundes finden, den sein Schöpfer mit ihm geschlossen hat: das Organ, das vornehmste auf Erden, welches vom Thron der Organisation aus die Oberhoheit über alle anderen Belange des Menschen zu allen Zeiten ausgeübt hat und in Ewigkeit ausüben wird.

Die Welt jeder Tierart und diejenige des Menschen ist demnach die sich gleichbleibende Summe ihrer Hirnorgane, eben die Summe der Bezüge (rapports), der Berührungspunkte, die zwischen den äusseren

Dingen und den inneren Organen gesetzt sind. Es kann keinen Bezug mehr geben, keine Offenbarung (révélation), wo es keine Organe mehr gibt. Niemals wird die Schildkröte sich zu den Instinkten des Elefanten erheben können. Niemals wird der Elefant die Intelligenz des Menschen begreifen können. Und der Mensch, der mehr Organe erhalten hat, um das Endliche und das Unendliche der Welt zu begreifen, zu begreifen die ewige Dauer oder den Anfang der Dinge, um zu ergründen das Wesen Gottes, dieser Mensch ist verurteilt zur völligen Unwissenheit dieser Geheimnisse.

Und diese Menschen, welche die Anmassung haben, sich sozusagen der Gottheit zu vergleichen und die Gesetze zu fassen und zu erklären, die das All regieren; und diese Menschen, welche in einer gloriosen Grosssprecherei glauben, sich von der Anerkennung der Notwendigkeit einer obersten und unabhängigen Intelligenz dispensieren zu können: diese Menschen mögen sich erinnern, dass alle materiellen Bedingungen ihrer Kenntnisse und Gedanken in einem Umfang von höchstens 22 Zoll eng zusammengedrängt sind.

Andererseits: dass man rekapituliert die Kunstfertigkeiten, die Neigungen, die Empfindungen und die Fakultäten, welche vom Insekt bis zum Menschen die ungeheure Zahl empfindender Wesen charakterisieren und diversifizieren; dass man sich durchdrungen von Anbetung niederwirft vor dem Schöpfer, der verstanden hat, so wenig Stoff zu Werkzeugen von so zahlreichen und so erhabenen Kräften umzubilden! Wird man dann den Stein werfen müssen auf den Physiologen, der von Bewunderung erfüllt ausruft: Gott und das Gehirn, nichts als Gott und das Gehirn!

DER VERHALTENSBIOLOGE

PRINZIP DER VERGLEICHENDEN VERHALTENSFORSCHUNG

39 *In der folgenden Stelle hat Gall das Prinzip der vergleichenden Verhaltensforschung vom morphologischen und funktionellen Standpunkt definiert und diese Methode zu einer in seiner Psycho-Physiologie unentbehrlichen erklärt. Es hat damals als Häresie (vgl. Fonct. 3, 162) und Ausdruck materialistischen Denkens gegolten, die Kluft zwischen Tier und Mensch zu überbrücken*[1] *und beide denselben biologischen Gesetzen unterworfen zu sehen (Fonct. 1, 54–59).*

Jene, die die psychischen und geistigen Handlungen des Menschen vom Verstand und vom Willen, unabhängig vom Körper, herleiten und jene, die ganz und gar unvertraut mit den Naturwissenschaften, noch an einem Mechanismus und Automatismus der wilden Tiere glauben, können den Vergleich des Menschen mit den Tieren empörend und völlig fruchtlos finden. Aber dieser Vergleich wird von denjenigen als unentbehrlich beurteilt werden, die mit den Arbeiten von Bonnet, Condillac, Reimarus, Georges Leroy, Dupont de Nemours, Herder, Cadet Devau, Huber, Virrey[2] usw. vertraut sind und vor allem von jenen, die ein wenig in die Fortschritte der vergleichenden Anatomie und Physiologie eingeweiht sind. Der Mensch ist, wie wir es schon gesehen haben, denselben Gesetzen unterworfen, die die Pflanzen und Tiere beherrschen.

Die Kenntnis des Menschen setzt die Kenntnis der Bestandteile voraus, aus denen er zusammengesetzt ist, wie die Kenntnis des Mechanismus einer Uhr jene der Räder, Hebel, Federn, Gewichte und der Unruhe und ihres Ganges usw. voraussetzt. Das Organ des animalischen Lebens, das Gehirn des Menschen, ist eine Ansammlung (assemblage) von besonderen Organen, von denen mehrere sich in den Tieren wiederfinden. Die Tiere der unteren Klassen haben gerade deshalb, weil sie in bezug auf die Intelligenz niedriger sind als die anderen, weniger Hirnorgane. Sie haben nur die ersten Ansätze des menschlichen Gehirns und sind folgerichtig leichter zu entziffern als die Tiere, die mit einem zusammengesetzteren Hirn und mit einem komplizierteren animalischen Leben oder mit Instinkten und zahlreichen Fähigkeiten versehen sind. Es folgt daraus naturgemäss, dass man, um die Kenntnis des

Menschen in allen seinen Teilen, die das Gehirn bilden, sowie in allen seinen Neigungen und in allen seinen Fakultäten zu gewinnen, die Tiere studieren muss eines nach dem andern, indem man dem stufenweisen Gang folgt, den die Natur in der Aufeinanderfolge ihrer Hirnorgane und ihrer Fakultäten beobachtet hat.

Dieses Studium öffnet dem philosophischen Beobachter ein unendlich weiteres Feld als man denkt. Die unvernünftigen Tiere (brutes), Gegenstand der ganzen Verachtung menschlicher Ignoranz und Überheblichkeit, teilen soviele Dinge mit uns, dass der Naturforscher sich mitunter in Verlegenheit befindet zu sagen, wo das Tiersein endet und das Menschsein beginnt. Die Tiere werden gezeugt, geboren und ernähren sich nach denselben Gesetzen wie der Mensch. Ihre Muskeln, ihre Gefässe, Eingeweide, Nerven sind fast dieselben und üben dieselben Funktionen aus. Sie sind mit denselben Sinnen versehen, deren sie sich auf dieselbe Weise bedienen. Sie sind denselben Gemütsbewegungen (affections) unterworfen: der Freude, der Traurigkeit, der Furcht und dem Schrecken, der Hoffnung, dem Neid, der Eifersucht, dem Zorn. Sie haben den Grossteil unserer Neigungen (penchants). Sie sind wie wir zur Fortpflanzung verhalten. Sie lieben und betreuen ihre Jungen. Sie haben Zuneigung unter sich und zum Menschen. Sie sind tapfer und verteidigen heldenmütig sich und die Ihren gegen ihre Feinde. Sie haben gemeinsam mit uns die Ernährung von Pflanzen und von anderen Tieren. Sie haben das Gefühl für Eigentum und, wie die einen grausam und blutrünstig sind, finden die andern Gefallen am Stehlen. Sie sind empfänglich für Tadel und Anerkennung. Sie sind sanft, gelehrig und mitleidvoll und leisten sich wechselseitig Hilfe. Andere sind bösartig, ungelehrig, störrisch und halsstarrig. Sie bewahren die Erinnerung an gute und schlechte Behandlung und sind dankbar oder rachsüchtig. Sie sind listig und umsichtig. Sie sehen die Zukunft durch die Vergangenheit vorher und treffen die notwendigen Vorsichtsmassregeln gegen Gefahren, die sie bedrohen. Sie korrigieren durch Erfahrung ihr Urteil und ihre Fehlunternehmungen. Sie haben die Vorstellung der Zeit und sehen die periodische Wiederkehr voraus. Sie haben Gedächtnis, reflektieren und vergleichen. Sie sind unschlüssig und entschliessen sich durch die dringendsten Motive. Sie sind bis zu einem gewissen Grad der individuellen Vervollkommnung fähig. Sie machen selbst Abstraktionen. Sie teilen sich mittels einer gegliederten Sprache oder Gebärden ihre Vorstellungen, Bedürfnisse und Vorhaben mit. Sie erlangen mehr an Scharfsinn und Kenntnis im Verhältnis zu den Umständen, die sie zwingen, weitblickender und vorsichtiger zu sein. Sie wägen die bösen Folgen gewisser Handlungen ab, an die sie ihr Gedächtnis erinnert, ungeachtet der sie momentan erregenden Begierden. Man sieht sie einem Verhaltensplan (plan de conduite) folgen, der überlegt und in vollkommener Übereinstimmung unter mehreren Individuen ist. Sie kennen sich untereinander. Sie singen oder sind empfänglich für den Wohlklang der Musik. Sie haben ein erstaunliches Ortsgedächtnis und gehen auf Wanderschaft. Eine grosse Zahl von ihnen versteht zu bauen, einige selbst zu zählen. Sehr oft verraten ihre Handlungen ein Gefühl für das Schickliche, das Gerechte und Ungerechte usw.

Man würde fast versucht sein, mit Laktanz zu sagen, dass ausgenommen das religiöse Gefühl und die Erkenntnis von der Existenz Gottes es keine seelische Qualität und keine geistige Fakultät gibt, an denen die Gesamtheit des Tierreichs zumindest in den ersten Keimen nicht teilhat...

VERGLEICHENDE VERHALTENSFORSCHUNG – EINE METHODE DER HUMANPSYCHOLOGIE

40 *Von frühester Jugend an war Gall dauernd von einer grossen Zahl von Tieren umgeben. Wir wissen bereits, dass eben in diese Zeit sein humanpsychologisches Interesse zurückreicht. In geradezu dramatischer Weise schildert er in der folgenden Stelle den Augenblick, in dem er die vergleichende Verhaltensforschung als Methode der Humanpsychologie entdeckte und sie in der Folge ebenso systematisch einsetzte, wie er es zu dem gleichen Zwecke mit der vergleichenden Hirnanatomie tat (Fonct. 3, 195–198).*

Man nimmt fast allgemein an, dass bei den Tieren alles angeboren ist. Ihre verschiedenen Instinkte, verschiedenen Leidenschaften und ihre verschiedenen Fakultäten zu erkennen, würde daher heissen, ihre Grundkräfte zu erkennen; und die gleichen analogen Grundkräfte beim Menschen würden in gleicher Weise als Grundkräfte beim Menschen zu beurteilen sein.

Ausgenommen zwei Organe habe ich jedoch keine Entdeckung dieser Art bei den Tieren gemacht, obwohl ich von meiner frühesten Jugend an dauernd eine grosse Anzahl unter meinen Augen hatte. Ich sah gut- und bösartige Hunde, sanfte, bissige, mutige und feige, solche mit einem ausserordentlichen Ortsgedächtnis versehen und andere, die sich überall verliefen. Ich sah Hasen, Mutterschweine, Kühe, gute und schlechte Katzenmütter, gelehrige und ungelehrige Vögel, Vögel, die sangen und andere, die nicht sangen; Sperber und kleine Falken, passioniert für die Jagd und andere derselben Art, die man nicht abrichten konnte usw. usw. Aber all das hatte so einen natürlichen Anstrich, dass man sich darüber kaum mit Nachdenken aufhielt. Dies waren nur die verschiedenen Qualitäten und Fakultäten des Menschen, vor allem ihre äusserst schwachen und äusserst starken Ausprägungen, die mich so lebhaft beeindruckten, um meine Aufmerksamkeit zu fesseln. Meine Aufmerksamkeit auf diese Verschiedenheiten zu richten und davon überzeugt zu sein, war fast gleichzeitig. Kaum war ich ein wenig vorgeschritten, die Qualitäten und Fakultäten des Menschen zu unterscheiden und abzuklären, als mir die Qualitäten und Fakultäten der Tiere ganz und gar die Augen öffneten und die Kenntnisse, die ich über ihr Verhalten (mœurs) gesammelt hatte, wurden für mich zu einem ebenso ausgebreiteten wie raschen Nutzen.

Nichts natürlicher daher als die Instinkte, die Neigungen und die Intelligenzäusserungen der Tiere mit den Neigungen und geistigen Fakultäten des Menschen zu vergleichen. Alles, was dem Menschen und den Tieren gemeinsam ist, sagte ich mir, muss sich auf das gleiche Gesetz beziehen, ausgenommen die Veränderungen, die teils von den veränderten organischen Apparaten, teils von dem Einfluss anderer Qualitäten und Fakultäten stammen. Gleiche Eingeweide, und bestimmt den gleichen organischen Funktionen. Gleiche Sinne, sowohl an den gleichen Stellen des Kopfes lokalisiert als auch mit der gleichen Bestimmung: daher gleiche Neigungen und gleiche Fakultäten beim Menschen und bei dieser oder jener Tierart. In der Folge gleiche Organe und gleicher Sitz dieser Organe bei Tier und Mensch. Das ist also der erste Entwurf einer vergleichenden Anatomie und Physiologie! Die wohlüberlegten Vergleiche (rapprochements raisonnés) öffneten mir ein weites Feld, um die Beobachtungen zu berichtigen und zu bestätigen, die ich über den Menschen gemacht habe. Je mehr eine Qualität oder Fakultät allgemein ist bei den Tieren, desto mehr Möglichkeiten erlangte ich, meine Beweise zu vervielfältigen, weil ich in einer grösseren Zahl von Arten die Neigung oder die Grundqualität und den Sitz des Organs feststellen konnte.

Sehr oft trug der Vergleich des Gehirns und vor allem der Neigungen oder der Fakultäten der Tiere mit dem Gehirn und mit den Qualitäten und den Fakultäten des Menschen viel dazu bei, meine Zweifel zu zerstreuen und mein Schwanken aufzugeben. Die Gehirne der Tiere sind weniger kompliziert, ihre Instinkte, ihre Neigungen und ihre Fakultäten sehr ausgesprochen, frei und entschieden. Ihre Schädel sind folglich von einer Art, oft von einem Individuum zum andern deutlicher unterschieden. Die äusseren Merkmale ihrer Organe sind isolierter, leichter zu greifen. Man versteht daher, wieviel das Studium der vergleichenden Anatomie und Physiologie Hilfe und Sicherheit der Physiologie des Gehirns bringt...

INSTINKTIVE VERHALTENSWEISEN

41 *Um zu beweisen, dass die Instinkte angeboren sind, zählt Gall eine Reihe von instinktiven Verhaltensweisen auf. Im Sprachgebrauch der Zeit werden diese instinktiven Bewegungsmuster als «Kunstfertigkeiten», auch als «Kunsttriebe» der Tiere, französisch als «aptitudes industrielles» bezeichnet (Fonct. 1, 66–72).*

Die Angeborenheit der seelischen und geistigen Grundkräfte ist die Basis der Physiologie des Gehirns. Denn wenn man, anstatt darlegen zu können, dass sie angeboren sind, beweisen könnte, dass sie nur das zufällige Ergebnis äusserer Dinge und äusserer Sinnesempfindungen sind, so würde es vergeblich sein, davon den Ursprung und Sitz im Gehirn zu suchen.

Um eine ausgedehnte Beweisführung dieses ersten Grundsatzes zu geben, möchte ich einen raschen Blick auf die tote Natur werfen... Wenn man von da aus zu den Tieren geht und über ihre Instinkte und Kunstfertigkeiten nachdenkt, welche sie im selben Augenblick äussern, an dem sie das Tageslicht erblicken, so ist evident, dass diese Instinkte, diese Kunstfertigkeiten bei ihnen angeboren sind. Die Spinne, kaum ausgeschlüpft, spinnt ihr Netz. Der ganz junge Ameisenlöwe gräbt im Sand seine kegelförmige Grube aus. Die Biene, bevor sie zum erstenmal in die Felder fliegt, erhebt sich in die Luft, dreht eine Runde, um die Lage ihres Ortes festzustellen. Die junge Wachtel und das junge Rebhuhn laufen mit einer bewundernswerten Geschicklichkeit den Insekten und Körnern nach. Das junge Entchen und die Schildkröte, die Reste des Eies noch mit sich ziehend, aus dem sie eben entschlüpften, machen sich zum nächstgelegenen Wasser auf den Weg. Das Neugeborne sucht die Brust seiner Mutter, es drückt sie mit seinen Händen, um die nährende Flüssigkeit herauszupressen. Es ergreift und saugt an der Brustwarze, wie der junge Hund und das Kalb die Zitze suchen. Das Kalb zieht und stosst abwechselnd das Euter zurück. Der Hund drückt, mit den Füssen strampelnd, die Zitzen der Hündin usw. Alle diese Wesen handeln also nicht, weil sie berechnet haben, dass diese Verfahren zu ihrer Erhaltung notwendig sind, sondern weil die Natur ihren Bedürfnissen zuvorgekommen ist und die Kenntnis davon aufs innigste mit ihrer Organisation vereinigt hat. In allen diesen Fällen keine vorhergehende Angewöhnung, keine Schulung, keine Erfahrung.

Später, wenn wir die Insekten in ihren Metamorphosen sich in eine Umhüllung einspinnen sehen; wenn wir die Biene bei ihrem ersten Ausflug die Weide und das Himbeergesträuch aufsuchen und sechseckige Zellen bauen sehen, wie der Vogel sein Nest baut und der Biber sein Häuschen; wenn wir den Vogel das Glas mit seinem Schnabel stossen sehen, den Affen mit seinen Händen den Kopf des Käfers abbeissen, bevor er ihn verschlingt; den Hamster Vorräte sammeln, den Hund sein Futter verbergen, wenn er zuviel hat, das Eichhörnchen mit spitzen Pfoten die Haselnuss öffnen und die Schuppen des Tannenzapfens von der Basis ablösen; das Schwein mit Gier die erste Eichel fressen, die es findet; den Jagdhund ohne irgendeine vorherige Abrichtung das Wildschwein verfolgen und fassen; das Frettchen, wenn auch mit Milch aufgezogen und in einem Fass, in Raserei geraten beim ersten Anblick eines Hasen, der in gleicher Weise beim ersten Anblick in diesem Tier seinen Todfeind erkennt usw. usw.

Man muss zugeben, dass alle diese Handlungen (actions) nur das Ergebnis von Instinkten darstellen, die diesen Individuen gegeben sind, mangels derer sie bald von der Oberfläche der Erde verschwinden würden. Das Verhalten der Tiere in diesen Umständen erfordert weder eine vorherige Prüfung der Sinne, noch eine angeborne Vorstellung von dem Gegenstand seines Verlangens, noch eine Vergleichung oder Wahl zwischen mehreren Dingen. Wie würden sie eine Vorstellung davon haben, was sie in keiner Weise erfahren haben? Ebensowie eine Speise uns beim ersten Anblick gefällt oder missfällt, ebenso nehmen an oder weisen zurück die Tiere und die Kinder die Gegenstände der äusseren Welt nach den Gesetzen der Sympathie und Antipathie, welche zwischen diesen selben Gegenständen, ihren Nahrungsorganen und ihren Sinnen bestehen.

WAS IST INSTINKT?

42 *Wie man sieht, nimmt der Begriff «Instinkt» eine zentrale Stellung in der Verhaltensbiologie Galls ein. Gall hat sich in verschiedenen Teilen seines Werkes und von verschiedenen Positionen aus um eine definitorische Abklärung dieses Begriffs bemüht, am ausführlichsten wohl im 6. Band «Sur les fonctions...» (414–418). Vor allem hat ihn die Frage bewegt, ob der Instinkt eine allgemeine Kraft sei und ob für ihn ein eigenes Organ anzunehmen wäre.*

Der Instinkt ist ein Gefühl (sentiment), eine innere Bewegung (mouvement intérieur), unabhängig von der Bewegung und von einem ausgesprochenen Willen, ein Antrieb (impulsion), der ein Lebewesen zu gewissen Handlungen treibt, ohne dass dieses weder von den Mitteln noch vom Ziele eine klare Vorstellung hätte. Ich frage jetzt: Ist der Instinkt eine allgemeine Kraft, die alle Tätigkeiten der Lebewesen erklärt? Oder verändert er sich im selben Masse wie die Grundqualitäten und Grundfakultäten und bringt nur die Manifestation dieser Qualitäten und Fakultäten hervor?

Ist der Instinkt eine allgemeine Kraft, die alle Tätigkeiten der Lebewesen erklärt? Wie verhält er sich zur Organisation? Existiert ein Organ für diese Kraft?

Wenn der Instinkt eine allgemeine Kraft wäre, müsste jedes Tier genau dieselbe Sache wie das andere machen. Es gibt kein Tier, das des Instinktes beraubt wäre. Wenn der Instinkt eine allgemeine Kraft ist, warum singt nicht das Tier, das ein Gewebe macht oder sechseckige Waben verfertigt und darin den Honig deponiert?...

Man hat also unrecht, den Instinkt als eine allgemeine Kraft zu betrachten und durch sie alle Tätigkeiten der Tiere erklären zu wollen, wie immer sie auch entgegengesetzt seien. Es ist folglich absolut unmöglich, ein einziges Organ für den Instinkt zu finden...

Die Bezeichnung «Instinkt» passt daher für alle Grundkräfte und es muss ebensoviele Organe für die Instinkte geben, als es Grundkräfte gibt. Das erklärt auf natürliche Weise, wie ein Tier mit einem derartigen Instinkt versehen und eines andern beraubt sein kann; man kann sagen, dass alle Tiere mit dem Instinkt ihre Tätigkeiten ausführen, obwohl diese sehr verschieden und mitunter sogar entgegengesetzt sind.

ANGEBORNES UND/ODER ANGELERNTES VERHALTEN

43 *Zu den perennierenden Grundantithesen der Philosophie bzw. Psychologie gehört die Frage, ob die Verhaltensweisen angeboren oder ob sie völlig durch Lernvorgänge bestimmt seien, die durch Umwelteinflüsse hervorgerufen werden können. Zur Zeit Galls vertraten die letztgenannte Hypothese mit all ihren erziehungstheoretischen Implikationen die Empiristen bzw. Sensualisten. In einer extremen Variante nahm Locke an, der Mensch sei als tabula rasa geboren und sein gesamtes Verhalten sei ein Produkt der Erziehung. Für die sensualistische Variante ist das Bild Condillacs bezeichnend, der einer Statue Sinn für Sinn zufügen lässt. Gegen diese milieutheoretisch gerichteten Doktrinen polemisiert Gall, indem er ihnen einen neuen Katalog instinktiver Verhaltensweisen entgegensetzt und zu seiner eigenen Grundthese gelangt, dass angeborene Verhaltensweisen bestimmend seien, aber durch äussere Einflüsse modifiziert werden könnten. Hier ist der Ansatzpunkt für die später vorzustellende Erziehungslehre Galls. (Fonct. 1, 127–133.)*

Seitdem man es gewagt hat, die Tiere nicht mehr als reine Maschinen[3] zu betrachten, behaupten mehrere Philosophen, dass nicht nur der Mensch, sondern auch die Tiere ohne Instinkte, ohne Neigungen, ohne Grundbestimmung, ohne Fakultäten geboren würden; dass sie indifferent sind, in gleicher Weise empfänglich für alles; schliesslich, dass man sie als tabulae rasae betrachten müsse. Ihre Kunstfertigkeiten, ihre Instinkte, ihre Neigungen und ihre Fakultäten sind nach dieser Behauptung das Ergebnis von zufälligen Eindrücken durch die fünf Sinne oder Eindrücken, welche ihnen die Erziehung vermittelt. Die Insekten sogar, sagt man, entfalten ihre Kunstfertigkeiten nur durch eine Wirkung der Abrichtung.

Die Maurerwespe hat bereits noch im Zustand der Larve die Maurerkunst von ihrer Mutter gelernt. Der Vogel lernt von denen, die ihm das Leben gegeben haben, sein Nest zu bauen, zu singen und den Wanderzug zu unternehmen; der junge Fuchs wird von seinem Vater zur Schule geführt, und der Mensch würde nicht Mensch werden, er würde ein Wilder und ein Idiot bleiben ohne das Mittel der Erziehung.

Prüfen wir zuerst diese Hypothese, soweit sie die Tiere betrifft.

Es ist wahr, und ich werde in diesem Werk zahlreiche Beweise erbringen, dass der Grossteil der Tiere nicht einzig und allein auf die Mittel ihrer Erhaltung beschränkt ist. Sie sind einer weiter reichenden Abrichtung fähig als es ihre unmittelbaren Bedürfnisse verlangen. Man lehrt alle Arten von Kunststücken den Vögeln, den Eichhörnchen, den Katzen, Hunden, Pferden, Affen und selbst den Schweinen. Sie verändern sogar ihr Verhalten entsprechend der Lage, in der sie sich befinden. Aber diese Fakultät, eine Erziehung anzunehmen, ist immer proportional ihren Grundfakultäten und sie können nicht mehr als der Mensch die Dinge lernen, deren erste Prägung sie nicht von der Natur empfangen haben. Ich bewundere den Hühnerhund bei der Verfolgung des Fasans, den Falken bei der Jagd des Reihers. Aber niemals wird ein Rind lernen, Mäuse zu jagen, noch die Katze das Gras zu weiden. Und niemals wird man das Reh und die Taube zum Jagen abrichten.

Wenn die Tiere, soweit man es annimmt, empfänglich für Eindrücke von allem dem wären, was sie umgibt, in der Art, dass sie davon Belehrung zögen, warum lernt die Henne nicht girren mit den Tauben? Warum ahmt das Nachtigall-Weibchen nicht den Gesang des Männchens nach? Wie bewahrt jedes Tier trotz dem häufigen Umgang mit Arten, die sehr stark von der seinen abweichen, sein besonderes Verhalten (ses mœurs particuliers)? Warum manifestieren die Vögel und die Säugetiere, wenn sie von fremden Müttern bebrütet oder gesäugt werden, immer das Verhalten (les mœurs) ihrer Art? Warum ahmt der Kuckuck weder das Nest, aus dem er ausgekrochen ist, noch den Gesang des Vogels nach, der ihn aufgezogen hat? Wie lehren wir dem Eichhörnchen, das wir blind aus seinem Nest genommen haben und welches niemals ein anderes Eichhörnchen gesehen hat, sich von einem Ast zum andern zu schwingen und zu springen? Wie bringen wir dem Frettchen den Instinkt bei, den Hasen in seinem Loch zu suchen? Wer hat die Enten und die Mistkäfer gelehrt, sich tot zu stellen, sobald sie von einem Feind bedroht werden? Wer hat Unterrichtsstunden der Spinne gegeben, die, kaum aus dem Ei geschlüpft, ein Netz spinnt und die gefangenen Fliegen umhüllt, damit sie nicht austrocknen? Von wem hat die Fliege Ichneumon gelernt, mit einem Faden an den Zweig eines Baumes die Raupe zu befestigen, in welche sie ihre Eier gelegt hat? Und wie die Raupen, sobald sie ausgekrochen sind, sich in ein Blatt zu rollen, um sich im Winter vor Kälte und Feuchtigkeit zu schützen? Warum schliesslich machen die Tiere Dinge, die sie niemals gesehen haben und warum machen sie sie vom erstenmal an fast ebenso wie die Urheber ihrer Tage usw. usw.?...

Man muss also zugeben, dass jedes Tier aufgrund seiner Organisation von der Natur Kunstfertigkeiten, Instinkte, Neigungen, eigene bestimmte Anlagen empfangen hat und dass die Macht der Umwelt (choses extérieures), der Institution und der Erziehung darauf beschränkt ist, mehr oder weniger Veränderungen (modifications) hinzuzufügen.

EINSICHTVERHALTEN

44 *Die Verhaltensforschung hat in den letzten Jahrzehnten vor allem durch Dressurversuche, aber auch durch Beobachtungen im Freiland erwiesen, dass Tiere zu einsichtigen Leistungen fähig sind. Damit erfahren Beobachtungen und Erkenntnisse Galls ihre Bestätigung, die sich ihm im langen Zusammenleben mit Tieren, besonders aber auch aus seiner Jäger-Erfahrung, an Wölfen, Füchsen und Hirschen ergeben hat. Wir greifen das Wolf-Beispiel heraus, an dem Gall die Fähigkeit der Tiere verdeutlicht, in averbalen Schlüssen Zusammenhänge zu erfassen. Beachtlich ist, dass er bereits den Begriff eines arteigenen Verstandes bzw. Verständnisses geprägt hat. (Fonct. 6, 418–422 passim).*

Prüfen wir jetzt die Frage, ob die Tiere bei Manifestation ihrer Grundkräfte immer einem blinden Trieb gehorchen, ob sie ausschliesslich mittels des Instinktes ihre Tätigkeiten ausführen oder ob sie sich ihrer Neigungen und Fähigkeiten bewusst sind; ob sie ihre Instinkte durch eine klare Vorstellung von einem Ziel und von den dazu notwendigen Mitteln abändern; mit einem Wort, ob man ihnen Einsicht (intelligence), Verständnis (entendement) zuschreiben muss.

Wenn die Tiere nur mittels eines blinden Instinktes handeln würden, so müsste ihre Verhaltensweise (manière d'agir) konstant einheitlich sein. Die Erfahrung, der Einfluss der Umwelt müssten nicht im geringsten imstande sein, sie von ihrem gewöhnlichen Verhalten (ornière habituelle) abweichen zu lassen. Ihre Handlungen und deren ordnungsgemässe Abfolge müssten derselben Berechnung unterworfen sein wie der Gang einer Maschine, das ist das, was man in der Tat gewöhnlich annimmt. Aber die Erfahrung lehrt uns das Gegenteil.

Gleichzeitig wenn der Wolf eine in einer Umzäunung eingeschlossene Herde aufspürt, wird ihm die Vorstellung vom Schäfer und seinem Hunde in der Erinnerung wachgerufen und er wägt den gegenwärtigen Eindruck, den er von den Schafen empfangen hat, ab. Er misst die Höhe der Umzäunung, er vergleicht sie mit seinen Kräften.

Er fasst ein Urteil über die Schwierigkeit, sie zu überspringen, wenn er mit seiner Beute beladen sein wird und zieht daraus den Schluss auf die Zwecklosigkeit oder Gefährlichkeit des Unternehmens. Er wird jedoch sogar angesichts des Schäfers ein Schaf mitten aus einer Herde reissen, wenn diese über das Land verteilt ist, vor allem wenn der benachbarte Wald ihn hoffen lässt, sich dort vor der Gefangennahme zu verbergen. Er unterminiert die Umzäunung, wenn er keine andere Gelegenheit findet, dort einzudringen. Es braucht nur sehr wenig Erfahrung, um den Wolf zu lehren, dass der Mensch sein Feind ist und er seine Fallen fürchten muss. Auch ist er immer auf seiner Hut. Je älter er wird, desto mehr Gefahren hat er bestanden, desto misstrauischer ist er.

Die Wölfe jagen im Verband zusammen und die gegenseitige Hilfe macht ihr Jagen leichter und sicherer. Wenn sich die Frage erhebt, eine Herde anzugreifen, wird sich die Wölfin dem Hund stellen, den sie dadurch fern hält, dass sie sich verfolgen lässt, während der Wolf in das Gehege eindringt und ein Schaf, das der Hund nicht mehr imstande ist zu verteidigen, an sich reisst. Wenn er irgendein Wild angreifen muss, teilen sie sich aufgrund ihrer Kräfte die Rollen. Der Wolf legt sich auf Lauer, greift das Tier an, verfolgt es und bringt es ausser Atem, bis es die Wölfin, die sich vorher an einem Platz aufgestellt hat, mit frischen Kräften angreift und in kurzer Zeit den Kampf entscheidet...

Wer immer die Tiere ein wenig beobachtet hat, muss ihnen einen gewissen Grad von Vervollkommnungsfähigkeit (perfectibilité) zugestehen, von dem ich in diesem Werk eine grosse Zahl von Beispielen angeführt habe. Man wird nicht ableugnen können, dass sie Erinnerung an frühere Geschehnisse bewahren, dass sie davon in der Folge Nutzen ziehen, um sich in ihren Handlungen zu entschliessen; dass sie Vergleiche, Überlegungen anstellen und zu Urteilen kommen; dass sie in unvorhergesehenen Fällen den Umständen ausgezeichnet angepasste Entschliessungen fällen.

Alles das kann nicht mehr der Antrieb eines blinden Instinktes sein. Man muss daher zugeben, dass die Tiere bis zu einem gewissen Grad mit Verständnis (entendement) begabt sind. Aber da dieses Verständnis nur in der Fakultät besteht, die Manifestation ihrer natürlichen Instinkte gemäss den zufälligen Umständen abzuändern, so folgt, dass es ein Mass arteigenen Verstandes (une dose d'entendement propre à chaque espèce) gibt und dass aufgrund dieser Gesetzlichkeit jede Art in dem ihr von der Natur ursprünglich gezogenen Kreis begrenzt bleibt. Jedenfalls aber ist sicher, dass die Tiere ihre Fakultäten mit mehr oder weniger Einsicht und Verständnis ausüben...

INNERARTLICH UND ZWISCHENARTLICH VERSCHIEDENE VERHALTENSWEISEN

45 *Es bedeutet einen weiteren Schritt in der vergleichenden Verhaltensbiologie Galls, dass er genau zwischen innerartlich und zwischenartlich verschiedenem Verhalten differenzierte. Seine Organenlehre gestattete ihm als Grund für das innerartlich verschiedene Verhalten einen stärkeren bzw. schwächeren Entwicklungsgrad des betreffenden Organs anzunehmen. In seinem Wiener Garten wie später in seiner Pariser Wohnung und in seinem Garten in Montrouge hat Gall Menagerien gehalten. Wie man aus den beiden folgenden Stellen ersieht, machte er die meisten Beobachtungen an Hunden und Vögeln, die in eigenen Volièren gehalten wurden. Es ist anzumerken, dass zu den spontanen Beobachtungen auch solche hinzukommen, die provoziert waren, also einen einfachen ethologischen Versuch darstellten (Fonct. 2, 414–418; 5, 314–316).*

Die Qualitäten und Fakultäten, die sich bei allen Individuen derselben Art finden, existieren bei diesen verschiedenen Individuen in sehr verschiedenen Stufen. Das kann man nur erklären durch den verschiedenen Grad von Aktivität der verschiedenen Organe dieser Qualitäten oder Fakultäten.

Jeder weiss, dass die Hunde im allgemeinen dieselben Qualitäten und Fakultäten haben. Aber jeder weiss sehr wohl, dass man eine solche Qualität und eine solche Fakultät im besondern auf einer sehr verschiedenen Stufe nicht nur bei den verschiedenen Varietäten von Hunden, sondern sogar bei den verschiedenen Individuen derselben Varietät begegnet. Die grosse Dogge, der Fleischerhund, der Hühnerhund, der Spürhund, der Spaniel, der Mops, der Wolfshund, der Windhund unterscheiden sich untereinander nicht nur durch ihre Gestalt, sondern auch durch ihren besonderen Charakter, wenn auch alle den allgemeinen Charakter des Hundes haben.

Die Individuen derselben Varietät unterscheiden sich in gleicher Weise viel voneinander. Es gibt keinen Spaniel, keinen Vorstehhund, welcher genau die gleichen Eigenschaften und die gleichen Fehler wie ein anderer Spaniel oder ein anderer Vorstehhund hat. In demselben Wurf einer Hündin findet man ein Junges, das von den ersten Monaten an ein ausserordentliches Feuer für die Jagd verrät. Später bestätigt es dieses durch eine aussergewöhnliche Gelehrigkeit, die es dem Jäger zeigt, während ein anderes ungeeignet ist, auf irgendeine Art abgerichtet zu werden. Der eine [Hund] findet bei beträchtlichen Entfernungen seinen Weg, findet ohne Mühe sein Quartier, während sich der andere in dem Haus, in dem er geboren wurde, verläuft. Ich habe einen Spaniel gekannt, der sich in alle Hunderaufereien einmischte und überall die Gelegenheit zu raufen suchte. Man mochte ihn schlagen, wie man wollte, um ihn von dieser Gewohnheit abzubringen, er verlor sie nicht mehr.

Ich habe selbst einen Hund der kleinsten Art gehabt, der, obwohl von einer sehr sanften Dame erzogen, in seiner Umgebung weder einen Vogel, noch eine Katze dulden konnte; er erwürgte alles und das war ja auch der Grund davon, dass man ihn mir zum Geschenk machte. Ich glaubte, ihn durch die härtesten Züchtigungen zu bessern, aber vergeblich. Keiner von seinen Jungen zeigte dieselbe Leidenschaft in einem bemerkenswerten Grad. Mehrere von ihnen hatten sogar so wenig Geschmack an der Lieblingsunterhaltung ihres Vaters, dass ich mitten unter ihnen ohne Sorge kleine Vögel und Mäuse laufen lassen konnte.

Einige Hunde haben einen ausserordentlichen Hang zum Stehlen, andere scheinen für die mächtigste Neigung ihrer Art unempfänglich und betrachten alle Weibchen mit der grössten Gleichgültigkeit.

Ich habe anderswo die Geschichte angeführt, die de Coste, der Übersetzer Lockes, von diesem Hund berichtete; um sich den besten Platz am Kamin zu verschaffen, machte er einen grossen Lärm und, während die anderen Hunde zur Tür liefen, legte er sich bequem hin. Eine Strategie, die niemals verfehlte gegenüber seinen Mithunden nach Wunsch zu gehen, die weniger listig als er waren...

Hundert Male habe ich Vögel aufgezogen, die aus dem Nest genommen waren und an denen ich beständig denselben Unterschied in ihrem Verhalten beobachtete. Während der eine sehr zahm war und mit gespannter Aufmerksamkeit der Melodie zuhörte, die man ihm vorpfiff, blieb ein anderer dauernd scheu und zerstreut. Dem einen behagte es, sich mit Vögeln jeder Art zu finden und er atzte gerne ihre Jungen, während ein anderer rasend missgünstig und eifersüchtig alles verfolgte, was sich gern zu mögen schien. Als einige aus ihren Käfigen ins Zimmer entkommen waren, liessen sie sich immer wieder fangen.

Andere konnten vom erstenmal an weder durch Hunger, noch durch List dazu bewegt werden, in ihr Gefängnis zurückzukehren.

Woher kommt dieser Unterschied von Individuum zu Individuum in den Fakultäten und Qualitäten, die der Art wesentlich gemeinsam sind? Es kann hier keine Frage weder von Erziehung noch von anderen zufälligen Ursachen sein, wie ich schon im Abschnitt über die angebornen Dispositionen erwiesen habe. Wer könnte jemals diese Phänomene mit Hilfe eines einzigen Organs erklären?

Aber alle Schwierigkeiten verschwinden im Augenblick, wo man mit mir annimmt, dass jede Fakultät oder besondere Qualität ihr besonderes Organ hat. Dann versteht man es, wie in einem Individuum ein Organ eine vollständigere Entwicklung genommen haben kann als in einem Individuum derselben Art und wie deswegen die Manifestation der Qualität oder der von diesem Organ abhängigen Fakultät mehr hervortreten kann...

Einige Arten und einige Individuen haben naturgemäss einen sanften und gutmütigen Charakter, andere sind bösartig und beissen, schlagen aus, stossen mit Hörnern usw. Die Gemse hat bei weitem nicht den ebenso sanften Charakter wie die Ziege und das Schaf. Der Tiger ist grausamer als der Löwe. Die Hyäne ist mehr zu fürchten als der Wolf, der Wolf mehr als der Hund; die Angorakatze ist sanfter als die gewöhnliche. Und bei den Affen, welche Bösartigkeit bei den Pavianen und welche Gutmütigkeit des Charakters bei dem Orangutan und bei mehreren Rhesusäffchen!

Derselbe Unterschied manifestiert sich bei den Vögeln. Das Perlhuhn ist viel bösartiger als die Henne unserer Hühnerhöfe. Der Kukkuck, obwohl ohne Waffen, wird sehr bösartig, wenn man ihn nur ein wenig reizt. Es gibt Unterarten von Papageien, welchen man das Beissen durch kein Mittel abgewöhnen kann. Es gibt davon andere, die jedem schmeicheln und immer geschmeichelt sein wollen.

Dehnen wir unsere Vergleichungen auf Individuen derselben Art aus!... Ich habe schon erzählt von zweien meiner Hunde, von denen der eine ebenso gutmütig wie der andere bösartig war. Sie stammten von einem Wurf von fünf Jungen. Bevor sie ihre Augen öffneten, beobachtete ich bei ihnen ein sehr verschiedenes Verhalten: der eine, wenn man ihn in die Hände nahm, bezeugte durch seine Bewegungen, dass er zufrieden war. Der andere knurrte, bellte und zappelte, bis man ihn auf seinen Platz zurückliess. Kaum waren fünfzehn Tage vergangen, bezeugte der eine durch Schweifwedeln seine Zufriedenheit und sein Wohlwollen nicht nur anderen kleinen Hunden, sondern allen Leuten, die sich ihm näherten. Der andere dagegen knurrte unablässig und biss alles, was sich in seiner Reichweite fand. Von da ab beobachtete ich aufmerksam diese zwei Tiere. Da ich sehr wohl wusste, dass man ähnliche Charakterunterschiede der Erziehung zuschreibt, trug ich allen denen, die sich gewohnheitsmässig diesen zwei Hunden näherten, auf, dem einen wie dem andern [Hund] Liebkosungen zuteil werden zu lassen. Ich selbst gab mir alle erdenkliche Mühe, den Charakter meines kleinen Böslings zu besänftigen, aber nichts konnte ihn anders machen: er biss sogar seine Mutter ein wenig, sodass diese ihn zerzauste.

In ihrem sechsten Monat wurden [beide Hunde] von einer Krankheit befallen. Mit welcher Zartheit man sie behandelte, den einen wie den andern, der bösartige hörte bis zu seinem Tod nicht auf zu knurren und jeden zu beissen, der sich ihm näherte. Der andere hingegen hörte bis zu seinem letzten Augenblick nicht auf, denen, die ihn betreuten, Zeichen seiner Anhänglichkeit und Dankbarkeit zu bezeugen. Sogar meine Hausleute waren ausserordentlich betroffen von dem Charakterunterschied dieser zwei Hunde...

MENSCHENÄHNLICHES VERHALTEN

46 *In einem früheren Zeugnis hat Gall ganz allgemein von der Reaktion der Tiere auf Lob gesprochen. In dem Kapitel seines Werkes (Fonct. 4, 307f.), in dem er das Organ für Eitelkeit und Ruhmsucht behandelt, führt er dieses Verhalten näher aus. Vor allem sind es zwei Tiererlebnisse, die ihn als grossen Tierfreund ebenso charakterisieren wie den Stolz, die Eitelkeit und Eifersucht der von ihm beobachteten Tiere. Der Tier-Menschen-Vergleich ist in der Stella-Geschichte voll durchgeführt.*

Die Tiere sind ebenso begierig auf Belobigungen und Anerkennung (approbation). Mit welcher Begeisterung nimmt der Hund unsere Liebkosungen, unsere Lobreden auf! Wie sehr ist das Pferd nicht empfänglich für Zeichen der Zuneigung? Welchen Eifer zeigen sie beim Rennen ihre Rivalen zu überflügeln? Jedermann weiss, dass man in Südfrankreich den Maultieren einen Blumenstrauss anbindet, wenn sie brav ihre Arbeit getan haben. Die peinlichste Züchtigung, die man ihnen zufügen kann, ist, ihnen ihren Strauss wegzunehmen und sie hinter den Wagen zu spannen.

Ich hatte ein Affenweibchen, das jedesmal, wenn man ihr ein Taschentuch gab, sich damit behängte und ein ausserordentliches Vergnügen fand, es hinten an seinem Hofgewand hinter sich herschleppen zu sehen. Die eine meiner Hündinnen war niemals glücklicher, als wenn sie meine Hausschuhe in ihrem Maul trug. Entzückt über diese ehrenvolle Bürde brüstete sie sich und verdrehte ihren ganzen Körper. Je mehr ich ihr zurief «schöne Stella, schöne Stella», desto lebhafter wurden ihre Bewegungen. Sie ging von einer Person zur andern, um sich bewundern zu lassen. Man hätte gesagt, eine kleine Bäuerin, die mit einem neuen Staat angetan, sich auf den Weg zur Kirche macht, mit den Hüften wackelnd, den Kopf erhoben, den Hals gestreckt, die Brust vorgeschoben, um die neidischen Blicke ihrer Gefährtinnen auf sich zu ziehen. Diese selbe Hündin, die gewöhnlich sehr lebhaft und sehr schmeichlerisch war, überliess sich plötzlich einer düstern Traurigkeit. Was auch immer ich tun konnte, um sie zu animieren, sie blieb in ihrem Winkel liegen. Am Ende von zwei Jahren Melancholie nahm sie plötzlich ihre frühere Fröhlichkeit wieder auf und schmeichelte mir mit ihrer Lebhaftigkeit und gewöhnlichen Liebenswürdigkeit. Im Laufe desselben Tages erfuhr ich, dass ein Eichhörnchen, das ich seit zwei Jahren im Hause hatte, eben verendet war. Niemals wurde ein beunruhigter Schmeichler in seiner Eitelkeit und Eifersucht tiefer verletzt als das arme Tier durch die Anwesenheit des fremden Tieres...

BRUTPFLEGEVERHALTEN

47 *Verschiedene Brutpflegemassnahmen finden sich bei Gall recht differenziert dargestellt. Das gilt sowohl für die Sicherheitsbemühungen der brütenden Tiere wie auch für die Zahl der Arten und ganz besonders für das geschlechtsweise verschieden arbeitsteilige Brutverhalten. Unverkennbar ist im Dienst der Brutpflege bereits die Einteilung in Vater-, Mutter- und Elternfamilien vorhanden. Die Beobachtungen wie jene über Spinnen und andere beruhen zum Grossteil auf Autopsie, wie sie der Tierfreund bzw. passionierte Jäger oft zu machen Gelegenheit hatte. Es wird einer eigenen Untersuchung bedürfen, festzustellen, was in der Schilderung dieser und anderer Funktionszusammenhänge Galls originaler Beitrag ist und was er aus tierkundlicher Literatur seiner Zeit übernehmen konnte und übernommen hat. Jedenfalls unverkennbar leuchtet in der Schilderung der reizenden Kuckuck-Rotkehlchen-Szene Gallscher Humor auf (Fonct. 3, 419–422).*

Die meisten Insekten, Fische und Amphibien legen ihre Eier in der Absicht, sie vor äusseren Gefährdungen zu schützen, an einem Ort, der das Ausschlüpfen der Jungen erleichtert und an dem sie Nahrung finden. Ihre Sorge um die Nachkommenschaft erstreckt sich nicht darüber hinaus. Bei einigen dieser Tierarten sind die Pflegebemühungen, die sie für ihre Jungen nehmen, mannigfaltiger. Gewisse Spinnenarten tragen ihre Eier auf ihrem Rücken in einer Tasche, die sie nur in der äussersten Gefahr fallen lassen, um sich schnell wieder mit ihr zu beladen, sobald die Gefahr vorbei ist. Alle jene, die einmal in ihrem Leben einen Ameisenhaufen zerstört haben, werden gesehen haben, wie inbrünstig die Ameisen ihre Eier und Larven zusammenraffen, um die einen und anderen in Sicherheit zu bringen. Die Wespen und Bienen, die sich ohne ein Zeichen des Unmuts die ganze Zeit beobachten lassen, werden jedem gegenüber abweisend, der sich in der Brutzeit ihnen nähert... Wir finden bei den Vögeln diese rührende Zuneigung zu ihren Jungen wieder. Je mehr sie von einer traurigen Erfahrung gewarnt wurden, wieviele Gefahren ihre Brut bedrohen, je mehr geben sie sich Mühe, feste Nester zu bauen, um die Jungen zu verbergen und zu behüten. Wenn sie die Eier andauernd bebrütet und die Jungen schliesslich das Tageslicht erblickt haben, nähren sie die Väter und Mütter mit äusserster Hingabe. Ihre liebevolle Wachsamkeit kennt im Vorhinein die Gefahren, deren Opfer sie werden könnten... Wenn der Vater und die Mutter merken, dass ihre Brut bedroht ist, welche Unruhe, welche Alarmzeichen, welche List setzen sie ins Werk, um den Angreifervogel, die Schlange, das Wiesel oder den Menschen irre zu führen! Und wenn man ihnen erfolgreich ihre Jungen ausgehoben hat, welch ein hartnäkkiger Widerstand! Mitunter stossen sie Klagelaute aus, sie folgen dem Räuber auf beträchtliche Entfernungen bis zum Ort, wo er sie absetzt. Sie verlassen ihn nur, wenn alle Hoffnung verloren ist, sie wiederzubekommen. Selbst der Hunger würde sie nicht zwingen können, sie im Augenblick der Gefahr zu verlassen. Oft findet man nach anhaltendem kalten und feuchten Wetter die Männchen und Weibchen tot über ihren Jungen, die gleichfalls Opfer der Kälte sind.

Ebenso ist bei den Säugetieren die Liebe zur Nachkommenschaft der lebhafteste und gebieterischste aller Instinkte. Die Mutter späht sorgfältig und ängstlich alles aus, was den Jungen schädlich werden könnte. Sobald der Fuchs, die Katze, das Eichhörnchen usw. das geringste Anzeichen haben, dass ihre Brutstelle entdeckt ist, verlassen sie

sie sofort und verbergen ihre Jungen in einem andern Rückzugsort. Beutetiere, wie scheu sie vorher waren und mit welcher zurückhaltenden Klugheit sie vorher die Nachbarschaft behandelten, werden kühn, sobald sie Junge zu füttern haben. Keine Gefahr hält sie zurück. Sie brechen rücksichtslos in die Gärten, die Hühnerhöfe, Hühnerställe, Taubenschläge usw. ein. Sobald alle Löcher eines Fuchsbaues mit Schlingen vermacht sind, halten sich die Füchse, wenn sie keine Jungen haben, während fünfzehn Tagen eingeschlossen, bis ihnen nur mehr die Alternative zu sterben oder in eine Falle zu gehen bleibt. Wenn sie aber Junge haben, weiss der barbarische Jäger sehr wohl, dass die Fuchsmutter nicht sehr lange bei ihrem Wimmern bleiben wird und dass der Fuchsvater nach Erschöpfung aller Rettungsmittel ebenfalls bald das Opfer seiner zärtlichen Liebe zu seiner Brut werden wird. Die Katzen säugen die Jungen, deren Muttertier krank oder verendet ist.

Bei mehreren Arten haben die Männchen wenig oder gar keine Liebe für die Jungen so der Stier, das Pferd, der Hirsch, das Wildschwein, der Hund, der Hahn usw. Bei diesen Arten scheint die Brutpflege ausschliessliches Anliegen der Weibchen zu sein. Sehr selten sieht man einen Hund Futter einer Hündin zutragen, die Junge hat.

In anderen Arten dagegen sorgen Männchen und Weibchen in gleicher Weise für die Jungen und betreuen sie in gemeinsamer Übereinkunft. Das hat statt vor allem bei jenen [Arten], bei denen die Natur eine Ehe ebenso dauerhaft wie das Leben eingerichtet hat z. Bsp. beim Fuchs, Wolf, Marder, Steinmarder, bei fast allen Vögeln wie dem Storch, Schwan, der Schwalbe, Amsel, dem Rotkehlchen, dem Finken, dem Spatzen, der Taube usw. Wenn bei diesen Arten das Weibchen zugrundegeht, übernimmt das Männchen das Brüten der Eier und Füttern der Jungen. Wenn der eine und der andere am Leben bleiben, brüten sie gewöhnlich abwechselnd und betreuen gemeinsam die Jungen... In jeder dieser zwei Klassen gibt es ausserdem Unterschiede von Individuum zu Individuum. Es gibt Kühe, Stuten, Hündinnen, die den Verlust ihrer Jungen mit ziemlicher Gleichgültigkeit ertragen. Etliche Weibchen verlassen sogar die Jungen jedesmal, wenn sie solche haben. Im Allgemeinen verhalten sich die Tauben, sowohl das Männchen wie das Weibchen, beim Brüten gleichgültig. Sie lassen oft die Eier kalt werden, ziemlich oft zerdrücken sie die Jungen. Mitunter verlassen sie das Nest aus dem unbedeutendsten Grund und, sobald man ihnen ihre Jungen nimmt, bezeugen sie nicht viel Kummer. Die Ralle, der König der Wachteln, brütet mit so andauerndem Fleiss, dass oft dem Bruttier der Kopf weggeschnitten wurde von der Sense des Mähers. Als Feuer ein Haus ergriff, in dem ein Schwalbennest war, stürzten sich Schwalben-Männchen und Weibchen in die Flammen, eher als dass sie ihre Jungen verliessen...

Es gibt zahlreiche Klassen von Insekten, Amphibien, Fischen, von denen weder die Männchen noch die Weibchen sich im geringsten um die Jungen kümmern. Unter den Vögeln verhält sich der Kuckuck ganz und gar sonderbar in seiner Sorge für die Nachkommenschaft. Alle seine Sorgen für sie beschränken sich auf seine Eier, die er in die Nester anderer Vögel ablegt... Wenn man von dem Nest den jungen Kuckuck aushebt und ihn in eine Volière mit anderen Vögeln bringt oder wenn man ihn im Garten aussetzt, drängen sich alle Vögel, die sich in Reichweite finden, um ihn zu adoptieren. Ich habe mehrmals einen von einem Rotkehlchen aufziehen lassen. Das war ein sehr lustiges Schauspiel wie das vom Pflegevater, der genötigt war, auf die Schultern seines Pfleglings zu steigen, um ihm das Futter in den Schnabel hineinzustekken...

PAARUNGSVERHALTEN, INDIVIDUELLE BINDUNGEN FAMILIENVERBAND

48 *Gall hat bei den verschiedensten Tierarten sein Augenmerk darauf gerichtet, ob und in welcher Bindung sie nach der Paarung blieben. Das Phänomen der Tierehe hat sichtlich sein besonderes Interesse erregt. Auch findet man – unzweifelhaft aus seiner Jagderfahrung – die familiensichernde Rolle des Rebhuhn-Vaters gut beschrieben. Als echter Naturforscher macht Gall aber auch wie im Falle des Bindungsverhaltens des Kuckucks die Grenzen seiner Beobachtung deutlich (Fonct. 3, 481–487).*

Gewisse Tiere wie der Stier, der Hengst, der Hund nähern sich dem Weibchen ihrer Art nur, wenn sie das Bedürfnis sich zu paaren fühlen, befriedigen ihr Verlangen ausschliesslich mit einem einzigen Weibchen und nach der Befriedigung gibt es keine Bindung mehr zwischen dem männlichen und weiblichen Partner, keiner von ihnen will an seiner Seite leben.

Im Gegensatz dazu wählen andere Tiere, sobald sie ihr Liebesverlangen wachsen spüren, zwischen mehreren Weibchen ein einziges, zu dem sie sich durch eine Art von Sympathie hingezogen fühlen. Bis sie den ungestörten Besitz erworben haben, bekämpfen sie leidenschaftlich die anderen Männchen, die beanspruchen, ihnen die Eroberung ihrer Auserwählten streitig zu machen. Von diesem Augenblick an ist der Bund für das Leben geschlossen. Gemeinschaftlich mit ihrem Partner betreuen sie die aus dieser Verbindung hervorgegangenen Jungen, bis diese imstande sind, selbst für ihren Unterhalt zu sorgen. Wenn die Paarungszeit vorüber ist, verbleibt das Paar in der zärtlichsten Verbindung. Es macht zusammen seine Wanderzüge. Wenn dies Tiere sind, die in Gruppen leben, halten sie sich immer einer neben dem andern. Im Frühling geben sie sich von neuem ihrem Liebestrieb hin und setzen dies ebenso fort, solange der eine und der andere am Leben ist. Nur wenn der eine Partner zugrundegegangen ist, trifft der andere eine neue Wahl.

In einer ähnlichen Verbindung ist es, dass der Fuchs, der Marder, die Wildkatze, der Maulwurf, der Adler, der Sperber, die Taube, der Storch, der Schwan, die Nachtigall, der Spatz, die Schwalbe usw. leben. Die lebenslängliche Ehe ist daher von der Natur allen diesen Tieren aufgetragen. Sie würde es auch für den Menschen sein, wenn unsere species aufgrund der Mannigfaltigkeit ihrer Neigungen nicht sovielen Veränderungen unterworfen wäre...

Es scheint mir, dass in allen Arten, wo das Männchen und das Weibchen, der eine und der andere, gemeinschaftlich an der Betreuung der Jungen wirken, es eine lebenslängliche Ehe gibt; dass im Gegensatz dazu bei den Arten, wo das Männchen sich mit der Zeugung der Jungen begnügt, ohne zu ihrer Aufzucht nur etwas beizutragen, das erste ihm zugekommene Weibchen zur Triebbefriedigung dient und dass das wesentliche Ziel der Natur sich ohne das Band der Ehe erfüllt findet.

Die Männchen gewisser Arten, die im Zustand der Ehe leben, sind nicht fähig, bei der Fütterung zu helfen. Das Reh und das wilde Kaninchen sind ein Beispiel dafür. Aber sie verteidigen das Weibchen und die Jungen gegen ihre Angreifer, belecken und liebkosen die Jungen wie ihre Mutter.

Die Rebhühner leben im Familienverband bis zu dem Augenblick, in dem die Jungen fortpflanzungsfähig sind. Das Männchen ist dabei der Anführer. Wenn es getötet wird, wird der Familienverband, seines Hauptes beraubt, zur Gänze die Beute des Jägers. Wenn das Männchen der Gefahr entkommt, glückt es dem Jäger nicht ein zweitesmal, die

Familie zu beseitigen, weil der Anführer sie sofort über die Grenze gehen lässt. Das Männchen betreut die Jungen wie das Weibchen, wie dieses schützt es sie mit seinen Flügeln vor dem Regen…

Die meisten Naturforscher scheinen anzunehmen, dass der Kukkuck im Stande der Ehe lebt. Ich habe mich bis jetzt darüber nicht versichern gekonnt. Da er nicht brütet, noch seine Jungen füttert und seine Nachkommenschaft zur Gänze der Pflege anderer Vögel überlässt, würde es scheinen, dass die Natur ohne Zweck gehandelt hätte, indem sie ihm die Ehe einrichtete. Man versichert, in England ein Kuckucksweibchen selbst ihre Eier bebrüten und ihre Jungen füttern gesehen zu haben. Aber niemals hat man gesehen, dass ein Männchen sich mit einem Weibchen zur Brutpflege verbindet. Ich habe diesen Vogel sehr oft in seiner Brunstzeit beobachtet. Er ist ausnehmend brünstig. Es gibt meistens mehrere, die sich wechselweise verfolgen. Jedoch habe ich mich nicht versichern gekonnt, ob das Männchen sein Verlangen mit einem einzigen Weibchen oder mit mehreren befriedigt…

EXPERIMENTE ZU INSTINKTIVEM VERHALTEN, INTELLIGENZ UND DOMESTIKATION

49 *Die folgenden Texte mögen zeigen, dass Gall die Verhaltensweisen der Tiere in verschiedenen Funktionszusammenhängen zu erforschen suchte und zu diesem Zweck einfache Experimente anstellte. Dem Störversuch beim Nestbau der Schwalben kommt deshalb besondere Bedeutung zu, weil es sich bei ihm um den ersten in klarer ethologischer Fragestellung angestellten und ausgeführten Versuch handelt, der auf dem Boden nachweisbar ist, aus dem auch Konrad Lorenz hervorgegangen ist (Fonct. 4, 394f.).*

Wenn die Tiere den Gesetzen einer blinden Notwendigkeit gehorchten, wenn sie jeder Vervollkommnungsfähigkeit beraubt wären, würden ihre Arbeiten eine völlige Einförmigkeit zeigen. Sie würden immer in der gleichen Art arbeiten, immer beginnen, wie sie begonnen haben und sie würden immer gleich enden. Aber die Bienen passen die Gestalt ihrer Waben jener des Raumes an, in dem sie arbeiten. Man kann sie bestimmen, Zellen für die Königin zu bauen oder jene zu zerstören, die schon bereit sind.

Wenn man ein Loch in das Netz einer Spinne macht, bessert sie die zerrissene Partie wieder aus. Mehr als einmal habe ich mehrere Löcher in das Nest der Beutelmeise gemacht, das an einem kleinen Zweig aufgehängt war. Niemals hat sie verfehlt, es wiederherzustellen an allen Stellen, wo es eingerissen war. Nur nach dieser Arbeit setzte dieser kleine Vogel seinen Nestbau fort.

Zwei Schwalben kamen jedes Jahr im Haus meines Freundes Streicher in Wien nisten. Während ihrer Abwesenheit montierte man eine Klingel, deren Schnur genau zu der Stelle ging, wo ihr Nest war. Bei ihrer Rückkehr im Frühling machten sie ihr Nest an dem gewohnten Platz, aber sie trugen Sorge, eine Öffnung für die Schnur anzubringen, die so angelegt war, dass die Schnur freien Spielraum hatte, ohne ihre Eier oder Junge zu berühren...

(Fonct. 4, 372) Ich erinnere mich immer mit Vergnügen eines Bastardweibchens von einem Stieglitz und einem Kanarienvogel. Es war mit anderen Vögeln in einer grossen Volière. Es hatte sich erstmals in einem kleinen Käfig fangen lassen, den ich dort hingestellt hatte. Niemals habe ich es erreichen gekonnt, das Weibchen dazu zu bringen, in denselben Käfig zurückzukehren. Alle anderen Vögel flogen hinein, frassen drinnen, liessen sich fangen, so oft es mir passte. Ich habe es durch Hunger hineinzwingen wollen, indem ich ihm das Futter nur in den Käfig legte. Aber es fasste den Entschluss, seinen Gefährten aufzulauern. Wenn einer von ihnen mit einem Körnchen im Schnabel aus dem Käfig herauskam, machte es Jagd auf ihn, bis er eben das Körnchen fallen liess, das es ihm mit äusserster Gier entriss. Nur auf diese Weise ernährte es sich während mehrerer Monate. Um es zu fangen, wurde ich genötigt, die Volière zu öffnen und es aus ihr in das Zimmer herausfliegen zu lassen. Der Schädel dieses Weibchens ist grösser als irgendeiner meiner Stieglitz- und Kanarienvögelschädel und meiner anderen Schädel von Kreuzungen...

(Fonct. 4, 406–409) Wenn es die Kraft des menschlichen Verstandes ist, die den Stier, den Hengst und den Eber gezähmt hat, warum sind wir, die wir viel genauere Kenntnisse über die Tiere haben als sie unsere Vorfahren haben konnten, warum sind wir nicht imstande, den Fuchs, die Gemse, die Wildtaube und die Wildente in den Zustand der Domestikation zu führen?

Unzählige Male hat man versucht, mit Haustauben junge Wildenten aufzuziehen. Man hat diese letzten in den Arten gewählt, die in gleicher Weise in sozialem Verband (en société) leben. Man hat sie brüten und füttern lassen während fünf, sechs Jahren von Generation zu Generation in der Hoffnung, dass sich schliesslich die folgenden Generationen in Haustauben umwandeln würden. Solange sie eingeschlossen blieben, verhielten sie sich vertraut mit ihren Gefährten. Aber im Augenblick, in dem man ihnen den Taubenschlag öffnete, flogen sie bald davon, um nicht mehr wiederzukommen.

Seit langem kennt man die Kunst, die Rebhühner, Wildenten und Fasanen zu zähmen. Man bezieht die Eier und lässt sie durch Hennen oder gewöhnliche Entenweibchen bebrüten. Man hält die Bruthenne eingeschlossen. Die Jungen gewöhnen sich an ihre Mütter. Aber kaum sind ihnen die Flügel gewachsen, fliegen sie weg. Um sie im Hühnerhof zurückzuhalten, ist man genötigt, sie bei sich zu zähmen, sie an das andere Geflügel zu gewöhnen und sie eine Zeit zusammen eingeschlossen zu halten. Das genügt nicht. Man muss ihnen zudem noch zur rechten Zeit die zwei stärksten Federn von jedem Flügel ausreissen und ihnen die Spitze der andern schneiden. Solange die Rebhühner und die jungen Enten das Gefühl haben, im Fliegen schwach zu sein, fliegen sie tagsüber kleine Entfernungen und kehren am Abend zurück. Obwohl sie in der Weise gezähmt wurden, dass sie beim Trommelschlag oder beim ersten Pfiff des Pflegers zurückkehrten, gewannen sie, sobald man nach dem Mausern unterliess, ihnen die Flügel zu verstümmeln, die Weite und zogen es vor, auf ihre eigenen Kosten zu leben. Desgleichen suchten die Wildschweine, die Wölfe, die Rehe, wie immer sie gezähmt waren, sich in dem Zeitpunkt zu befreien, in dem ihre natürlichen Neigungen ihre volle Entwicklung erreicht hatten.

Es gelingt einem ganz gut, durch Hunger und Schmeicheleien Individuen der wildesten Art zu zähmen; man kann sie erfolgreich an sich gewöhnen. Aber kaum fühlt sich das Tier von seiner gewohnten Umgebung befreit, so erlangt die Natur wieder ihr Recht und triumphiert in ihm.

(Fonct. 4, 409) Und durch welches Mittel übt die Natur diesen so mannigfaltigen Einfluss auf die Tiere? Das Mehr oder Weniger an Entwicklung der Hirnteile ist es, kraft deren die Tiere mehr oder weniger an Fertigkeit erlangen, ausgebildet und vervollkommnet zu sein...

KAMPFVERHALTEN

50 *Schon ein früher vorgelegter Text (S. 107) zeigte, wie beeindruckt Gall von der angeborenen Aggressivität eines seiner Hunde war. Auch hatte er die aggressive Stimmung während der Brutzeit bei einigen Arten sehr wohl gekannt*

und beschrieben (S. 110). Die eindrucksvollsten Beobachtungen über verschiedene Formen des Kampfverhaltens verdankt er jedoch der Wiener Arena für Tierhetzen, die Franz Stephan von Lothringen, der Gemahl Maria Theresias, in Wien eingeführt hatte. Gall war einer der eifrigsten Besucher der Tierhetzen, nicht aus Sensationslust, sondern um das Verhalten der Tiere in Extremsituationen zu studieren und von ihren Wärtern Informationen über sie einzuholen. In einer solchen Extremsituation beobachtete er auch das Totstellen der Enten. (Fonct. 4, 8f.; 188f.)

In der Wiener Arena für Tierhetzen wurde ein Hirsch bestimmt, von einer Löwin zerrissen zu werden. In dem Augenblick, in dem der Hirsch die Löwin aus ihrem Verschlag hervorkommen sah, um sich auf ihn zu stürzen, nahm er Abwehrstellung ein. Die Löwin umkreiste ihn mit langsamen Schritten. Kaum hatte der Hirsch die Absicht der Löwin wahrgenommen, als er sie ansprang und ihr die Flanken mit seinen Füssen aufriss. Man hatte viel Mühe, die Löwin in ihren Verschlag zu bringen, wo sie nach drei Wochen verendete.

Ein wenig später liess man ein Reh gegen einen Löwen kämpfen. Das Reh stürzte sich mit einem verzweifelten Mut auf seinen Gegner. Aber das Missverhältnis der Kräfte und Waffen war derart, dass das unglückliche Tier, ohne einen weiteren Widerstand entgegensetzen zu können, erlag...

In der Wiener Arena setzte man ziemlich oft Enten in einen Wasserbehälter, dann liess man auf sie Bären los. In dem Augenblick, in dem ein Bär das Wasser betrat, sah man keine Enten mehr. Als es schliesslich nach sehr viel Anstrengungen einem Bären glückte, auf eine Ente zu stossen, stellte sie sich derart tot, dass sie starr und steif schien. Kaum hatte der Bär sie auf den Boden gelegt, als die Ente mit einer grossen Geschwindigkeit das Wasser wiedergewann. Ich muss einhalten, denn ich würde niemals enden, wollte ich nur ein Zehntel der Fakten berichten, die mir hinsichtlich der Listen der Tiere bekannt sind...

51 *Die Verhaltensweisen, die wir als Aggression, Aggressivität bezeichnen, entsprechen in der Terminologie Galls dem Raufsinn, Mut und dem Trieb zur Selbstverteidigung. Sie werden in einem eigenen Organ lokalisiert gedacht. In der folgenden Stelle (Fonct. 4, 9–12) bietet Gall, aus der Fülle seiner Beobachtungen schöpfend und unter Anwendung der eben genannten Terminologie, gleichsam eine Skala der im Tierreich herrschenden Aggressivität dar. Interessant dabei ist, dass er genau zwischen innerartlichem und zwischenartlichem*

Kampfverhalten ebenso wie zwischen einer Artpazifität und Artaggressivität unterscheidet. In der grossen Auseinandersetzung, die Gall mit den Sensualisten führte, dienten ihm besonders die aggressiven Verhaltensweisen als Argument, dass es sich bei ihnen um angeborene Instinkte und nicht um ein durch eine Erziehung erlerntes Verhalten handle (Fonct. 4, 9–12).

Diese Beobachtungen beweisen, dass der Instinkt der Selbstverteidigung ein allen Tieren gemeinsamer Instinkt ist, aber er ist nicht in gleicher Weise in allen Arten aktiv. Gewisse Arten leben in Frieden und in sozialen Verbänden (en société). Im Gegensatz dazu begnügen sich andere nicht damit, die Aggressionen (les attaques) zurückzuweisen, sondern sind in einem immerwährenden Krieg mit ihrer eigenen Art und mit anderen. Von daher kommt dieser Unterschied im Verhalten (mœurs) des Schafes, Pferdes, der Taube, der friedfertigen schwarzköpfigen Grasmücke usw.; des Walrosses, des Hahnes, des Perlhuhns, der meisten Fliegenschnäpper wie das Rotkehlchen, der Zaunkönig usw. Mehrere Arten von Vögeln sind sogar mit besonderen Waffen versehen wie mit Sporen usw.

Die Individuen aller Arten unterscheiden sich untereinander hinsichtlich Mut, je nachdem bei ihnen das Organ der Selbstverteidigung und des Eigentums mehr oder weniger entwickelt ist. Es gibt grosse und kleine Hunde, die alle Raufereien vermeiden. Es gibt andere, die den Kampf suchen und verwegen das wutschnaubende Wildschwein und den rasenden Stier anfallen (attaquent). Es gibt Widder, Böcke, Stiere, Kühe, Tauben, Kanarienvögel, die dauernd im Kampf liegen, sei es mit Tieren ihrer Art, sei es mit anderen, die alles attackieren und beissen, was ihnen in den Weg kommt.

Gewisse fleischfressende Vögel wie der Seeadler, der Bussard, der Turmfalke, alle Abarten von Würgern, der Rotrückenwürger, der Kampfläufer, die tiefbraune Seemöve sind mutig und sehr aggressiv. Der grosse Milan dagegen ist so furchtsam, dass er die Flucht ergreift, wenn er sich in Streit mit ein paar Raben oder selbst mit ein paar Krähen sieht. Unter den kleinen Nagetieren gibt es keines, das dem Hamster an Mut und sogar Verwegenheit gleicht, während das Meerschweinchen von gleicher Grösse sehr friedfertig und furchtsam ist. … In meiner Volière spielte sich ein Zaunkönig als Gebieter über alle anderen Vögeln auf. Alle fürchteten sich vor ihm, sogar der Grünfink, der Dompfaff und die Turteltauben. Er griff sie erstaunlich schnell an und kämpfte ausserordentlich verbissen mit ihnen… Dieselben Unterschiede haben in der menschlichen Art statt... Die tägliche Erfahrung geht mit der Geschichte zusammen, um uns zu zeigen, dass der Aggressionstrieb (le penchant pour les rixes et les combats) sich oft von der frühesten Jugend an manifestiert, ohne durch ein Vorbild angeregt zu sein und sogar trotz der Erziehung, durch welche man ihn zu unterdrücken sich bemüht. Alle diejenigen, die in einer zahlreichen Familie oder in öffentlichen Anstalten aufgewachsen sind, müssen jungen Leuten dieses Charakters begegnet sein... Es ist keinesfalls die Erziehung, der man einen derartigen Unterschied im Verhalten (mœurs) zuteilen könnte. Es bleibt zur Erklärung nur eine angeborne Veranlagung (disposition innée) und folglich die Organisation übrig...

AUSDRUCKSBEWEGUNGEN

52 *1798 deutete Gall im Brief an Retzer in mehr spielerischer Weise auf den Zusammenhang hin, der nach seiner Ansicht zwischen Mimik und Hirnorganen bestand. Im 1823 erschienenen 5. Band «Sur les fonctions...» hat er versucht, seine Beobachtungen zu einer Theorie der Mimik auszubauen. Gültig von diesem Versuch bleiben u.a. Beschreibungen von Droh- und Angriffsgebärden, die sein «génie observateur» mit grosser Treue aufgenommen und festgehalten hat (5, 453–455).*

In der Gebärde des Selbstverteidigungsinstinkts zieht sich in einer Art der ganze Körper zusammen: die Muskeln spannen sich, der Nakken versteift sich, die Arme sind leicht nach hinten gezogen, die Fäuste geballt, die Zähne zusammengebissen, die Augen wie der Mund in Drohstellung zum Gegner... Täglich sehe ich dieselbe Gebärde, auch bei den Tieren, soweit es ihr Körperbau gestattet, z.Bsp. bei den Hunden, die sich einer auf den andern stürzen wollen. Die Hähne nehmen zur Zeit des Kampfes mehrmals brüsk den Kopf nach hinten. Die Böcke bäumen sich, bevor sich der eine auf den andern stürzt, auf ihren Hinterfüssen auf und ziehen den Nacken zurück...

Oft habe ich bei den Tierhetzen in Wien Ochsen und Stiere vor ihrem Feind, den sie mit der Vernichtung bedrohten, erstickte Stöhnlaute und langes Brüllen ausstossen gesehen. Mit ihren Vorder- und Hinterfüssen liessen sie den Sand und die Steine in der Luft herumwirbeln, schüttelten wie rasend ihren Kopf, welchen sie im Nacken zurückgezogen hielten. So schüttelte auch der Löwe, der nur Gemetzel und Mord atmete, seine Mähne in Raserei. Wenn die Tiere mit Wildheit ihre Beute schüttelten, die sie erwürgten, hat diese Bewegung denselben Grund...

(Fonct. 5, 457f.) Der Tiger und die Katze legen, wenn sie ihre Beute belauern oder sich an sie heranschleichen, ihren Kopf flach auf ihre Vorderpfoten oder sie legen ihren ganzen Körper flach hin, die Vorder- und Hinterfüsse ausgestreckt, und lassen bald von der einen, bald von der andern Seite den Kopf, die Augen und den Schwanz leicht bewegen. Der Fuchs hat das gleiche Verhalten (allure), wenn er ausserhalb des Waldes dahinstreicht.

Desgleichen setzen sich die Hunde, wenn sie im Spiel unter sich ihren Gefährten überraschen wollen, entweder aufrecht auf ihre Füsse, die vorne wie hinten eine schräge Richtung haben, den Kopf wagrecht nach vorn gestreckt oder sie legen sich am Boden auf den Bauch in gleicher Weise den Kopf nach vorne gestreckt und ziehen sich langsam im Zickzack nach vorne, bis sie schliesslich ihren Gegner ungestüm anspringen...

SPRACHE

53 *Ein so guter Tierbeobachter, wie Gall es war, konnte an der Tatsache nicht vorübergehen, dass sich Tiere ausser durch Gebärden auch durch sprachähnliche Mitteilungen verständigen können. Die folgende Stelle zeigt, wie einlässlich Gall sich mit diesem Problem beschäftigt hat (DAP 1/2, 342–346).*

Sobald aber nur einige Ähnlichkeit zwischen den Gefühlen und den Äusserungen des isolirten Individuums und denjenigen Wesen, welche es umgeben, Statt hat, so können schon die Geberden, die Mienen, die Beugungen der Stimme u.s.w. einigermassen verstanden werden. Je gleichartiger aber die Natur der umgebenden Wesen ist, desto gleichartiger erscheinen ebenfalls die Äusserungen, und desto sicherer erkennt jedes Individuum aus dem Äussern des Andern, was in dessen Innerem vorgeht. Unsere Freude, unser Zorn, unser Gebiethen, u.s.w. sind nichts für einen Käfer, wenig für einen Vogel und für ein Kaninchen, da indessen der Hund und der Affe so manche unserer Geberden bey Affecten und Leidenschaften auf das unfehlbarste zu deuten wissen.

Es kann also nicht leicht ein vollkommenes Thier geben, welches nicht ein Mittel besässe, sollte es auch nur zwischen Männchen und Weibchen seyn, sich den Seinigen mitzutheilen. Folglich kann man mit Le Roi, Condillac, Dupont de Nemours, Tracy und anderen beynahe von allen Thieren behaupten, dass sie eine Sprache haben. Diese Sprache steht aber immer mit der Natur und der Zahl der Empfindungen und Vorstellungen im genauen Verhältnisse. Jede Thierart muss also ihre besondere Sprache haben, welcher beyläufige Grenzen vorgezeichnet sind. Man muss nie die Haushaltung der Bienen, der Ameisen u.s.w. beobachtet haben, wenn man läugnen kann, dass sie sich nicht auf das bestimmteste einander wechselseitig ihre Bedürfnisse, und zwar ganz zufällige Begebenheiten mittheilen.

Was ist das Wacheausstellen der Vögel und der Säugethiere und ihr Zuruf? Was ist das Gurren der Tauben? Was sind die so verschiedenen Töne der Vögel bey ihrer Liebe, bey ihrem Zorne, bey der Pflege ihrer Jungen, bey ihrem Flehen um Nahrung? Könnten wir uns bestimmter vor einem Feinde warnen, als der Staar, die Henne, der Hahn u.a. den Ihrigen den Geyer ankündigen, der ihr Leben bedroht? Könnten wir bestimmter und mit besserem Erfolge zu Hilfe rufen und uns zur gemeinschaftlichen Wehre oder sonst zu einem gemeinschaftlichen Unternehmen vereinigen, als das Pferd, der Hund, der Affe, das Schwein u.a.? Buffon fühlte dieses sehr wohl, und er konnte den Thieren nur darum alle Sprache versagen, weil er der Natur Gewalt angethan hatte, ihnen alles Denken und Empfinden abzusprechen.

So ist also eine gemeinsame Eigenschaft, dass sich die Thiere gerade so wie der Mensch ihre Empfindungen und Vorstellungen einander wechselseitig, theils durch Geberdungen, theils durch hörbare Laute mittheilen; und so geht die Geberdensprache mit der Tonsprache gleichen Schritt. Keine ist früher als die andere, obschon jede in einem gegebenen Falle hinreichen kann.

Man sage uns nicht, die Thiere hätten keine Worte. Auch wir vernehmen mit dem Ohre so wie das Thier nichts anders als einen Schall, wie es schon Locke auseinandergesetzt hat. Ist dieser Schall bloss der natürliche und unwillkürliche Ausdruck des innern Gefühles wie z. B. das Lachen, das Heulen, das Jammern, die Ausdrücke des Schreckens, des Jubels u.s.w., so wird er so wie die Geberdungen von allen Individuen gleicher oder ähnlicher Art verstanden, und in diesem Falle ist die Sprache des Menschen nichts mehr und nichts weniger als was das dumpfe Brüllen und Stöhnen des Stieres, der Kühe und was das sehnsuchtsvolle Bläken des Lammes dem Schafe ist.

So willkührlich die Sprache des Menschen scheint, so ist sie doch, wo sie die nächsten Bedürfnisse bezeichnet, eine mehr oder weniger sinnliche Nachahmung der Dinge selbst, welche sie bezeichnen will. Man brauset auf in der Leidenschaft und entflammt vor Zorn und Liebe; der Neid nagt und der Gram schlägt nieder, das Pferd wiehert, das Schwein grunzt, die Henne kluckt u.s.w.

Je mehr endlich die Sprache willkührlich wird, desto nothwendiger wird es, dass sie erlernt werde oder dass mit willkührlichen Schallen bestimmte Begriffe verbunden werden. Aber auch noch dieses Vermögen besitzen die Thiere, in so fern es ihre Empfänglichkeit für unsere Empfindungen und Vorstellungen gestattet. In jedem Lande versteht der Ochs, das Pferd, die Katze eine andere Sprache, und es ist nicht selten, dass Hunde und Affen zugleich mit den verschiedenen Worten von mehreren Sprachen doch die nähmlichen Vorstellungen verbinden lernen.

Alles dieses beweist, dass nicht das Gehör die Schalle und die damit verbundenen Vorstellungen erzeuge; sondern dass jede Sprache, sie bestehe in Geberden oder in Tönen, ein natürliches Produkt der inneren Gefühle und Vorstellungen ist, welche, wenn sie nur einigermassen lebhaft sind, immer nach aussen wirken und dadurch für Wesen ähnlicher Art vernehmbar werden...

TERRITORIALES VERHALTEN

54 *Der folgende Text zeigt, dass das territoriale Verhalten der Tiere nicht erst seit H.E. Howard (1920) erkannt ist, sondern dass es von Gall in seiner für verschiedene Arten typischen Form bereits 1818 beschrieben wurde (AP 3, 281 = Fonct. 4, 224–226).*

Die Tiere haben weder diese Gesetze noch diese gesellschaftlichen Übereinkommen (conventions sociales), von denen man sagt, dass bei den Menschen das Eigentum resultiert. Und doch gibt es bei ihnen das Eigentum und sie haben ein sehr lebendiges Gefühl dafür. Sie haben ihr bestimmtes Revier (demeure fixe) und die Hitze, in die sie geraten, es gegen jede Usurpation zu verteidigen, beweist, dass sie es als ihr Eigentum betrachten. Wenn zu befürchten ist, dass das Territorium (terrain), das sie behaupten, für die Ernährung nicht mehr genügt, so trachten sie, davon jedes Tier derselben Art auf der Stelle zu verjagen, welches sich dort niederlassen möchte. Eine gewisse Zahl von Gemsen bewohnt ein Gebirge, in dem sie absolut keine anderen dulden. Der Wolf, der Fuchs, der Hase, der Marder usw. behaupten ein bestimmtes mehr oder weniger grosses Revier (canton), je nachdem die Ernährungsmöglichkeit mehr oder weniger reichlich ist. Von diesem werden alle Eindringlinge augenblicklich verjagt.

Jene, die sich einbilden, dass die wilden Tiere auf Abenteuer in den Wäldern herumirren, täuschen sich. Jedes dieser Tiere hat in der Tat ein Revier (demeure) seiner Wahl, das es nur verlässt, wenn es gewaltsam verjagt wird. Wenn es ihm widerfährt, es zu verlassen, sei es zur Brunstzeit, sei es bei Überschwemmungen, Jagden usw., so kehrt es dorthin zurück, sobald es die Umstände erlauben. Die gleichen Paare von Störchen, Schwalben, Nachtigallen, Rotkehlchen usw. kehren sowohl im Herbst wie im Frühling in das gleiche Revier (contrée) zurück, wo sie im Vorjahr diese Jahreszeit verbracht haben. Das gleiche Storchenpaar baut Jahr für Jahr sein Nest auf dem gleichen Schornstein. Das gleiche Schwalbenpaar errichtet Jahr für Jahr sein Heim unter demselben Dach. Das gleiche Nachtigallenpaar kehrt Jahr für Jahr in das gleiche Gebüsch zurück. Wenn ein anderes Paar sich eines bereits besetzten Platzes bemächtigen will, so erhebt sich ein sehr hitziger Streit, in dem die Eindringlinge immer zum Rückzug gezwungen werden.

Diese Tatsachen sind bei allen Jägern und bei allen Naturforschern bekannt und meine eigenen Beobachtungen haben sie dauernd bestätigt. Derjenige, der sie zu wiederholen wünschte, müsste die Alten und nicht die Jungen mit Zeichen versehen. Denn bei den Vögeln ist es gleich wie in unserer Art: der Vater und die Mutter verbleiben in ihrer Siedlung und die Kinder und die Jungen zerstreuen sich...

VOM LEBEN IN VERBÄNDEN

Lässt das Leben in Gemeinschaft (vie sociale) künstliche Qualitäten oder Fakultäten (facultés factices) entstehen?

55 *Wie Gall gegen die Sensualisten bzw. «Ideologen» in ihrer Überbewertung äusserer Einflüsse für die Erklärung psychologischer Phänomene polemisierte, so hat er sich auch gegen die Gesellschaftstheoretiker der Zeit nach der Art Rousseaus gewandt, die Thesen vertraten, dass durch die Vergesellschaftung des Menschen bzw. den Zivilisationsprozess «künstliche Fakultäten» (facultés factices) entstanden seien. Durch sie würde menschliches Verhalten vorwiegend bestimmt.*

Im folgenden Text sucht Gall diese These zu widerlegen, indem er zunächst ein bemerkenswert differenziertes Bild von der Mannigfaltigkeit der in Verbänden oder einzeln lebenden Tierarten entwickelt. Den behaupteten «künstlichen Fakultäten» stellt er seine These entgegen, dass man die naturwissenschaftlich erweisbare Pluralität sozialer Lebensformen nur dadurch erklären könne, dass jeder sozial lebenden Tierart ein auf ihre Bedürfnisse kalkulierter angeborner Sozialinstinkt zukomme.

Beachtenswert ist die neue Sicht, in der Gall nicht nur die Tiere, sondern in seiner biologisch umfassenden Weise auch den Menschen als biosoziales Wesen versteht und beide, Tier und Mensch, von denselben biosozialen Gesetzen beherrscht sein lässt. Hier wird der Ansatz von Galls Kulturanthropologie unmittelbar sichtbar, aber auch seine Skepsis und sein Pessimismus gegenüber einer undifferenzierten Fortschrittsgläubigkeit. Nach Gall bestimmen die inneren Veranlagungen des Menschen seine sittlichen Möglichkeiten sowohl in Vergangenheit als auch in Gegenwart und Zukunft. Wieweit sie nach seiner Meinung durch soziokulturelle Faktoren im Sinne einer Konditionierung beeinflussbar sind, werden spätere Texte über seine Anthropologie deutlich machen (Fonct. 1, 170–175).

Eine Menge Bücher enthalten Träumereien (rêves) über den Naturzustand des Menschen und die grosse Zahl von guten und schlechten Eigenschaften, welche, so sagt man, er nur durch das Leben in der Gesellschaft (vie sociale) erworben hat. In dieser Hypothese geht man leichtfertigerweise von der Unterstellung aus, dass der Mensch für die Einsamkeit (solitude) gemacht sei, dass er gegen seine Natur verleitet wird, sich mit anderen Individuen zu verbinden, um eine Familie, einen Volksstamm (peuplade), eine Nation (nation) zu bilden. Diese neuen Beziehungen (rapports), für die er nicht bestimmt war, haben in ihm alle Fehler und alle Tugenden wuchern lassen, die er in seinem natürlichen Zustand der Vereinzelung (son état naturel d'isolement) niemals gekannt haben würde.

Prüfen wir ein paar Augenblicke den Instinkt der Gesellschaftsfähigkeit (instinct de la sociabilité) bei Mensch und Tier!

Einige Tiere leben vereinzelt, das Männchen getrennt sogar vom Weibchen. In anderen Arten bleiben das Männchen und das Weibchen verbunden. In einigen Arten trennen sich die Väter und Mütter von ihren Jungen, sobald diese imstande sind, für ihren Unterhalt zu sorgen. In andern bilden Vater und Mutter und die ganze Nachkommenschaft des Jahres einen kleinen Verband (société) bis zur Wiederkehr des Frühlings, wo die Jungen sich eine selbständige Niederlassung einrichten. Schliesslich bilden mehrere Arten Gruppen und leben in Gemeinschaft (en commun). Bei den einen ein einziges Männchen mit mehreren Weibchen, bei den anderen verbindet sich jedes Männchen mit seinem eigenen Weibchen fürs Leben. Alle diese Lebensweisen sind immer unveränderlich gewesen und sind in keiner Weise das Ergebnis einer willkürlichen Wahl (choix arbitraire), offensichtlicher Beweis dafür, dass das Leben in Vereinzelung (existence isolée) wie das Leben in Gemeinschaft (existence sociale) natürliche Einrichtungen für die verschiedenen Tierarten sind.

Glaubet nicht, was sich einige Naturforscher einbilden, dass es die Schwäche, das Bedürfnis nach gegenseitiger Hilfe sei, die bestimmte Arten in Gemeinschaft (en société) versammeln. Soviele schwache Insekten zeugen und leben vereinzelt (isolés). Warum leben die Stechmücken, die Ameisen, die Wespen, die Bienen, die Hornissen zu Tausenden zusammen? Der Fuchs ist schwächer als der Wolf. Niemals sieht man ihn verbunden (associé) mit mehreren seiner Gefährten. Der Zaunkönig, die Spottdrossel, die Grasmücke, die Nachtigall, abgesondert in ihren Baumgruppen, entzücken unsere Ohren durch ihre Melodien, während der freche Spatz, die geschwätzige Krähe, zu Hunderten versammelt, uns vom Tagesanbruch bis zur Abenddämmerung taub machen. Welchen Vorteil ziehen die Hänflinge und Schafe aus ihrer Verbindung (réunions), auf welche ein einzelner Sperber, ein einzelner kleiner Hund verzichten? Haben das verwegene Wildschwein und der kraftvolle Stier es mehr nötig, sich gegenseitig Hilfe zu leisten als der furchtsame Hase und die schwache Wachtel in ihren vereinzelten Existenzen?

Wenn es das Leben in der Gemeinschaft (vie sociale) ist, dass bestimmte Fakultäten erzeugt, wie denkt ihr euch, dass verschiedene Tierarten, die in Gemeinschaft (en société) leben, jede sich so verschiedener, so entgegengesetzter Fakultäten erfreut? Wie würde die blosse Pluralität der Einzelwesen soviele Besonderheiten, soviele Verschiedenheiten von Instinkten, Neigungen und Fakultäten erzeugen?

Dringen wir tiefer vor in die Geheimnisse der Natur! Jede Tierart ist bestimmt, eine Lücke (un vide), eine Absicht (but) in der Ordnung der Dinge zu erfüllen. Sobald eine Art in Gemeinschaft (en société) leben muss, müssen auch alle Einzelwesen mit den für die Erreichung dieses Zieles der grossen Familie (grande famille) notwendigen Qualitäten versehen sein. Jedes Einzelwesen muss auf das Ganze (ensemble) der Gemeinschaft (société) berechnet (calculé) sein. Die Eigenschaften (qualités) jeder Biene, jeder Ameise, jeder Gemse, jedes Bibers müssen im gleichen Punkt zusammentreffen. Je nachdem dieses allgemeine Ziel verschieden ist, sind die Fakultäten der Einzelwesen, von denen eine bestimmte Zahl zur Bildung einer Gemeinschaft (société) bestimmt ist, in gleicher Weise verschieden. Das Ausstellen der Wachtposten unter den Trappen, die Richtung der Herde durch das Gemsen-Leittier, die Gemeinschaftsarbeiten der Bienen und Ameisen, unter verschiedene Individuen aufgeteilt, die gegenseitige Hilfe, die sich die Schweine und die Affen leisten, die Richtung einer Herde von Wildgänsen, die sich im Flug immer zu einem Dreieck formiert usw.: alle diese Qualitäten sind diesen Tieren zugleich mit ihrem sozialen Instinkt (l'instinct social) gegeben.

Es ist durchaus das Gleiche bei der Menschenart. Der Mensch ist bestimmt in Gemeinschaft (en commun) zu leben.[4] Nirgends und zu keiner Epoche hat der Mensch vereinzelt gelebt. Soweit man auch in seiner Geschichte zurückgehen kann, er ist immer in Familien, Horden, Stämmen, Völkerschaften und Nationen verbunden. Folgerichtig müssen seine Eigenschaften auch auf die Gemeinschaft (société) berechnet sein. Die Phänomene, die man bei ganzen Völkern beobachtet, sind in keinem höheren Ausmass das Ergebnis dieser Verbindung (réunion) als die Phänomene, die bei jedem Menschen im besonderen (en particulier) statthaben. Immer und überall hat die menschliche Art die gleichen Neigungen und die gleichen Anlagen (talens) manifestiert. Immer und überall ergaben sich davon die gleichen Vorzüge und die gleichen Fehler (vices), die gleichen Geschicklichkeiten (industries) und die gleichen Anstalten (institutions). Es gibt kein Verbrechen, gegen welches man nicht ein Gesetz in der Bibel findet. Die Verleumdung, der Diebstahl, der Wucher, der Inzest, der Ehebruch, die Vergewaltigung, der Mord hatten sich auf der Erde schon wie ein Sturzbach ausgebreitet. Es existiert in gleicher Weise keine Tugend, keine moralische Vorschrift, die nicht empfohlen worden wäre, noch eine Fähigkeit zu menschlichen Beschäftigungen, die nicht mehr oder weniger ausgeübt worden wäre. Kain ist Bauer, Abel Schäfer gewesen, die Kinder des Jubal spielten alle Arten von Blas- und Saiteninstrumenten. Die Kinder des Tubalkain waren geschickte Eisen- und Kupferschmiede, Nehemias machte Polizeiverordnungen usw.

Die einzigen Veränderungen, die man im Fortschritt der menschlichen Gesellschaft (société humaine) bemerkt, ist nur, dass sich die gleichen Neigungen und die gleichen Fakultäten an verschiedenen Objekten üben und modifizierte Ergebnisse (résultats modifiés) erzeugen. Die verschiedenen Sitten, Gebräuche, Gesetze und religiösen Zeremonien verschiedener Völker beruhen auf dem gleichen Grund. Überall ist man willens, das zu machen und zu glauben, was man für recht und wahr haltet, überall ist man willens, ein höchstes Wesen zu verehren. Überall hat man Gegenstände der Eitelkeit und der Ruhmsucht, Zeichen der Ehre und der Schande. Überall gibt es Herren und Diener. Alle Völker bekriegen sich. Die Männer und Frauen verbinden sich in allen Himmelsgegenden, wie verschieden ihre Glaubenshaltungen und die Zeremonien ihrer Verbindung sein mögen. Überall beweint man die dahingegangenen Gatten, Kinder, Freunde und überall ehrt man ihr Andenken, ob man ihre Körper einbalsamiert oder ihre Asche in Urnen beisetzt oder ob man sie unter Erdhügeln oder Denkmälern begräbt. Stimmet eure Liebeslieder an auf der Schalmei oder der Harfe; schmücket eure Häupter mit Federn oder Purpur, eure Frauen mit Blumen oder mit Diamanten; hauset in Hütten oder Palästen: es sind immer die gleichen Fähigkeiten (facultés), die den Menschen agieren lassen in dem Kreis, den ihm sein Schöpfer gezogen hat…

56 *Es ist bekannt, dass von Gall und seinen Schülern eine mächtige Wirkung auf die sich am Anfang der sechziger Jahre des 19. Jahrhunderts formierende Bio-Anthropologie und ihre Pioniere wie Broca, Auburtin, Perier usw. ausging. Weniger bekannt ist jedoch, wie E.H. Ackerknecht (1956, 27) feststellt, die Tatsache, dass Gall selbst eine Reihe bio-anthropologischer Probleme behandelte. Schon 1798 im Brief an Retzer (S. 57) war das Thema unter dem Stichwort «Nazionalköpfe» angeschlagen. Dabei verwendete Gall den Ausdruck «Nazional» bzw. fr. «Nations», wie Ackerknecht anmerkt, sowohl für Rassen*[1] *als auch für Nationen. Im Vordergrund seines Interesses steht das Gehirn bzw. der Schädel. Aufgrund der gleichen Hirnstruktur verschiedener Völker proklamiert Gall die Einheitlichkeit der menschlichen Spezies*[2] *(Fonct. 1, 206; 2, 163f.).*

Die Menschen aller Völker (nations) haben alle die gleichen wesentlichen Hirnteile. Eben deshalb hat man immer beobachtet und man wird immer bei allen Völkern die gleichen Neigungen, die gleichen Anlagen, die gleichen seelischen Qualitäten und die gleichen geistigen Fakultäten beobachten. Die Unterschiede sind nur Modifikationen wie die Unterschiede der Hirnorganisation auch nur Modifikationen sind. Wenn gewisse Teile des Gehirns im allgemeinen stark oder schwach bei einer Nation entwickelt sind, so werden sie den Nationalcharakter (charactère national) oder die Anlagen bestimmen, mit denen eine Nation bemerkenswerter begabt ist oder deren sie ermangelt... Alle menschlichen Gehirne, vorausgesetzt dass sie nicht auf natürliche Weise defekt sind, zeigen die gleichen Teile und die gleichen Hauptwindungen. Sie unterscheiden sich, das eine vom andern, nur durch die Proportionen der Windungen untereinander und durch ein paar Unterschiede in den Nebenwindungen. Nur deshalb haben in allen Ländern und zu allen Zeiten die Menschen die gleichen Neigungen und die gleichen Fakultäten, was das Wesentliche betrifft. Alle Unterschiede, die es in dieser Hinsicht gibt, reduzieren sich auf einfache Nuancen (simples nuances). Folglich finde ich in dem Hirn des Negers die gleichen Teile wie in jenem des Europäers.[3] Nun, da ich im Hirn des Negers die gleichen Teile finde wie in dem des Europäers, ist es gewiss, dass der Neger und der Europäer die gleiche Stufe auf der Leiter des Tierreichs einnehmen...

(Fonct. 2, 419) Haben nicht mehrere Naturforscher von hohem

Rang den Unterschied im Nationalcharakter im Unterschied des Baues der knöchernen Kapsel (structure du crâne) gesucht? Das bedeutete, ihn in dem verschiedenen Entwicklungsgrad bestimmter gesonderter Hirnteile zu suchen. Mag dieser verschiedene Entwicklungsgrad vom Klima oder irgendeiner anderen äusseren Ursache herrühren, immer ist sicher, dass der generelle Nationalcharakter (caractère général d'une nation) im allgemeinen der Form des Gehirns und des Schädels der Individuen entspricht, die die Nation zusammensetzen...

57 *Galls Interesse für die Bio-Anthropologie fällt zusammen mit den grossen Forschungsexpeditionen des ausgehenden 18. und beginnenden 19. Jahrhunderts*[4], *die wie die Weltreisen des Kapitäns James Cook reiches Material über die entferntesten Stämme nach Hause brachten. Dazu machte Gall eine ebenso kritische wie methodologisch wichtige Anmerkung, indem er die systematische Untersuchung des leicht erreich- und kontrollierbaren europäischen Materials in erster Linie fordert (DAP 1/1, LXXVIIIf.)*

Die Thatsachen, worauf wir unsere Sätze zu begründen pflegen, sind beynahe alle von der Art, dass sie von jedem Leser nach Belieben wiederholt und vervielfältiget werden können. Wir haben nicht in weit entfernten Landen suchen wollen, was wir in unserem Hause finden konnten. Der Kasuar und der Elephant sind nach den nähmlichen Gesetzen organisirt als die Gans und der Stier. Es ist kein Fehler, wenn man uns den Schedelbau der Karaiben[5], der Feuerländer, der Hottentotten, Tungusen u.s.w. beschreibt; aber würde man mit gleichem Fleisse, mit gleichem Scharfsinne die Schedel der Deutschen, der Franzosen, der Russen u.s.w. untersuchen: so könnte man die Beobachtungen leichter vervielfältigen, ihnen einen dauerhafteren Gehalt geben, und man würde weit brauchbarere Resultate erhalten. Jeder Beytrag, er mag aus dem Orang-Outang oder aus dem Hunde geschöpft seyn, bleibt immer schätzbar; aber reicher wird der Beobachter an Beyträgen und leichter werden diese geprüft, wenn er sich an die täglichen Umgebungen hält...

58 *In die gleiche methodologische Richtung geht Galls Empfehlung, bio-anthropologische Diagnosen auf ein möglichst breites Untersuchungs- und Vergleichsmaterial zu gründen. Wie spärlich es gerade damit am Anfang des 19. Jahrhunderts bestellt war, bestätigt die Schilderung Galls von Spurzheims Chinesen- und Neger-Untersuchungen in London und seinen eigenen an Pa-*

pua-Schädeln. Sie hatte der Arzt und Naturforscher Joseph Paul Gaimard (1796–1858) von der Expedition des Kapitäns Freycinet nach Paris mitgebracht. Solche Papua-Schädel von der Insel Rawak sind noch heute in der Schädelsammlung Galls erhalten, die nach seinem Tod in das Musée de l'Homme gelangte (E.H. Ackerknecht, 1956, 51, Nr. 143, 52, Nr. 163). Im übrigen befindet sich in dieser Sammlung auch Gaimards Maske (ebd. S. 48, Nr. 83). Beachtlich ist Galls Forderung nach einer bio-anthropologischen Feldforschung, die möglichst eine ganze Population erfasst. Zeitgebunden und zeittypisch bleiben seine Generalisierungs- und Typisierungsversuche europäischer Völker (Fonct. 5, 417–421).

Man glaubt für gewöhnlich, dass es genügt, eine kleine Zahl von Schädeln vor Augen zu haben, um imstande zu sein Schlussfolgerungen zu ziehen. Es würde tatsächlich so sein, wenn der seelische und geistige Charakter aller Individuen, die eine Nation zusammensetzen, der gleiche wäre. Nach meinen Beobachtungen und jenen von Herrn Spurzheim gibt es in dieser Beziehung den grössten Unterschied von Individuum zu Individuum selbst bei den Völkern, denen man mit Recht einen ausgesprochenen Nationalcharakter zuschreibt.

Herr Spurzheim sah in London zwölf Chinesen und er fand sie ebenso verschieden, den einen vom andern, wie die Europäer es untereinander sind. Die Ähnlichkeit des einen mit dem andern hatte nur statt in bezug auf die Gestalt und vor allem in bezug auf die Stellung der Augen. Herr Diard hat mir zwei Köpfe geschenkt, die man in Colpi am Ufer des Ganges fand.[6] Wenn ich die Organe der Liebe zur Nachkommenschaft und des Gefühles für Eigentum ausnehme, welche eine gleiche Entwicklungsstufe erreicht haben, zeigen die anderen frappante Unterschiede. Wir sehen die gleichen Unterschiede bei den Negern, obwohl sie sich immer an Mund und Nase ähneln. Unter drei Negern, die Herr Spurzheim im Etablissement für gegenseitigen Unterricht in London sah, fand sich ein junger Mann von 18 Jahren, mit ungewöhnlichen Anlagen begabt und mit sehr angenehmer Gestalt. Ich selbst habe mehrere Neger beiderlei Geschlechts gesehen, deren Züge durchaus angenehm waren. Ich sehe die gleichen Formen bei den Individuen verschiedener Nationen in der Art, dass es unmöglich sein würde, dadurch zu unterscheiden, ob ein Mensch ein Franzose, Deutscher, Italiener, Spanier oder Engländer ist. Genau aus diesem Grund ist es, dass man bei allen Nationen Individuen findet, die denselben psychischen und geistigen Charakter haben. Man urteilt daher voreilig, sooft man glaubt, den allgemeinen Charakter einer Nation aus einer kleinen Zahl von Schädeln entziffern zu können.

Um diesen allgemeinen Charakter aufzudecken, muss man imstande sein, eine grosse Anzahl von Individuen, ganze Massen (régimens entiers), die ganze Nation, soweit als möglich, zu studieren. Mit derartigen Möglichkeiten würde es für einen Organologen ein Leichtes sein in der Struktur des Schädels den materiellen Grund des einem Volke eigentümlichen Charakters (caractère propre d'un peuple) aufzudecken. Es ist wahr, dass im allgemeinen der Neger dem Europäer in bezug auf die geistigen Fakultäten unterlegen ist. Daher haben, allgemein gesprochen, die Neger den Kopf kleiner und eine weniger beträchtliche Hirnmasse als die Bewohner von Europa. Es ist im allgemeinen wahr, dass die Engländer und Franzosen weniger Anlage für Musik haben als die Italiener und die Deutschen. Daher ist, allgemein gesprochen, das Organ für Tonsinn bei den ersten weniger entwickelt als bei den letzten. Man kann ferner durch Vergleich der Kopfformen erklären, warum im allgemeinen die Engländer und die Deutschen weniger geeignet sind, die Verbindung zwischen Ursache und Wirkung zu erforschen, während im allgemeinen die Franzosen sich an die Einzeltatsachen (faits individuels) halten und die Abstraktionen und Generalisationen usw. verachten.

Unter diesem Bezug ist es, dass das Studium der Formen der Nationalköpfe für die Organologie nützlich sein kann. Von da her könnte man jetzt über dieses Gebiet eine sehr interessante Abhandlung machen. Wenig wichtig ist für den Physiologen, dass der allgemeine Nationalcharakter abhänge vom Einfluss des Klimas, der Lebensart und den üblichen Beschäftigungen, von der Nahrung, der Regierungsform, der Religion oder vom ursprünglichen Stamm (souche originaire). Denn im Grossteil der Fälle könnte die Frage wohl unlösbar sein. Oft wird sehr leicht zu verneinen sein, dass das Klima einen sehr beträchtlichen Einfluss ausübt.[7] Die Geschichte aller Zeiten und aller Völker lehrt uns, dass überall die auffallendsten Gegensätze sowohl bezüglich der physischen Schönheit als auch der geistigen Fakultäten ganz nahe nebeneinander vorkommen. So z.Bsp. lebt ein Volk während tausenden von Jahren in einem Lande, ohne weder die Zivilisation, noch den Charakter der Eingebornen anzunehmen. Andererseits würde man mitunter versucht sein zu sagen, dass der Wechsel der Regierungsform und der Religion auch den Charakter der Nation verändert hat, während tatsächlich ihr Charakter nicht verändert ist, sondern nur unterdrückt ist oder nur zeitweilig eine andere Gewohnheit annahm. Wenn ihr ein Volk seht, heute vom religiösen Fanatismus ergriffen, morgen wehrlos der Leidenschaft von Eroberern ausgesetzt und übermorgen exaltiert von dem Verlangen nach Freiheit; schliesslich zu allen Zeiten von einem Augenblick zum andern seine Meinungen und seine Wünsche wechseln; wenn dasselbe Volk, das einst die Wiege der Künste und Wissenschaften war, heute in Faulheit und Sinnlichkeit verkommt, hütet euch zu sagen, dass seine Organanlage (organisation) und sein Charakter verändert worden wären. Es scheint, dass es im Plan der Natur liegt, dass bald dieses, bald ein anderes Organ bei den gleichen Nationen eine Übermacht (pouvoir suprême) ausübt.

Ich füge Beobachtungen hinzu über die Schädel von Papua aus einem Mémoire, das Herr Gaimard der Académie royale des sciences [8] vortrug. Er war Arzt und Naturforscher bei der Entdeckungsreise um die Welt unter der Leitung des Herrn Kapitän Freycinet und ist einer der Redakteure für Zoologie des grossen Werkes, das man gegenwärtig über diese Expedition publiziert.

«Wir haben», sagte er, «von der Insel Rawak sechs Schädel von Papua mitgebracht, die wir am Eingang eines Häuptlingsgrabes fanden. Bei unserer Ankunft in Paris legten wir diese Schädel Herrn Dr. Gall zur Prüfung vor. Wir haben jetzt die Genugtuung, jene unserer Beobachtungen mit mehr Vertrauen darzubieten, die die Lehre dieses berühmten Physiologen stützen könnten. Bei der ersten Prüfung der Schädel bemerkte Herr Gall bei allen eine Unebenheit, die er rachitische Deformation nannte und nach welcher er annahm, dass die Menschen, denen sie zugehören, niedergelegene und feuchte Orte bewohnten. Mit Erstaunen, wir müssen es sagen, bestätigten wir die Genauigkeit einer so feinen Bemerkung...»

DER PSYCHIATER

59 *Im Brief an Retzer bezeichnet Gall 1798 als das wichtigste Ergebnis seiner Untersuchungen «eine ganz neue unbekannte Lehre über die verschiedenen Arten des Wahnsinns». Cabanis, Bichat und auch noch Pinel hatten um 1800 an der Lehre festgehalten, dass die Geisteskrankheiten ihren Sitz in der Brust (Canabis) bzw. in den Bauchorganen hätten.*[1] *Galls Proklamation der Geisteskrankheiten als Gehirnkrankheiten bedeutete eine Wende in der Psychiatrie. Mit seiner Hirnlokalisationslehre hat er die französische Psychiatrie-Schule seit Esquirol nachhaltig beeinflusst.*[2] *Die Wendung in der Behandlung der Geisteskrankheiten war allerdings schon vor Galls Wirken durch philanthropische Irrenärzte wie Joly in Genf, Chiarugi in Florenz, Pussin und Pinel in Paris und Tuke in York heraufgeführt worden (Fonct. 3, 124–125).*[3]

Es sind erst einige Jahre her, dass alle, die an der Spitze von Irrenanstalten standen oder über den Wahnsinn (folie) schrieben, die Sinnesverwirrungen (aliénations mentales) für Krankheiten der Seele (maladies de l'âme) und des Geistes (de l'esprit) hielten, an denen der Körper nicht im mindesten Anteil hatte. Oder sie verlegten ihren unmittelbaren Sitz in die Brust oder in die Eingeweide des Unterbauches. Nicht nur dieser allgemeine Glaube wandte die Aufmerksamkeit vom wahren Sitz dieser Krankheiten ab, sondern beraubte noch dazu die Ärzte der Irrenhäuser, eines der wertvollsten und fruchtbarsten Mittel, um die wahren Qualitäten und Grundfakultäten zu entdecken; um zu erforschen, welche Beziehung zwischen ihren Veränderungen und den Veränderungen des Gehirns besteht, wie die partiellen Geisteskrankheiten oder Monomanien der Pluralität der Gehirnorgane und ihrem partiellen Leiden entsprechen usw. usw.; und um schliesslich die Irrlehren dieser Philosophen zu entlarven, die noch öffentlich in allen Universitäten gelehrt werden.

Ich freue mich, der erste gewesen zu sein, der diese Irrtümer unserer angesehensten Autoritäten angegriffen hat, und ich freue mich, die glücklichste Revolution bewirkt zu haben, nicht nur in der Erforschung des Wesens der Geisteskrankheiten, sondern auch in ihrer Behandlung...

60 *Der Narrenturm in Wien war Galls psychiatrische Beobachtungsstätte in den Jahren, in denen sich seine Lehre formierte. Während seiner Reise 1805–1807 hat er zahlreiche Irrenanstalten Europas gründlich kennengelernt und sich ein*

Bild von ihrer Reformbedürftigkeit gemacht. Er hat wiederholt Obduktionen von Gehirnen an nach Geisteskrankheiten Verstorbenen durchgeführt und die pathologisch-anatomischen Veränderungen beobachtet (Fonct. 2, 242f.). Er kannte nicht nur die Atrophie der im Text beschriebenen Lamina interna, sondern auch jene der Lamina externa im hohen Alter (Fonct. 3, 53), als deren Erstbeschreiber Virchow gilt (Fonct. 3, 88–90).

Die Geisteskrankheiten sind Krankheiten des Gehirns... Wenn man gefährliche Meinungen in ihren Folgen bekämpfen will, möge man diejenigen bekämpfen, die zu einer grausamen Aussetzung verurteilen und in stinkende Zellen die unglücklichen Opfer verbannen, die immer unser Mitleid verdienen und oft unsere Achtung. Man wagt nicht seinen Blick verweilen zu lassen bei den Anstalten für Geisteskranke, noch derartig mangelhaft in den meisten Ländern, dass sie nur beschämende Denkmäler der tiefsten Unwissenheit sind.

Bald merkte ich, dass meine Untersuchungen sich täglich mehr in eine Verbindung zu den Geisteskrankheiten hin ausbreiteten. Wie würden Ärzte, die keine Idee von den Funktionen des Gehirns im gesunden Zustand hatten, richtige Ideen über die Geisteskrankheiten haben können? Ich liess mir also angelegen sein, soviele Schädel von Geisteskranken zu öffnen, als ich mir davon verschaffen konnte. Ich habe schon bewiesen, dass man in dem Gehirn und seinen Häuten und selbst an der knöchernen Kapsel die mannigfaltigsten und sichtbarsten Veränderungen findet. Jetzt möchte ich meinen Lesern mitteilen, was ich allein hinsichtlich des cranium erkannt habe und was Herr Spurzheim und ich konstant bestätigt gefunden haben.

Wenn die Geisteskrankheit von kurzer Dauer ist, zeigt der Schädel oft noch nicht die geringste Spur einer krankhaften Veränderung, ausser wenn die Manie sich unmerklich entwickelt hätte in der Art, dass sie erst nach einem langen Zeitraum manifest wird. Sehr häufig übersieht man die ersten Zeichen des Wahnsinns. Man nimmt als eine Launenhaftigkeit, als Inkonsequenz, als Fehler, als Veränderung des Charakters, was in der Tat nur die erste Manifestation einer Erkrankung des Gehirns ist. Wenn jedoch die Geisteskrankheit chronisch ist, dann zeigen sich im Gehirn dieselben Phänomene, die man an den Nerven beobachtet, die lange Zeit krankhaft affiziert waren. Nach einer langdauernden Ischias atrophiert schliesslich der Nerv und alle Teile, die er versorgt, nehmen an der Atrophie teil. Das Gleiche passiert im Gehirn, wenn seine Lebenskräfte lange Zeit geschädigt werden. Es wird mager, seine Windungen werden schmäler und verlieren ihre Turgeszenz. Das ganze Gehirn verkleinert sich und wie im vorgeschrittenen Alter folgt jetzt die lamina interna des Schädels der Schrumpfung des Gehirns. Die Knochen des Schädels verdichten sich, aber sie werden nicht wie im Alter spongiöser und leichter, sondern ganz im Gegenteil dichter, kompakter, schwerer und nähern sich der Natur des Elfenbeins...

PARTIELLE MANIE (MONOMANIE) ENTSTEHUNG, BEHANDLUNG

61 *Galls Vorstellungen von der Entstehung und Behandlung der partiellen Manie oder der Monomanie kommt im Rahmen seiner Psychiatrie-Lehre paradigmatischer Charakter zu.*[4] *Seine These von der Pluralität der Hirnorgane ist in besonderer Weise geeignet, die Störung eines einzelnen Organs mit der Annahme, seine Erregbarkeit habe eine Steigerung erfahren, zu erklären. In der Beschreibung dieses pathogenetischen Mechanismus begegnet man öfters den Termini «Erregbarkeit» (excitabilité), «Spannung» (tension), «gereizt» bzw. «geschwächt» (irrités, affaiblis), die darauf hindeuten könnten, dass Gall bei der Konzeption seiner Manie-Theorie von pathogenetischen Vorstellungen beeinflusst war, wie sie im Brownianismus und in seiner Weiterbildung, der Erregungstheorie, gerade in Wien um 1800 eifrig diskutiert wurden.*

Die Therapie der partiellen Manie ergibt sich aus diesem pathogenetischen Mechanismus von selbst. Sie besteht in der Ruhigstellung der übererregten Organe dadurch, dass eben andere Organe, wie sie die Annahme der Pluralität nahegelegt, in Aktion treten, die von anderen Vorstellungen und anderen Beschäftigungen erregt werden. In dieser Weise hat Galls Konzeption der partiellen Manie für das von Pinel und Tuke auf rein empirisch-philanthropischer Basis eingeführte traitement moral (moral treatment), eine freundlich und liebevoll geleitete Beschäftigungstherapie, eine damals höchst erwünschte wissenschaftliche Erklärungsmöglichkeit geliefert. R.J. Cooter hat im einzelnen ausgeführt, wie gerade die phrenologische Hypothese von der partiellen Manie in der ersten Hälfte des 19. Jahrhunderts befruchtend auf die britischen Psychiater vom Range eines Conolly, Ellis und W.A.F. Browne und auf die von ihnen geleiteten Anstalten wirkte.

Noch aus anderen Aspekten ist der folgende Text interessant. Seine Eingangspassage illustriert die von Gall vielfach geübte Methode eines inadäquaten Vergleichens von Beobachtungen und die daraus sich notwendigerweise ergebenden Fehlerquellen, aus denen empirisch haltlose Theorien hervorgehen.

Persönlichkeitserhellend ist die Mitteilung von seinen somnambulen und Erregungs-Zuständen in seiner Jugendzeit. Epistemologisch signifikant ist es, wie er diese Selbsterfahrung für die Erstellung seiner Hypothese von der partiellen Manie auswertete, wobei das autobiographisch bemerkenswerte Detail abfällt, dass Gall den Ursprung seines Garten-Hobbys – er war ein leidenschaftlicher Gärtner – als therapeutische Massnahme gegen seinen damaligen Erregungszustand deklariert (Fonct. 2, 443–450).

Die Organe der seelischen Qualitäten und geistigen Fakultäten sind in bestimmter Hinsicht denselben Störungen unterworfen wie die anderen Organe des Körpers. Wenn ein Muskel, ein Glied, das Auge, das Ohr usw. eine anhaltende Spannung (tension) durchmachen, wird die Erregbarkeit (excitabilité) dieser Teile gesteigert. Es ergeben sich daraus Spasmen, Zuckungen, ein Zittern und der Wille ist machtlos, diese ungeordneten Bewegungen aufhören zu machen. Wir sehen noch die Farben, die kurz vorher noch unsere aufmerksamen Blicke beeindruckten; wir hören noch die Musik, die kurz vorher uns erfreute.

Gleich verhält es sich mit den Empfindungen und Vorstellungen, denen wir uns ganz hingegeben hatten. Sie verfolgen uns noch lange Zeit, obwohl die Gegenstände, die sie haben entstehen lassen, uns nicht mehr unmittelbar beeinflussen. Wenn wir uns ohne Vorbehalt diesen Empfindungen und Lieblingsvorstellungen hingeben, so wird es uns immer schwerer, uns ihnen zu entziehen. Denn die Organe, die im Spiel sind, haben einen solchen Grad von Erregbarkeit (tel degré d'excitabilité) erworben, dass sie zu einer regelmässigen Ausübung aus freiem Antrieb unfähig geworden sind. Auf diese Art ist es, dass der Mensch sich von bestimmten Vorstellungen und bestimmten Gefühlen beherrscht findet.

Das ist der häufigste Ursprung der partiellen Manie (der Monomanie).[5] Wenn das Gehirn nur ein einziges Organ ist; wenn seine homogene Masse völlig als Ganzes bei der Manifestation jeder der seelischen Qualitäten und jeder der geistigen Fakultäten handelt, sehe ich nicht, warum der Mensch in solchen Fällen nicht eher in eine allgemeine als in eine partielle Manie verfällt und noch dazu am häufigsten in eine partielle Manie völlig analog der Natur der gesteigerten Funktion.

Und was beweisen die Verfahren, mittels derer es gelingt, einer partiellen Manie dieser Art zuvorzukommen?

Von dem Augenblick an, in dem die Ärzte merken, dass durch die obigen Ursachen eine Person von einer partiellen Manie bedroht wird, raten sie ihr, auf ihre gewöhnlichen Beschäftigungen zu verzichten, sich zu zerstreuen, eine Reise zu unternehmen, sich eine neue Lieblingsbeschäftigung zu nehmen. Durch diese Massnahme finden die allzu stark erregten Organe (les organes trop fortement irrités) Gelegenheit, sich zu erholen, während andere Organe ihre Funktion mit mehr Aktivität erfüllen.

Ich habe in mehreren Wiederholungen eine ähnliche Erfahrung an mir selbst gemacht. In meiner Kindheit war ich somnambul. Ich hatte häufige Visionen, ein sicherer Beweis für die Übererregung meines Gehirns. Später gab ich mich mit Leidenschaft einer bestimmten Art von Studien hin. Bald merkte ich, dass die Gegenstände, mit denen ich mich beschäftigte, meinen Vorstellungen einen ausschliesslichen Gang gaben. Ich wurde von Schlaflosigkeit gequält, indem ich vergebliche Anstrengungen machte einzuschlafen. Obwohl ich die Augen geschlossen hatte, sah ich um mich herum eine Helligkeit wie bei vollem Tag. Ich spürte, dass es, um mich von diesem unangenehmen Zustand zu befreien, notwendig war, dass ich eine weniger ausschliessliche Aufmerksamkeit den Gegenständen zuwandte, die mich interessierten. Ich schuf mir eine andere Lieblingsbeschäftigung. Ich widmete mich mit Leidenschaft der Gärtnerei und es gelang mir, das Gleichgewicht zwischen meinen geistigen Kräften wiederherzustellen. Bis zu diesem Augenblick fühle ich, dass es für mich ein Bedürfnis ist, in meinen Beschäftigungen abzuwechseln, sei es um der Rückkehr einer ähnlichen Überspanntheit (exaltation) vorzubeugen, sei es um die für meine Arbeiten notwendige Gleichmässigkeit zu bewerkstelligen.

Wenn die Überreizung eines Organs bis zu einem Punkt gekommen ist, dass seine Tätigkeit unwillkürlich (involontaire) wird, sind alle Ratschläge, die man dem Kranken gibt, fruchtlos. Dann ist es, dass es dem Arzt und den Verwandten zukommt, ihn in eine neue Welt von Empfindungen und Vorstellungen zu versetzen und die Tätigkeit der Organe, die bis dahin fast in Untätigkeit verblieben waren, wieder anzuregen (reveiller); hervorzurufen in ihm neue Passionen, ihm einen entschiedenen Geschmack fassen zu lassen für Beschäftigungen, die ihm bisher fremd waren und auf diese Weise den sehr stark gereizten und geschwächten (irrités et affaiblis) Organen die Zeit zu geben, um ihren natürlichen Spannungsgrad (ton naturel) wiederzufinden und zurückzukehren unter die Herrschaft der regelmässigen Tätigkeit...

«Man beobachtet in den Anstalten», sagt Herr Pinel, «dass Geisteskranke, die von Jugend an Gefallen gefunden hatten am Nähen, ihre alte Gewohnheit mühelos wieder aufnehmen beim Abklingen ihrer Erkrankung und fähig sind, ihre Aufmerksamkeit auf sitzende Arbeiten zu konzentrieren...» Das ist also immer der grosse Wendepunkt, die Aufmerksamkeit des Geisteskranken vom Objekt seines Wahnsinns abzuwenden und sie auf andere Gegenstände zu lenken.

Es ist offenkundig, dass man in allen diesen Fällen die Heilung der Geisteskrankheit nur der Reizung (provocation) zur Tätigkeit bestimmter Hirnteile verdankt und die Ruhigstellung, die man anderen dieser Teile verschafft, die vorher allzu sehr gereizt (irritées) waren. Zahlreiche Beispiele... beweisen, dass die Verringerung der Anspannung (contention) keineswegs der Hauptpunkt ist, wenn es sich darum handelt, den Geist von einer allzu grossen Ermüdung zu entspannen oder ihn von einer allzu grossen Übererregung (exaltation) zu heilen. Oft geht die Heilung umso schneller vor sich, je lebhafter der Kranke von einer andern Empfindung ergriffen wird: sicherer Beweis, dass es sich hier nur darum handelt, die Hirnteile, die Organe der verschiedenen seelischen und geistigen Kräfte regelmässig abwechseln zu lassen.

DEFINITION UND KLASSIFIKATION DER GEISTESKRANKHEITEN

62 *Der eminent philanthropische Zug von Galls Psychiatrie manifestiert sich nicht nur in seinem Bemühen um eine Reform der Irrenhäuser und die Durchsetzung des traitement moral, für das er eine wissenschaftliche Erklärungsmöglichkeit lieferte; sein philanthropisches Streben bekundet sich auch in seinen Versuchen einer Definition und Klassifikation der Geisteskrankheiten. Als oberster Leitsatz galt ihm dabei der Gedanke, die Differenzierungen forensisch so klar herauszuarbeiten, dass Verurteilungen von Geisteskranken aus Unkenntnis ihres Zustandes auf ein Mindestmass eingeschränkt werden könnten.*

Es braucht nicht gesagt zu werden, dass es sich bei Galls Einteilung in fünf Gruppen von Geisteskrankheiten nicht um Gruppierungen von echten Krankheits-, sondern von symptomatischen Zustandsbildern handelt (Fonct. 1, 434–439).

Die Geisteskrankheit (l'aliénation mentale) ist entweder allgemein (générale), wenn die Funktionen aller seelischen und geistigen Fakultäten gestört sind, oder sie ist partiell, wenn diese Störung nur in einem oder in mehreren Organen stattfindet. Die Geisteskrankheit, sei sie allgemein oder sei sie partiell, kann andauernd (continue) oder intermittierend (intermittente) sein.

Die allgemeine andauernde oder permanente Geisteskrankheit manifestiert sich in einer so sichtbaren Weise, dass man sich über ihr Vorhandensein nicht täuschen kann. Man läuft so keine Gefahr, die in diesem Zustand begangenen Handlungen als freie Willenshandlungen zu betrachten und ihren Urheber für sie verantwortlich zu machen.

Es ist nur diese Art von Geisteskrankheit, auf welche die von Locke gegebene Definition passt, dass der Wahnsinn in einer Störung des Urteils und des Verstandes besteht. Andere Autoren bezeichnen als Geisteskrankheit den Zustand, in dem man kein Bewusstsein seiner selbst hat. Aber diese Definition ist evident falsch, denn diese Abwesenheit des Bewusstseins seiner selbst kann in keiner Art von Geisteskrankheiten bewiesen werden. Wenn man sagt, dass das Individuum, wieder zum Verstand gekommen, keine Erinnerung an seinen vergangenen Wahnsinn hat, dann werde ich antworten, dass diese Erinnerungslücke immer vorkommt und zweitens, dass diese Erinnerungslücke nur beweist, dass das Bewusstsein seiner selbst in der Zeit der Geistesstörung nicht mehr vorhanden war. Ich bemühe mich, diese irrigen oder mangelhaften Vorstellungen zu berichtigen, weil sie viel dazu beitragen, falsche Urteile über mehrere Handlungen fällen zu lassen. Sie setzen Straffälligkeit in Handlungen voraus, die nur als Folgen einer echten Geisteskrankheit betrachtet werden müssen.

Aber wenn ich sage, dass Geisteskrankheit vorliegt, wenn die Vorstellungen oder Empfindungen, sei es allgemein, sei es partiell, weder mit den Gesetzen einer regelmässigen Organisation (organisation régulière) noch mit dem tatsächlichen Zustand der äusseren Dinge übereinstimmen, dann lässt sich diese Definition auf alle Arten von Geistesstörungen anwenden. Zugleich zeigt sie an, dass das Individuum Dinge ersinnt, die nicht sind, oder Dinge sich anders vorstellt als sie sind. Sie rechtfertigt die Anwendung der Ausdrücke «Geistesverwirrung» (égarement) und «Geisteskrankheit» (aliénation mentale).

Ich habe schon gesagt, dass die allgemeine dauernde Geisteskrankheit (aliénation générale permanente) nicht übersehen werden kann. Aber ganz anders verhält es sich damit, wenn die allgemeine Geisteskrankheit periodisch auftritt und die Anfälle nach völligem Aufhören wieder auftreten, sei es in unregelmässigen Intervallen, sei es nach einer bestimmten Zeit, oder wenn die Geisteskrankheit nur in bezug auf bestimmte Eigenschaften im besonderen auftritt, vor allem wenn diese partielle Geisteskrankheit von Zeit zu Zeit völlig verschwindet und wenn sie bald unregelmässig, bald in regelmässigen Abständen wiederkehrt. Mehrere seelische Qualitäten oder geistige Fakultäten erleiden keine Störung während der Anfälle von partieller Geisteskrankheit; und bei dieser ebensowie bei der allgemein intermittierenden Geisteskrankheit lassen die luziden Intervalle keine Spur von Verwirrung wahrnehmen. Die partielle Geisteskrankheit ist keineswegs immer eine Folge der Störung der geistigen Fakultäten; oft leiden allein die Neigungen oder die seelischen Empfindungen (sentiments moraux) und der Geist oder die geistigen Fakultäten bleiben völlig gesund. Diese verschiedenen Beziehungen (rapports) machen die Urteile sehr schwierig, die man über die Schuldlosigkeit oder Schuldhaftigkeit zweideutiger Handlungen fällen muss. Ich werde in der Folge einige neue Bemerkungen zur Naturgeschichte der Geisteskrankheiten hinzufügen, betrachtet in ihren Beziehungen zur Medizin, zur Rechtsprechung und Gesetzgebung...

(Es folgen Vergleiche mit periodisch auftretenden Krankheiten, die Gall zu der Feststellung führen:)

Jedes Eingeweide andrerseits kann im besondern krank sein, während die andern gesund bleiben. Jeder Sinn im besondern kann in seiner Funktion gestört sein, während die anderen Sinne ihre Funktionen weiter ungestört ausüben.

Die Geisteskrankheit ist in gleicher Weise den allgemeinen Gesetzen der Organisation unterworfen. Mitunter sind ihre Anfälle intermittierend und man würde in diesem Fall, wenn der Anfall zum Aufhören kommt, glauben, dass die Gesundheit des Kranken in keiner Weise gestört ist; ein anderesmal zeigen sich die intermittierenden Geisteskrankheiten unter ganz verschiedenen Erscheinungen... Das Individuum, das in einem vorhergehenden Anfall eine entfesselte Furie erschien, kann in dem folgenden Anfall seine ganze Zeit den Übungen der innigsten Frömmigkeit hingeben. Jener, der sich heute den Übertreibungen der tobendsten Freude hingibt, kann morgen in die schwärzeste Melancholie versunken sein.

Jedes Organ der seelischen Qualitäten und in der Folge jede seelische und geistige Fakultät kann ebenfalls eine Störung erleiden, während die anderen in ihrem natürlichen Zustand weiteragieren. In diesem Fall entfernen sich nur diese oder jene Empfindung, diese oder jene Vorstellung von den natürlichen Gesetzen; und je nachdem dieser Zustand dauernd oder intermittierend ist, kann man sagen, dass der Mensch eine dauernde oder intermittierende fixe Idee (idée fixe) hat oder eine fixe dauernde oder intermittierende Vorstellung oder Neigung. Man versteht also leicht, warum in einem Zustand der echten Geisteskrankheit die geistigen Fakultäten einer höheren Ordnung wie das Gedächtnis, das Urteil, die Vorstellung oft intakt bleiben und warum die Definition, die Locke von der Geisteskrankheit gegeben hat, nur auf die allgemeine Geisteskrankheit und nicht mehr auf die partiellen Geisteskrankheiten zutrifft.

Um die Leser instand zu setzen, die Fälle zu beurteilen, in denen der Mensch für seine ungesetzlichen Handlungen als wahrhaft geistesgestört betrachtet werden muss, werde ich in Betracht ziehen: 1. die intermittierenden Geisteskrankheiten, während deren Anfälle sich gewisse Fakultäten mit grosser Kraft manifestieren; 2. die partiellen Geisteskrankheiten; 3. die sogenannten raisonnierenden Geisteskrankheiten (les aliénations appelées raisonnantes); 4. die von Visionen (visions) begleiteten Geisteskrankheiten; 5. die Geistesstörungen, die die Kranken reizen, einen Anschlag auf das Leben ihrer Verwandten, ihrer Kinder oder anderer in dieser Beziehung unschuldiger Menschen zu machen.

INTERMITTIERENDE GEISTESKRANKHEIT

63 *Da Gall als praktizierender Arzt in Paris über kein stationäres Beobachtungsgut verfügte, schöpfte er bei seinen Fallschilderungen vielfach aus dem klassischen Werke Philippe Pinels (1755–1826) «Sur l'aliénation mentale» (Paris 1801), das er nach der 2. Auflage (Paris 1809) zitiert. Mitunter greift er sogar auf den Begründer seiner eigenen Schule, Gerard van Swieten (1700–1772), zurück, der in seinen Boerhaave-Kommentaren auch psychiatrische Fälle beschrieben hat (Fonct. 1, 439–443).*

Einige Geistesgestörte, deren Krankheit intermittierend ist, bekunden während ihrer Anfälle eine besondere Kraft gewisser seelischer und geistiger Fakultäten. Gerade dies bezeugen die folgenden Beispiele. Herr Pinel erzählt von einem Geisteskranken, der in der ganzen übrigen Zeit und in seinen langen Ruhe-Intervallen nur ein sehr gewöhnlicher Mensch war, aber der während seiner Anfälle über die Ereignisse der Revolution mit ganzer Kraft, Würde und Reinheit der Sprache redete, wie man es würde von dem gebildetsten Menschen und dem gesündesten Urteil erwartet haben... Van Swieten erzählt, dass eine Frau während ihrer Manie-Anfälle eine seltene Geschicklichkeit zeigte, Verse zu machen, obwohl sie sich bis dahin nur einer manuellen Beschäftigung gewidmet und nie Anregungen kultureller Art empfangen hatte.

Es handelt sich bei diesen Fakten nur um die kraftvollere Manifestation gewisser Fakultäten für indifferente Dinge. Aber andere Beispiele machen auch noch sichtbar, dass die Geisteskranken auch eine hochgradige Gereiztheit in ihren bösartigen Eigenschaften zeigen können. Herr Pinel hat mehrmals Menschen beobachtet, die in den ruhigen Intervallen einer periodischen Manie sehr nüchtern waren, aber bei der Wiederkehr ihrer Anfälle sich einem unwiderstehlichen Hang zur Trunksucht hingaben; dass andere unter den gleichen Umständen sich nicht halten konnten zu stehlen und betrügerische Streiche anzustellen, während man sie in ihren luziden Augenblicken als Muster der Redlichkeit anführte...

PARTIELLE GEISTESKRANKHEITEN

Nichts ist alltäglicher in den Irrenhäusern als Individuen zu sehen, die in einer einzigen Vorstellung oder einer einzigen Neigung gestört sind und unter allen anderen Beziehungen vernünftig. Einer dieser Geistesgestörten beeindruckte derart einen Minister, der das Krankenhaus Bicêtre besuchte, und verstand ihn so gut zu überzeugen, dass er ein Opfer der Habsucht und der Grausamkeit seiner Eltern wäre, dass der Minister sich vornahm, seine Klagen überprüfen zu lassen und diesen Unglücklichen in Freiheit zu setzen. Aber im Augenblick, wo er dem Irren Adieu sagte, wobei er ihm versprach, bald mit guten Nachrichten wiederzukommen, antwortete dieser: Eure Exzellenz wird immer willkommen sein, ausgenommen am Samstag, weil an diesem Tag die heilige Jungfrau mir einen Besuch macht...

DES ALIÉNATIONS RAISONNANTES

64 *Gall hatte in Paris eine sehr ausgebreitete Nobelpraxis, gerade nicht zur Freude der Pariser Ärzte, die ihn vielfach als Scharlatan betrachteten und Kon-*

sultationen mit ihm ablehnten, wie dies Pinel u.a. tat. Der Anfang des folgenden Textes vermittelt einen Eindruck von Galls Art, mit Patienten umzugehen. Wir erleben ein psychiatrisches Examen mit einer Patientin, die an «aliénation raisonnante» leidet. Die «manie sans délire» oder «folie raisonnante» gilt nach Ackerknecht (1967, 169) als wichtigste neue Konzeption Pinels. Gall hat sie von ihm übernommen und illustriert sie in der Folge auch mit Fällen Pinels[6] (Fonct. 1, 444–452).

Man nennt «aliénations raisonnantes» diejenigen, wo die geisteskranken Individuen wirklich vernünftig sind in allem, was nicht ihre Krankheit betrifft und wo sie, selbst unter Bezug auf ihre Krankheit, in der folgerichtigsten und verständigsten Weise handeln.

Eine Person, deren geistige Fakultäten im allgemeinen gesund waren, glaubte sich vom Teufel besessen. Sie gab indessen den Bitten ihres Vaters nach, der sie veranlasste, mich über ihren Zustand zu konsultieren. Sie erklärte, dass sie nur aus kindlichem Gehorsam zugestimmt hätte und sagte mir mit lächelnder und selbstsicherer Miene, dass es von mir fruchtlos wäre, sich soviel Mühe zu geben, sie sorgfältig zu befragen; dass ihre Krankheit keine natürliche wäre, da soviele berühmte Ärzte, die ihr versprochen hatten, ihr zu helfen, darin keinen Erfolg gehabt hätten. Da sie sehr bestimmt auf alles, was man ihr sagte, antwortete, versuchte ich mit Vernunftgründen aller Art, sie von ihrer Meinung abzubringen. Aber sie verharrte bei ihrer Art zu antworten und zwar mit soviel Konsequenz, wie sie es getan haben würde, wenn ihr Zustand nicht ein eingebildeter gewesen wäre. Sie erwartete absolut keine Hilfe von den Menschen und nahm einzig und allein zum Gebet Zuflucht.

In diesen «aliénations raisonnantes» ist es in gleicher Weise möglich, dass Neigungen durch eine zu stark ausgeprägte Kraft schädlich werden. Die Irren dieser Art antworten auf Fragen genau und richtig. Man beobachtet keine Störung in ihren Vorstellungen. Sie beschäftigen sich mit Lesen, Schreiben und machen Konversation, als ob ihre seelischen und geistigen Fakultäten vollkommen gesund wären. Indessen zerreissen sie im gleichen Augenblick ihre Kleider und ihre Decken und haben fixe Ideen und Wünsche. Obwohl solche Geisteskranke in einer ebenso konsequenten Weise handeln, als ob sie einen gesunden Geist hätten und in allen übrigen Beziehungen vernünftig wären, sind sie hinsichtlich der ungesetzlichen Handlung nicht weniger geistesgestört...

In der «aliénation raisonnante» kennen die Kranken ihren Zustand und beurteilen genau die Störung, welche in ihren Empfindungen, Neigungen und Vorstellungen herrscht. Sie leiden sogar an Gewissensbissen unmittelbar nach der Übeltat. Eine junge Geistesgestörte, erzählt Herr Pinel, erleidet am Morgen in einem Anfall ein maniakalisches Delirium, das sie veranlasst alles zu zerreissen, was in ihre Hände kommt und gegen alle gewalttätig zu werden, die in ihre Nähe kommen in der Art, dass man sie in eine Zwangsjacke schliessen muss. Dieses Zwangsmittel besänftigt bald ihre Raserei. Aber sie behält eine so bittere Erinnerung an ihr vergangenes Aufbrausen, dass sie die grösste Reue darüber bezeugt und glaubt, die strengste Bestrafung verdient zu haben...

Da das Wesen der «aliénation raisonnante» nicht genug allgemein erkannt wird, kommt es vor, dass Übeltäter, die dieser Klasse von Irren zugehören und die man in einer konsequenten Weise handeln und denken sieht, in bestimmten Ländern zu Gefängnis und Tod verurteilt werden, während man sich in andern Ländern darauf beschränkt, sie in ein Irrenhaus zu schicken.

GEISTESKRANKHEITEN MIT HALLUZINATIONEN UND EINGEBUNGEN

65 *Auch die beiden letzten Gruppen von Galls Einteilung der Geistekrankheiten sind vorwiegend von forensischen Gesichtspunkten bestimmt. Den Terminus «Halluzinationen» verwendet Gall noch nicht. Er gebraucht den älteren, «visions», obwohl Esquirol den modernen Begriff bereits in die Psychiatrie eingeführt hatte (Fonct. 1, 452–453).*[7]

Mitunter wird die Geisteskrankheit von Halluzinationen (visions) und Eingebungen (inspirations) begleitet und dieses besondere Symptom kündigt an, dass die Krankheit den höchsten Grad von Übersteigerung erlangt hat. Die Unglücklichen, die davon befallen sind, betragen sich in der konsequentesten Weise in der Verfolgung des Planes, den sie entwickelt haben. Sie handeln, wie es auch Herr Pinel bemerkt hat, mit einer unerschütterlichen Bestimmtheit und in der unwiderstehlichsten Weise. Ein solcher Kranker, stark durch die Unterstützung einer höheren Macht, verachtet alle Anstrengungen, die man macht, um ihn von seinem Unternehmen abzubringen und setzt sich über alle menschlichen Betrachtungen hinweg. Sein Benehmen ist oft ruhig. Kaum hält er die anderen Menschen für würdig, Vertraute seiner geheimsten Motive zu sein. Er erhofft nichts von ihrer Hilfe. Er fürchtet durchaus nicht ihre Drohungen. Derjenige, der nur einen Augenblick die Wirkung der Halluzinationen und Eingebungen erlitten hat und nicht sehr vertraut ist mit der Kenntnis der Natur, kann sich, wenn er sich wieder im normalen Zustand findet, nicht überzeugen lassen, dass alles, was er durchmachte, nichts Wirkliches war. Dauern diese Halluzinationen an, hört der Kranke unablässig oder in verschiedenen Augenblicken und in verschiedenen Orten diese angebliche befehlende Stimme, die zu ihm spricht? Wie dann Mittel finden, um ihn zurückzuhalten, zumindest die Reizung und Störung des Innern aufhören zu machen? Die aufgeregtesten Irren lassen sich oft von ihrem Vorhaben durch Drohungen, durch den Anblick des Pflegers oder Arztes, durch eine freundliche und vernünftige Behandlung abbringen. Aber welche Wirkung werden alle diese menschlichen Bemühungen auf einen Menschen ausüben, der vom Himmel und der Hölle seine Befehle bekommt. Herr Pinel erzählt das Beispiel eines alten Mönches, dessen Verstand durch die Frömmigkeit verwirrt worden war. Dieser glaubte eines Nachts im Traum die Jungfrau gesehen zu haben, umgeben von einem Chor seliger Geister, und den Auftrag empfangen zu haben, einen Mann in den Tod zu schicken, der ungläubig gehandelt hatte. Dieser Mordplan wäre ausgeführt worden, wenn der Geistesgestörte nicht durch seine Entschlüsse wäre verraten und durch eine strenge Absonderung nicht verhindert worden wäre…

GEWALTTÄTIGE GEISTESKRANKE

66 *Gall beschreibt hier vornehmlich Zustandsbilder, die Pinel noch unter dem Begriff «Melancholie» subsumierte. Wenn Gall diese Bezeichnung möglichst zu vermeiden sucht, so scheint er darin von Esquirol beeinflusst, der den Ausdruck «Melancholie» aus der Wissenschaftssprache verbannt wissen wollte.*[8] *Aber auch den von Esquirol eingeführten Begriff der «Lypemanie» übernimmt Gall nicht. Bemerkenswert ist die Feinheit, mit der Gall auch die begleitenden körperlichen Symptome schildert und sie noch ganz im humoralpathologischen Sinne deutet. Bemerkenswert auch sein Glaube an die Heilbarkeit selbst der schwersten Formen von Geisteskrankheiten. Er ist typisch für den Aufbruch, den die Psychiatrie in der Aufklärungszeit genommen hat. Ebenso zeittypisch sind die Schlusspassagen des Textes. In ihnen bezeichnet Gall in eindrucksvollen Worten die Stellung des Geisteskranken vor der Aufklärungszeit*[9] *und*

macht die Wende deutlich, die sich seitdem durch die philanthropische Bewegung im traitement moral vollzogen hat (Fonct. 1, 457–469).

Es bleibt mir, von einem der tragischsten Phänomene zu sprechen, welches viel Beziehung hat zum Hang zum gewöhnlichen Selbstmord (simple suicid). Dieses besondere Phänomen besteht darin, dass das Individuum, das sein Leben beenden will, mit der Vernichtung der ihm teuersten Wesen beginnt. Ein Schuster in Strassburg tötete seine Frau und seine drei Kinder und würde auch das vierte umgebracht haben, wenn es nicht seiner Raserei entzogen worden wäre. Nachdem er diese grauenvolle Tat begangen hatte, schlitzte er sich den Magen auf. Aber der Schnitt war nicht tödlich. Er zog das Messer zurück und durchbohrte sich durch und durch das Herz. Dieser Mensch genoss das Ansehen eines sanften und loyalen Mannes, eines guten Vaters und guten Gatten. Niemand hat aufdecken können, was ihn zu dieser schrecklichen Tat gebracht hatte... In der Grundursache dieser Krankheit manifestiert sich die grösste Störung im Kopf und in den Eingeweiden des Unterbauches. Man beobachtet Rülpsen, Blähungen, unbeherrschten Appetit, unregelmässige Entleerungen, Störungen der Menstruation und der Hämorrhoiden. Die Gesichtsfarbe wird matt, gelbgrün und erdfarben vor allem um die Nase und den Mund derart, dass das Gesicht den ganzen Glanz verliert. Die Augen sind matt, niedergeschlagen, das Augenweiss ist bleifarben. Bei anderen Individuen wird im Gegenteil das Gesicht mehr gefärbt, lebhafter und lebendiger. Ihre Augen sind feurig. Einige von diesen Kranken bewahren ihre Stärke und ihre Korpulenz, andere magern ab und fühlen sich täglich niedergeschlagener und schwächer. Mitunter ist die Hautoberfläche des Gefühles beraubt und die Kranken schlagen sich, dass ihre Hände und Füsse unempfindlich und pelzig sind. Aber wohl viel häufiger ist die Empfindlichkeit der Haut erhöht. Sie verspüren am ganzen Körper oder nur an bestimmten Stellen, vor allem an den Schenkeln und Füssen, eine brennende Hitze, wie wenn sie durch glühende Kohlen hervorgerufen wäre. Sobald das Übel auf seinem Höhepunkt ist, ruft diese Hitze bei den Kranken die Wirkung eines heissen Windes hervor und verschwindet von selbst. Sie lässt sich in den Eingeweiden spüren oder geht von einer Stelle zur andern. Die meisten Kranken sind dann niedergeschlagen, verzagt, misstrauisch, ängstlich in der Art, dass oft sehr robuste Männer vor Kindern zittern. Einige weigern sich und hüten sich, gleichsam gleichgültig, ihre Lage anderen mitzuteilen. Diese offensichtliche Unbekümmertheit, diese Apathie, diese heimtückische Schweigsamkeit kennzeichnen die gefährlichsten Fälle. Einige quälen durch kleinliche Schikanen ihre Umgebung. Sie sehen überall nur Unglück und Bösartigkeit. Und selbst wenn alles, was sie betrifft, das Bild des Gedeihens darbietet, so sind sie in Verzweiflung darüber, dass sie und ihre Kinder von Hunger und Elend bedroht werden. Einige bilden sich ein, dass jeder sie verachtet und verfolgt. Sie jammern unablässig, dass man sie vernachlässigt und ihnen nicht gerecht wird. Mitunter verschwinden alle diese Symptome plötzlich, aber sie erscheinen unversehens von selbst wieder. Die Melancholie und Verzagtheit nehmen täglich zu. Die meisten dieser Kranken empfinden einen lebhaften und dauernden Schmerz oberhalb der Nasenwurzel und mitten in der unteren Stirngegend. Mitunter hat dieser Schmerz seinen Sitz am Scheitel. Oft beklagen sich einige über eine unerträgliche Spannung in der Stirngegend und eine beschwerliche Zusammenschnürung der Bauchgegend, die wie durch einen Reifen zusammengepresst wird. Diesen Symptomen schliessen sich häufig Anfälle von Erstickungskonvulsion an, von schrecklicher Angst, Verzweiflung, von einem unwillkürlichen Hang oder heimlichen Antrieb, sich das Leben zu nehmen. Mit einem Wort, diese Krankheit bietet ausser den Symptomen, die wir eben anzeigten, noch alle jene dar, die gewöhnlich den Hang zum Selbstmord begleiten. Ich werde anderswo im Einzelnen über den Hang zum Selbstmord handeln und werde beweisen, dass dieser Hang von einer echten Krankheit stammt...

Die Ärzte, die die Art der Melancholie für unheilbar betrachten, die zur Selbstvernichtung und zur Vernichtung anderer führt, sind im Irrtum. Ich habe gründlich mehrere Kranke geheilt, die davon alle Symptome aufwiesen und sogar schon selbst versucht hatten, sich zu vernichten. Bei diesen Kranken ging nach einer Behandlung von mehreren Wochen gewöhnlich durch den Stuhl eine grosse Menge von Schleim... ab, sie befreiten sich zudem noch von allen Arten von Unreinheiten sowohl durch den Harn als auch den Menstrual- und Hämorrhoidalfluss... Die Heilung ist weniger leicht, weniger vollständig und weniger dauerhaft, wenn die Krankheit erblich ist oder wenn die Kranken von zartem Alter an z.Bsp. von sieben bis zwölf Jahren davon schon Symptome gezeigt haben.

Das ist die wahre Geschichte, aus der Natur geschöpft, von diesem bejammernswerten Zustand, der unglücklicher Weise bis zu einem gewissen Punkt den Anschein einer kriminellen Vorsätzlichkeit nehmen könnte. Niemand verdient mehr unser Mitleid als die Unglücklichen, die davon befallen sind, und diese traurige Krankheit ist fast zur Gänze unverstanden. Im allgemeinen sind ziemlich wenig Ärzte mit den verschiedenen Formen der Geistes- und Seelenkrankheiten (maladies de l'esprit et de l'âme) vertraut, und es gibt Grund zum Staunen, dass man nicht versucht hat, in diesem Teil der Naturgeschichte des Menschen in die Tiefe zu dringen.

Man betrachtet allgemein diese Unglücklichen als unruhige, streitsüchtige und überspannte Menschen. Man macht sich über sie lustig, misshandelt sie, man tadelt ihre schlechte Laune und ihre widerwärtigen Hirngespinste. Man klagt sie sogar der Gottlosigkeit an, anstatt sie liebevoll zu behandeln, sie während ihrer Anfälle zu versorgen und sie den einsichtigen Bemühungen eines philosophischen Arztes anzuvertrauen. Niemand vor allem will sich überzeugen, dass diese Krankheit fast immer in unbewussten Mordtaten endet und man sogar die grösste Schwierigkeit hat, die Obrigkeiten dazu zu bringen, die notwendigen Massnahmen zu ergreifen. Man beschuldigt diese Kranken, eine verdorbene Einbildung zu haben und man setzt voraus, dass es nur von ihnen abhängt, zu denken und zu empfinden wie andere Menschen. Die Katastrophe ereignet sich, man schiebt dafür die Schuld tausend zufälligen Umständen von wenig Bedeutung zu. Der Unglückliche sagt man, war mit Schulden belastet, man hat ihm eine Ungerechtigkeit angetan, indem man ihm einen Platz versagte, den er verdientermassen erhalten sollte usw. usw. und man bedenkt nicht, dass täglich ähnliche Vorkommnisse bei anderen Individuen stattfinden, ohne ebenso schreckliche Folgen hervorzubringen. Wenn ich die seelischen Qualitäten und die geistigen Fakultäten und ihre Organe im besondern behandle, werde ich, wie ich versprochen habe, jede Gelegenheit ergreifen, um die interessantesten Anwendungen auf die Erziehung, das menschliche Verhalten, die Medizin, Gesetzgebung usw. zu machen.

VOM SELBSTMORD

67 *Bereits vor Gall hatte Charles Moore (1743–1811) in seiner 1790 erschienenen Monographie über den Selbstmord diesen in Zusammenhang mit Geisteskrankheit gebracht.*[10] *Es war Gall, der den Selbstmord energisch als Folge einer Hirnerkrankung proklamierte. Entsprechend seiner Organenlehre, nahm*

er eine Übererregung des Organs für Vorsichtigkeit an. Mit dieser Hypothese fand er Widerspruch bei den Pariser Psychiatern. Doch ist es immerhin der Schüler Esquirols, Jean Pierre Falret (1794–1870), der, angeregt von Galls Darstellung, 1822 seine Monographie «Du suicide et de l'hypochondrie» herausbrachte. Gall selbst bringt etliche statistische Angaben, sogar solche aus dem 18. Jahrhundert, über die Häufigkeit von Selbstmorden und ihre geschlechtsgebundene Relation. Doch ist es für ihn charakteristisch, dass er sich von der Statistik wenig Aufklärung über «die Naturgeschichte des Selbstmordes» erhofft (4, 332–343 passim).

Ich habe schon vom Selbstmord, sowohl dem gewöhnlichen (simple) wie dem mit Komplikationen (compliqué) in der Abhandlung über die angebornen Dispositionen (vgl. die vorhergehende Textstelle) gesprochen. Das treue Gemälde, das ich von ihm nach wiederholten Beobachtungen gab, würde den Lesern eine andere Vorstellung haben vermitteln müssen als jene, die man davon noch allgemein hat.

Man nimmt an, dass Personen, die ganz besonders empfänglich sind, traurige Schläge zu empfinden, solche sind, die nicht verstehen, nützliche Beschäftigungen mit bloss angenehmen Zerstreuungen zu verbinden; die sich ganz und gar Sinnesvergnügungen hingeben; die in der ständigen Leere ihres Herzens nicht mit sich selbst leben können; die schliesslich, wenn sie alle Genüsse erschöpft haben, mangels neuer Nahrung vor Langeweile sterben.

Es sind ferner – fügt man hinzu – vielleicht noch mehr ausgesetzt dieser Krankheit diese jungen Leute, die eine glühende, überspannte Einbildung haben, einen romantischen Geist, erfüllt mit phantastischen Illusionen, wie sie einige Philosophen und Romantiker als Wirklichkeit anzubieten beliebten. Verliebt in diese Glückseligkeits-Utopie (bonheur idéal) suchen sie sie überall und, wenn sie vergeblich sich bemüht haben, ihr zu begegnen, wird ihnen, enttäuscht von ihren Hirngespinsten, ihr Leben unerträglich.

Zweifellos kann alles, was Überdruss am Leben hervorrufen und den Menschen in äusserste Verzweiflung stürzen kann, die Ursache eines Selbstmordes sein: der Verlust des Vermögens, der Ehre, die Aussicht auf einen grausamen und schandbaren Tod, die Zerstörung des häuslichen Glücks, die Eifersucht, die Ohnmacht, sich zu rächen, die die eigene Wut gegen sich selbst kehren lässt; der Mangel an Kraft, physische oder seelische Schmerzen zu ertragen, begleitet von der Vorstellung entweder von einem vollkommenen Aufhören seiner selbst oder von einer glücklicheren Nachwelt. Mitunter [wirkt als auslösender Faktor] sogar die Ansteckung, hervorgerufen durch andere Beispiele von Selbstmord, sehr häufig eine unglückliche Erbanlage usw.; und mehrere andere Umstände können schliesslich ein Individuum bestimmen, sein Leben gewaltsam zu enden. Daher würde eine vollständige Abhandlung über den Selbstmord unter allen Aspekten eine eigene Arbeit erfordern und würde notwendigerweise zahlreiche Diskussionen in der Physiologie, Pathologie und Psychologie (de morale) herbeiführen. Ich beschränke mich, einige Überlegungen anzustellen über den [Selbstmord], welcher die Folge einer Krankheit ist, einer Geisteskrankheit, welche selbst am häufigsten das Ergebnis einer organischen Anlage (organisation), einer besonderen Disposition ist.

Ich habe dargelegt, dass oft im Zustand der Gesundheit eine Übererregung (surirritation) oder selbst eine allzu starke natürliche Tätigkeit des Organs der Vorsicht (circonspection) zur Verzagtheit, Unentschlossenheit, Langeweile, Unzufriedenheit usw. führt. Ist es dann erstaunlich, wenn im Fall eines allgemeinen Malaise, seiner Übererregung (surirritation) oder einer besonderen Erregbarkeit (excitabilité particulière) des Nervensystems das Organ der Vorsichtigkeit in vollem Umfang seine Rolle spielt, es dem Kranken nur unheilvolle Vorstellungen darbietet und ihn die Erde als einen Ort der Verzweiflung betrachten lässt; dass er schliesslich den Hang zur Selbstzerstörung entstehen lässt?

Der Zustand der Krankheit, wie ich ihn beschrieben habe (s. S. 146) und der gewöhnlich dieser Art von Selbstmord vorausgeht, genügt allein, um zu beweisen, dass das Organ der Vorsichtigkeit im höchsten Grade übererregt ist (exaltation) und dass diese Übererregung sich schliesslich der anderen Hirnteile bemächtigt. Ich besitze die Liste von 1180 Individuen, die ihrem Leben von 1784 bis 1798 ein Ende gesetzt haben in Sachsen, ohne die Ober- und Niederlausitz zu zählen. Von dieser Zahl sind 526 als Melancholiker eingetragen, die offenkundige Zeichen einer traurigen und unruhigen Verstimmung (humeur) darboten.

Was muss man über den seelischen Zustand der meisten anderen denken? Wie oft wirkt diese heimtückische Krankheit nicht schleichend und wieviele ihrer Symptome sind unverstanden! Die Individuen, die ich zu betreuen Gelegenheit hatte, waren alle in dem Zustand einer noch scheinbaren Gesundheit, übertrieben genau, argwöhnisch, mürrisch, melancholisch, mitunter, aber selten von einer übertriebenen Fröhlichkeit. Einige quälten durch kleinliche Schikanen ihre Umgebung. Sie bildeten sich ein, jeder verachte sie. Sie beklagten sich ohne Unterlass, dass man sie vernachlässige, dass man ihnen nicht Gerechtigkeit widerfahren lasse... Diese Schikanierlust, diese extravaganten Schrullen, diese heimtückische Schweigsamkeit drücken den gefährlichsten Fällen ihren Stempel auf und verbergen zugleich ihren Freunden die Kenntnis dieses unglücklichen Zustandes...

Die Ursachen, welche man gewöhnlich beschuldigt, den Selbstmord bestimmt zu haben, sind nur Gelegenheitsursachen. Das Schlimme war vorbereitet von langer Hand: die Eifersucht, die unglückliche Liebe, die Verfolgung der Gläubiger, Gewissensqualen und alle diese Gründe haben für gewöhnlich nur die letzten Schläge einem Gebäude zufügen lassen, welchem der Untergang schon seit langem drohte... Diese Darlegung muss zum Verzicht auf die allzu allgemein angenommene Vorstellung führen, dass der Selbstmord ein Akt von Feigheit, von Mut oder Heldentum, von Unbesonnenheit, von Verderbnis der Sitten oder einer völligen Pflichtvergessenheit gegen Gott und die Menschen sei.

Es ergibt sich im Gegenteil zu diesen Beobachtungen, dass eine gestörte und gereizte Aktivität des Organs der Vorsichtigkeit zu den stärksten und häufigsten Ursachen der Melancholie gezählt werden muss, vor allem jener, welche den Hang zum Selbstmord bestimmt... Ich weiss sehr wohl, dass die Vorstellung, welche den Ursprung der Melancholie in einen gestörten Zustand [des Organs] der Vorsichtigkeit verlegt, eine Narrheit (extravagance) jenen erscheint, die in der Erforschung der Geisteskrankheiten der alten Schablone folgen... Seit ich gezeigt habe, dass jede Grundqualität oder Grundfakultät der Seele notwendigerweise einem besonderen Organ zugeteilt ist; dass alle Geisteskrankheiten ihren Sitz unmittelbar im Gehirn haben; seitdem ich in diesem Bande die partiellen Geisteskrankheiten der Gemütsqualitäten auf ihre entsprechenden Organe zurückgeführt habe: den Liebeswahn auf das Organ der Fortpflanzung, den Geist des bösartigen Stänkerers auf das Organ der Selbstverteidigung, den Mordimpuls auf das Organ des Mordtriebes und so die Folge; seit dieser Zeit versteht man ohne Mühe, dass ebenso die Melancholie oder der Lebensüberdruss, schliesslich der Hang zum Selbstmord seinen Ursprung in einem besonderen Organ hat...

Wollt ihr diesen Hang durch eine Gesamtstörung (dérangement total) des Gehirns, durch einen allgemeinen Umsturz (bouleversement universel) der Gemütseigenschaften (qualités affectives) erklären? Bedenkt ihr dann zur gleichen Zeit die Eigenständigkeit (integrité) einer grossen Zahl dieser gleichen Qualitäten, wie die Erfahrung es uns jeden Tag beobachten lässt?

Ja, es ist mit diesem partiellen Wahnsinn (folie partielle) wie mit allen anderen. Nachdem der Keim davon lange schon existiert hat, beginnt das ganze Gehirn zu leiden. Die Störung aller Funktionen lässt sich mehr und mehr fühlen und schliesslich werden die organischen Schäden, die sich allmählich bilden, allgemein...

Nach all diesen Überlegungen, die sich nicht weniger auf die Beobachtung als auf den Vernunftschluss gründen, ist man gezwungen zuzugeben, dass die Neigung zum Selbstmord, wenn er die Wirkung der Krankheit ist, ihren Ursprung im Organ der Vorsichtigkeit hat.

Welches der beiden Geschlechter muss man beschuldigen, leichter der Neigung zum Selbstmord zu erliegen? Die Frauen sind gewöhnlich, was die geistigen Fakultäten betrifft, den Männern unterlegen. Sie sind mit einer rascheren Erregbarkeit und vorzüglicheren Empfindsamkeit versehen. Sie sind öfter als die Männer schlechter Behandlung, Treulosigkeit, Verlassenheit, Eifersucht und Armut ausgesetzt. Indessen ist die Zahl der Selbstmorde bei den Männern viel grösser als bei den Frauen. Im Jahr 1805 gab es in Paris 164 Männer- und 24 Frauenselbstmorde. Im Jahr 1806 120 Männer, 40 Frauen, im Jahr 1807 98 Männer, 49 Frauen, also im Zeitraum von drei Jahren 113 Frauen und 382 Männer... Nach den Beobachtungen der Herren Esquirol und Falret ist die Neigung zum Selbstmord dreimal häufiger bei den Männern als bei den Frauen. Aber die Zählung der Selbstmorde, die man überall mit grosser Sorgfalt macht, ist in keiner Beziehung imstande, eine richtige Vorstellung von der Naturgeschichte des Selbstmordes (l'histoire naturelle du suicide) zu geben. Es ist jedenfalls sehr schwierig und oft unmöglich, sofern die Kranken nicht von Ärzten behandelt wurden, genaue Auskünfte über den seelischen Zustand von Individuen zu erhalten, die ihrem Leben ein Ende gesetzt haben. Welche sind es, bei denen der Selbstmord die Folge einer Geisteskrankheit, einer Verwirrung gewesen ist, von denen hier die Rede ist? Diejenigen, bei denen es durch eine augenblickliche Verzweiflung zu einem plötzlichen Ende kam?

Und schliesslich bei denen man im Recht wäre, den Selbstmord einer überlegten und schuldhaften Immoralität zuzuschreiben?...

VOM WORTGEDÄCHTNIS

68 *Der Ausgangspunkt von Galls Lehre war die Annahme, dass Mitschüler mit hervorstehenden Augen gute Auswendiglerner seien (s. S. 74) und dass eine besonders starke Entwicklung des Organs für das Wortgedächtnis (memoria verbalis), das auf die Orbita drücke, dafür verantwortlich sei. Dieses Organ lokalisierte Gall in jenem Teil der Stirnwindung, der auf der hintern Hälfte des Orbitaldaches aufruht.*

1825 konnte Bouillaud Zerstörungen im Vorderlappen als Ursache für aphasische Erscheinungen feststellen. 1861 hat Paul Broca nachgewiesen, dass das bewusste Sprechen an das hinterste Drittel der 3. Stirnhirnwindung der linken Seite, das nach ihm benannte Brocasche Zentrum, gebunden ist.

Seit Julius Möbius ist es üblich, Gall als den eigentlichen Entdecker des Sprachzentrums zu bezeichnen, das von allen anderen von ihm angenommenen Organen, im ganzen 27, der Kritik der Zeit standgehalten habe. Doch hat bereits 1911 der Tübinger Anatom August Froriep[11] *aufmerksam gemacht, dass die Lokalisation Brocas im hintersten Drittel der 3. Stirnwindung der linken Seite 2 bis 3 Finger breit vom Dach der Augenhöhle entfernt sei und daher anatomisch nicht jener von Gall angenommenen Lokalisation entspreche.*

Die Wirkung, die gerade von der Gallschen Lokalisation des Wortgedächtnisses auf Bouillaud und Broca ausging[12]*, ist deshalb um nichts weniger fruchtbar. Auch bleibt die Tatsache von Bedeutung, dass Gall vom Wortgedächtnis einen eigenen Sprachsinn (Fonct. 5, 30f.) unterschied und eine der frühen Beschreibungen von Aphasie (Fonct. 5, 25f.) lieferte (Fonct. 5, 16–19).*[13]

Als ich das Organ des Personensinns behandelte, sagte ich, dass die vorderen Windungen des mittleren Lappens die hinteren lateralen Teile der Orbita berühren. Wenn diese Windungen stark entwickelt sind, wird dieser Teil des Keilbeins, der das hintere Drittel der Aussenwand der Orbita bildet, nach vorne getrieben. Dies vermindert die Tiefe der Orbita und macht den Augapfel vorspringend.

Es ist jedoch in keiner Weise wahrscheinlich, dass der Mittellappen diesen Fakultäten zugeteilt ist. Die fruchtfressenden Tiere haben nur die inneren Windungen und sie lernen die Worte und die Namen genauso gut wie die fleischfressenden. Ausserdem hat das Gedächtnis allzu wenig Analogie mit dem Instinkt für Würgsinn (instinct carnassier), als dass man annehmen könnte, dass die Windungen des Mittellappens, die über dem Ohr liegen, das Organ für den Würgsinn und die vorderen Windungen des gleichen Lappens das Organ des Wortgedächtnisses bilden.

Nun aber, wenn es in der Tat geschieht, dass der Augapfel durch eine beträchtliche Entwicklung und eine starke Verlängerung dieses Lappens nach vorn von der Orbita getrieben wird, dann würde die daraus sich ergebende Form der Augen nicht weiter das Zeichen eines hervorragenden Gedächtnisses sein. Das ist vielleicht der Grund, warum gewisse Leute mit grossen, hervorstehenden Augen, selbst in der Blüte ihres Alters und der Gesundheit, nicht immer mehr als ein gewöhnliches Gedächtnis haben. Es ist zumindest sicher, dass einige Leute im allgemeinen leicht auswendig lernen, aber ein schlechtes Gedächtnis für Namen haben, während andere sich die Namen leicht einprägen und Mühe haben, Zitate, auch unbedeutende, sei es im Vers, sei es in Prosa, zu behalten. Mir ist es noch nicht geglückt, alle diese Verschiedenheiten gut zu unterscheiden. Jedoch bei zehn Urteilen, die ich fällen mag, werde ich mich höchstens einmal irren. Ich würde mich noch viel seltener in dem Falle irren, wenn das Organ dieser Fakultät nicht in einer solchen Gegend gelagert wäre, dass es sich nach allen Richtungen ausbreiten kann, von oben nach unten, nach vorne, seitlich und von unten nach oben.

Ich betrachte als Organ des Wortgedächtnisses diese Hirnpartie, die auf der hinteren Hälfte des Orbitaldaches aufruht (vgl. Abb. auf Umschlag). In den Kupfertafeln haben wir nicht eigene Ziffern dem Teil gegeben, von dem hier die Rede ist, weil wir den Wortsinn nur als einen Teil des Sprachsinns betrachtet haben.

Es ist jedoch sicher, dass es oft nur die hintere Hälfte der Orbitaldecke ist, die sich durch die starke Entwicklung der angezeigten Hirnpartie niedergedrückt findet. In diesem Fall muss der hintere Teil der Orbita ebenfalls seine Tiefe verlieren und der Augapfel muss nach vorne getrieben werden. Diese Augenbildung findet sich oft, ohne dass die Umstände, die ich bei Erörterung des Sprachsinns anzeigen werde, zur gleichen Zeit statthaben. Es ist aus diesem Grunde, dass ich dieses letzte Organ getrennt behandle…

EPISTEMOLOGISCHES UND METHODO-LOGISCHES

69 *Gall gehört der dritten Generation der Ersten Wiener Schule an. Sein Lehrer war Maximilian Stoll (1742–1787), ein Enkelschüler van Swietens, der Boerhaaves empirisch-rationelle Methode in Wien eingeführt hatte. In Stolls Methodologie bildete das empirisch-vergleichende Sammeln von Einzelbeobachtungen die Grundvoraussetzung, um zu induktiv gewonnenen Oberbegriffen und Gesetzen zu gelangen.*[1] *Gall hat sich zu dieser empirisch-analogisierenden Methode bekannt und sie mit Erfolg in der vergleichenden Hirnforschung angewandt (DAP 1/1, LXXIX–LXXXIV).*

Die zahlreichen Thatsachen, womit wir unsere Sätze belegen, beweisen, wie sehr wir von der Nothwendigkeit, die Erfahrungen zu vervielfältigen, durchdrungen sind. Doch würden wir durch alle diese Thatsachen höchstens nur den Vorwitz befriedigen, wenn wir an jeder einzelnen kleben blieben; wenn wir sie nicht untereinander verglichen, das Zufällige und Individuelle von dem Gemeinsamen und Wesentlichen zu trennen und allgemeine Grundsätze, Gesetze, zu erhalten suchten. Nur zu diesem Zwecke halten wir das Häufen der Beobachtungen für unentbehrlich. Wer sich mit den einzelnen Fällen begnügt, mag sie bis ins Unendliche vermehren: sie bleiben ihm doch fruchtlos; sie dienen ihm nie, nah verwandte Fälle vorzusehen oder selbst hervorzubringen; nie wird er das Wesentliche von dem Zufälligen unterscheiden und also für jede noch ungesehene Begebenheit ebenso fremd bleiben als derjenige ist, welcher das erste Mahl auf den Schauplatz der Natur tritt. Sein Wissen bleibt ängstliches Stückwerk; er sieht nie das Ganze, welches nur aus der Zusammenstellung der einzelnen Thatsachen hervorgeht; nie erreicht er eine freye philosophische Übersicht eines Gegenstandes, und der beständige Charakter dieses Verfahrens ist, dass es nie zu neuen Ansichten, folglich nie zu Entdeckungen führt. Wer da glaubt, einzelne Thatsachen, sie mögen auch noch so zahlreich seyn, könnten nicht zu allgemeinen Gesetzen führen, weil man doch nie alle einzelnen möglichen Fälle beobachten könne, der setzt voraus, die Natur wirke nicht mit Stetigkeit, nicht durch ewig gleiche Gesetze; der lässt jeder einzelnen Begebenheit eine besondere Ursache zum Grunde liegen. Es wird freylich Scharfsinn und Bekanntschaft mit der Natur erfordert, um zu fühlen, ob die Erscheinungen von der Art sind, dass sich ihre Gesetzlichkeit früher oder später ableiten lasse. Nur selten werden wenige Fälle schon dazu hinreichen. Wir werden daher, wo wir nur eine, nur zwey oder drey Thatsachen für uns haben, nie sagen: Diess sahen wir oft; diess sahen wir allezeit so; diess sahen wir nie anders u.d.gl. Mit solchen Ausdrücken erschleicht man von dem Leser Urtheile, welche bey wenigen Fällen noch sehr irrig seyn können. Von der andern Seite ist man noch weit entfernt, den Unterschied zwischen dem Wesentlichen und dem Zufälligen zu fühlen, wenn man, wie es uns geschehen ist, behauptet, dass Erfahrungen, sollten sie in Wien nach den strengsten Gesetzen der Beobachtungskunst gemacht worden seyn, auch in Paris und in London gemacht werden müssen, wenn sie gegründeten Anspruch auf den Glauben der Naturforscher sollen machen können.

Wollte man die Richtigkeit der Grundsätze desswegen bezweifeln, weil sie nur aus vielen einzelnen Fällen abgeleitet worden sind, was würde alsdann aus allen unseren Kenntnissen werden? Woher hat der Physiker überhaupt, woher haben die Chemiker, die Ärzte u.s.w. ihre Grundsätze? Ein Grundsatz verdient alles Vertrauen, wenn er uns in der Vorhersagung der Erscheinungen richtig leitet; wenn wir sogar mittelst desselben die Erscheinungen hervorbringen, bey den gegenwärtigen Bedingungen auf den nothwendigen Erfolg und bey dem gegenwärtigen Erfolge auf die Natur der Bedingungen richtig schliessen können. Weiss der Gärtner, dass seine Bäume brandig werden und den Harzfluss bekommen, wenn er sie zu sehr beschneidet; weiss die Bäuerin, bey welcher Fütterung ihre Kuh die beste und häufigste Milch giebt: so können beyde herzlich über den Philosophen lachen, welcher bey allen seinen allgemeinen Sätzen keinen Baum ziehen und keine Milch erzeugen kann.

Die vergleichende Anatomie kann nur dann ihren wichtigsten physiologischen Nutzen gewähren, wenn man mittelst ihrer das Gemeinsame des thierischen Organismus, die Gesetze und die Steigerungen derselben aufsucht. Ohne diesen Zweck wird das Studium der vergleichenden Anatomie bald so ausgedehnt seyn, dass mehrere Menschenalter nicht mehr dazu hinreichen werden. Und was kann es uns nützen, wenn wir alle Muskeln der Weidenraupe und des Kameeles, alle Formen der Knochen und Eingeweide von der Spitzmaus bis zu dem Wallfische kennen? Daher haben wir die vergleichende Anatomie nur in sofern zu dem Gegenstande unserer Untersuchungen gemacht, als sie uns zum Auffinden der Gesetze behilflich seyn kann…

70 *Christian Probst hat als einen Grundzug der Ersten Wiener Schule ihre Abneigung gegen Theorien herausgearbeitet, «gegen neue Lehren, die man als Hypothesen denunzierte» (S. 217). Als um 1800 die naturphilosophische Richtung in die Medizin einbrach, wandten sich die Wiener Schulmediziner*[2], *getreu ihrer hypothesenfeindlichen Tradition, energisch gegen sie. In derselben Tradition steht Gall, wenn er 1808 gegen den Naturphilosophen Henrich Steffens (1773–1845) und sein 1806 erschienenes Hauptwerk «Grundzüge der philosophischen Naturwissenschaft» folgendermassen polemisiert*[3] *(DAP 1/1, LXXXVII–LXXXIX):*

Mit der grössten Sorgfalt haben wir den entgegengesetzten Fehler vermieden, nähmlich allgemeine Sätze aufzustellen, ohne sie mit hinreichenden Thatsachen zu belegen. Wir haben uns nie mit einer Philosophie versöhnen können, welche das Sammeln der einzelnen Thatsachen verschmähet unter dem Vorwande, dass dieses der niedrigste Standpunkt des Naturforschers sey; dass die Erfahrungen nur einen subjektiven Werth haben und der Beobachter höchstens den Nahmen eines in sich selbst verschlossenen Forschers verdiene. Ist es nicht lächerlich, wenn Naturphilosophen sagen, wir hätten von dem Standpunkte der Erfahrung in allem Recht, aber von dem Standpunkte der Naturphilosophie in nichts Recht? Will das nicht sagen, dass ihre Naturphilosophie und die Natur in geradem Widerspruche unter sich sind? Es ist artig zu sehen, wie diese Herren die Natur bemeistern; wie sie von den Wolken herab ihre aus sich selbst construirte Welt im Allgemeinen und Absoluten umfassen und mit stolzer Selbstzufriedenheit auf den mühsamen Forscher herabblicken. Sollen aber endlich die weisen Jünglinge Kranke heilen, Rechtshändel schlichten oder jede andere praktische Laufbahn betreten, so lässt sich das Bedürfnis nützlicher Kenntnisse fühlen; der Wahn der Allwissenheit fällt stückweise weg wie mürber Zunder und es bleibt nichts übrig als die Überzeugung, dass man seine besten Jahre mit Haschen nach naturphilosophischem Nichts verloren hat. Schon so oft war die Zeit da, wo, wie Reil sagt, die Vertheidiger solcher Phantasien auf ihrem ätherischen Fluge unter sich selbst in Kampf gerathen sind und das wurmstichige Gebäude unter den Händen seiner eigenen Baumeister zerbrochen ist: wann wird man aufhören, mit Dunst bauen zu wollen?

71 *Das Gegenstück zu der leidenschaftlichen Polemik, mit der Gall alle hypothetischen Spekulationen ablehnt, ist sein nachdrückliches Bekenntnis zur reinen*

Beobachtung der Phänomene, auch hierin – wenigstens im Prinzipiellen – ein getreuer Zeuge für die Hypothesenfeindlichkeit der Ersten Wiener Schule. Dass er in der Praxis dieser Haltung entgegenhandelte und mit seiner speziellen Organologie eine ausgesprochene Hypothese aufstellte, ist offensichtlich seinem methodologischen Bewusstsein entgangen (Fonct. 3, 169).

...ich gab mich völlig der Beobachtung hin und wartete geduldig und ergeben die Resultate ab, die sie mir lieferte. Ich beschränkte mich, Fakten zu sammeln und die Umstände zu notieren, unter denen ich sie beobachtet habe. Ich hütete mich sehr, die Beobachtungen erklären zu wollen aus Furcht, dass mein Urteil sich mehr durch den Scharfsinn meines Geistes täuschen lasse als dass ich vom treuen Bildnis der Natur Belehrung empfing.

72 *Wie die vorgelegten Texte zeigen, hat sich Gall von einem planlosen Erfahrung-Sammeln ebenso distanziert wie von Deduktionen nach Art der Naturphilosophen. Er ist vielmehr – oder meinte es zumindest – einen Weg der Mitte gegangen, indem er die beobachteten Phänomene mit Vernunft zu durchdringen und zu ordnen versuchte. Diese Richtung in der Medizin um 1800 bezeichnet man als rationell-empirische. Wie die guten Ärzte seiner Zeit, Hufeland, Autenrieth, Heim, hat sich auch Gall als rationeller Empiriker verstanden (DAP 1/1, LXXXIX).*

Da wir Erfahrungen und Vernunft immer miteinander gehen lassen, so ist es billig, dass diejenigen, welche unsere Behauptungen prüfen wollen, den nähmlichen Weg gehen. Es ist nicht möglich, eine richtige Beobachtung zu machen, wenn nicht die Vernunft dazwischen tritt...

73 *Zu gleicher Zeit aber hat sich Gall als «philosophischer Naturforscher», ja sogar als «philosophischer Nervenanatom» verstanden. Man hat bis jetzt nicht gefragt, was er damit meinte. Das Wort «Psychiatrie» wurde im selben Jahr 1808, in dem Gall das «Mémoire» vorlegte, wahrscheinlich zum erstenmal gebraucht und hat sich erst Jahrzehnte später durchgesetzt.*[4] *Wir nehmen daher mit gutem und vom Kontext bekräftigtem Grund an, dass Gall mit den genannten Termini sich als Psychiater definierte. Sein Bemühen, sich dabei von jeder Metaphysik fernzuhalten, ist offenkundig. Wie der geistige Ahnherr der Ersten Wiener Schule, Herman Boerhaave (1668–1738)*[5]*, betrachtete er die Verbindung Seele–Körper als unlösbares Geheimnis. Über die Grenzen seiner empirischen Phänomenologie geht er nicht hinaus, wenn er den Vorwurf des*

Materialismus damit zurückweist, dass er doch nur die materiellen Bedingungen seelischer Eigenschaften zu erforschen suche. Man beachte in der Argumentation wieder seine Methode des inadäquaten Vergleichens, indem er von der bekannten Funktion des Auges durch einen Analogieschluss die unbekannte Funktion des Gehirns zu erschliessen versucht (U 105–110).

Wer ist denn mehr berechtigt, Untersuchungen über die intellectuellen und moralischen Anlagen der Thiere und Menschen anzustellen als der philosophische Naturforscher? Und von wem soll man eine wahre Lehre über den Menschen, so lange er nicht bloss Geist ist, erwarten? Es ist einmal gewiss, dass in diesem Leben die Seele keine Kraft ohne ihre materiellen Werkzeuge äussern kann. Alles, was der blosse Metaphysiker thut, bleibt ewig gewagte Fantasie, so lange er nicht vom philosophischen Nervenanatomen geleitet wird.

Unsere Gegner setzen immer voraus, dass wir uns anmassen, die Wesenheit und die Wirkungsart der Nervensysteme, vorzüglich des Gehirnes erklären zu wollen. Wir haben aber überall und zu allen Zeiten behauptet, dass man sowohl im organischen als im animalischen Leben von den ersten Ursachen der Erscheinungen nichts wissen könne; dass uns die Verbindung des Geistes mit dem Körper und die Art, wie der Geist mittelst der materiellen Organe seine Kräfte äussert, ganz unbekannt sey. Allein soviel kann man, freylich nicht mit Vernünfteln, aber mit beharrlichem Vergleichen zahlreicher Thatsachen endlich festsetzen, unter was für Bedingungen die Erscheinungen im lebendigen Organismus möglich sind. Ihr werdet nie erfahren, wie das Aug euerm Geiste das Licht offenbaret; aber ihr wisset, dass ihr nur mittelst dieses Organes sehet. Eben so gewiss wisset ihr, dass ihr nur mittelst des Gehirnes Empfindungen und Vorstellungen erhalten könnet. Und wie der Arzt die Bedingungen des kranken und gesunden Gesichtes erforschet, so erforschen wir die Bedingungen, unter welchen die Verrichtungen des Gehirnes möglich, krank oder gesund sind. Ist denn der Unterschied zwischen Erklären der ersten Ursache der Erscheinungen und zwischen Bedingungen Festsetzen so schwer zu begreiffen, dass man den Urhebern der Physiologie des Gehirnes immer diesen Unsinn unterlegt? oder fehlt es den Herren Gegnern an Gründen, unsere wahren Meinungen zu bestreiten?

Man würde manche eitle Hypothese und manche fruchtlose Arbeit weniger haben, wenn man immer die Grenzen festsetzte zwischen dem, was man möglicher Weise wissen und zwischen dem, was man nicht wissen kann. Wir sind nicht nur bey den Erscheinungen des animalischen Lebens, sondern schlechterdings überall auf blosse materielle Bedingungen eingeschränkt. Wenn das Herz das Blut in Umlauf setzt, so sehen wir es freylich wieder eine andere Bewegung hervorbringen; aber was wissen wir vom specifischen Reize des Blutes? Haben wir über die Struktur der Muskelfaser weniger Hypothesen als über jene der Nervenfaser?...

Wir wiederholen es noch einmal, dass wir vom Wesen der Materie so wenig wissen können und wollen, als vom Wesen des Geistes; dass wir auf ewig allen Untersuchungen entsagen, das Geheimniss ihrer wechselseitigen Verbindung zu ergründen und endlich, dass wir dieser Einsicht durchaus nicht bedürfen, um die materiellen Bedingungen ihrer Kraftäusserungen auszuforschen...

74 *Gall hat sich immer wieder von neuen Ansätzen aus gegen den Vorwurf des Materialismus seiner Lehre verteidigt. In einem solch neuen Ansatz verweist er auf die seit Locke, Wolff und den Sensualisten traditionelle Aufteilung einer einheitlichen Seele in verschiedene Fakultäten. Er beruft sich darauf, dass es kein so tiefgehender und den Vorwurf des Materialismus rechtfertigender Unterschied sei, wenn er die verschiedenen Fakultäten nicht als Modifikationen, sondern als Instrumente der Seele annehme (Fonct. 1, 241–244).*

Wenn ich Materialist bin, weil ich nicht eine einzige Fakultät der Seele annehme und mehrere Grundfakultäten (facultés primitives) erkenne, frage ich, ob die gewöhnliche Einteilung der seelischen Fakultäten in Verstand, Wille, Aufmerksamkeit, Gedächtnis, Urteil, Vorstellung, in Gemütsbewegungen und Leidenschaften nur eine einzige Grundeigenschaft ausdrückt? Wenn man sagt, dass alle diese Fakultäten nur Modifikationen ein und derselben Fakultät sind, wer wird mich hindern, die gleiche Sache für die Fakultäten, die ich annehme, zu behaupten? Es ist wohl klar, dass wir beim Menschen verschiedene geistige und seelische Eigentümlichkeiten (proprietés) bemerken. Es ist also notwendig, entweder dass die Seele aus verschiedenen Fakultäten zusammengesetzt ist oder dass ein und dieselbe Seele verschiedene Phänomene mithilfe verschiedener Organe hervorbringt. Nun, es ist unendlich leichter, sich die Einheit der Seele (l'unité de l'âme) im letzten Falle vorzustellen als im ersten und folglich ist der Materialismus nicht länger ein Schreckgespenst, welches meine Lehre eher als andere verwerfen muss...

Es existiert nach meiner Auffassung nur ein und dasselbe Prinzip (principe), das denkt und will. Aber damit dieses Prinzip sich des Lichtes und Schalles bewusst wird, damit es fühlen, schmecken und berühren kann, damit es seine verschiedenen Arten von Gedanken und Neigungen bekunden kann, hat es verschiedene materielle Werkzeuge notwendig, ohne welche die Ausübung aller dieser Fakultäten ihm unmöglich sein würde…

75 *Wie Gall von theologischen Kreisen und jenen in der Wiener Hofburg als Materialist verschrien wurde, so wurde auch eine Weiterbildung der sensualistischen Lehre in Paris, die «Ideologie», damals vertreten durch Cabanis und Destutt de Tracy, als materialistische firmiert. Temkin (1747, 289f.) hat ausgeführt, wieviel Gall mit den «Ideologen» verbindet, wieviel ihn aber auch von diesen trennt. Wir bringen im folgenden eine Polemik gegen Destutt de Tracy. Gall wendet sich vor allem gegen dessen generalisierende Anwendung des Begriffes «empfinden» (sentir). Indem Gall seine Fragestellung auch auf die biologischen Unterschiede der Sinnesempfindungen ausrichtet, wird er zum Vorläufer von Johannes Müller und seinem Gesetz von der spezifischen Energie der Sinnesorgane (Fonct. 6, 394–397).*

Wie kommt es also, dass genau diejenigen, die so stolz sind auf ihre metaphysische Richtung, die die Ergebnisse ihrer Spekulationen mit so grosser Sicherheit als bewiesene Wahrheiten verkünden, diese Methode (sc. spezifische Eigenschaften aufzusuchen und zu beschreiben) ablehnen und dass sie ihre Begriffe umso genauer halten, je allgemeiner sie sind, d.h. dass sie weniger auf besondere Fälle, auf individuelle Fakten anwendbar sind und dass sie folglich weniger praktikabel sind? Deshalb wahrscheinlich, weil die Methode dieser Philosophie sie keiner Erfahrung unterwirft, weil sie das Feld absolut dem Raisonnement wie den Sophismen offen lässt und weil mit dieser Verfahrensart jeder Metaphysiker es ermöglicht hat, ein System für sich zu errichten und Haupt einer Sekte zu werden.

Ich komme zur Sache und beginne die schwache Stelle aller gegenwärtigen Philosophien aufzuzeigen in bezug auf die höheren Funktionen des animalischen Lebens, d.h. in bezug auf die seelischen Qualitäten und geistigen Fakultäten.

Die allgemeinste, allen Nerven gemeinsame Eigentümlichkeit ist die Sensibilität (sensibilité) oder Eignung, die Reizungen (irritations), die Reize (les stimulus), die Empfindung (sensation) aufzunehmen.

Gibt es nicht noch in unseren Tagen Philosophen, welche nur diese eine und einzige Kraft im Tierreich zulassen; welche davon die willkürlichen Bewegungen, die Funktionen der fünf Sinne und alle seelischen Qualitäten ebenso wie die geistigen Fakultäten ableiten?

Denken, sagen die Ideologen, heisst empfinden. Erinnerung, Gedächtnis haben, Urteile bilden und alles ist nur empfinden.[6] Alle Fähigkeiten des Verstandes (intelligence) sind auf die Fähigkeit zu empfinden beschränkt und die blosse Verschiedenheit der Bewegung erklärt nach Herrn Destutt-Tracy alle die verschiedenen Empfindungsarten.

Zweifellos spielt die Sensibilität in all diesen Phänomenen eine Rolle, wie alle Körper mit Ausbreitung und Undurchdringlichkeit versehen sind. Aber was kommt für die Physiologen heraus, wenn man sagt, dass alle Körper sensibel sind? Erhellt das in irgendeiner Weise die wahre Ursache materieller Bedingungen bestimmter Funktionen, die willkürlichen Bewegungen, die verschiedenen Funktionen der fünf Sinne, die verschiedenen seelischen Qualitäten und geistigen Fakultäten? Würde man auf einen Naturforscher hören, der sagte, dass alle Wesen nur verschieden modifizierte Körper seien, dass die Insekten, Fische, Amphibien, Säugetiere nur verschieden modifizierte Körper seien? Nach diesem System würde der naturhistorische Lehrgang nicht sehr lang sein. Aber wie entstehen die Modifikationen dieser Empfindungen? Wie werden die verschiedenen Bewegungen vollzogen? Wie wird die allgemeine Fähigkeit zu empfinden Fähigkeit willkürlich zu bewegen, Fähigkeit zu sehen, zu hören, zu riechen? Wie wird sie eine solche seelische Qualität und eine solche geistige Fakultät?

Müsste der Schöpfer von allem Seienden nicht eine besondere Gattung von Nerven für die willkürlichen Bewegungen, eine andere für die Funktionen der fünf Sinne, wieder eine andere für jede Funktion der Qualitäten und Fakultäten schaffen? Wäre es nicht notwendig, dass die Nerven jedes Sinnes ihren eigenen Ursprung, ihre Struktur und ihre eigene Tätigkeit (action) hätten?

Es gibt überall Empfindung, aber es gibt überall etwas mehr als modifizierte Empfindung von dieser oder anderer Art. Es gibt überall Empfindung, die im wesentlichen verschieden ist (essentiellement différente). Die Empfindungen unterscheiden sich unter einander ebenso wesentlich wie die Pflanze sich vom Tier unterscheidet und das Säugetier vom Vogel. Das Ziel physiologischer Forschung ist, den Unterschied zu erkennen, der zwischen den Empfindungen besteht und die verschiedenen Apparate sowohl die inneren wie die äusseren zu entdecken, die die Natur im Organismus schaffen musste, um soviele ihrem Wesen nach verschiedene Empfindungen hervorzubringen, die von der einfachsten Wahrnehmung eines Reizes bis zu den erhabensten Gedanken reichen. Es ist daher evident, dass die Art, Vorstellungen zu generalisieren, die Gegenstände wird nicht so erfassen können, wie sie in der Natur sind. Wir werden sehen, dass es das Gleiche ist mit den anderen Fakultäten, welche die Ideologen als alleinige geistige Fakultäten anerkannt haben und dass sie in gleicher Weise nur gemeinsame Attribute aller Grundfakultäten sind.

76 *Wie Gall an den Sensualisten bzw. «Ideologen» ihre Generalisierungssucht kritisierte, so tat er dies mit weitaus schärferen Worten an den Vertretern der Kantschen Transzendentalphilosophie. Die von vorneherein (a priori) unserem Denken anhaftenden Formen des Raumes und der Zeit waren für ihn als Naturforscher nutzlose und unannehmbare Generalisierungen. Schon 1798 hatte er sich im Brief an Retzer (s. S. 58) von der «vonvornigen Filosofie» distanziert. Wir meinten früher eine thematische Affinität der Gallschen Lehre zur Ethologie Lorenzscher Prägung vermuten zu können. Eine solche wird auch dort erkennbar, wo es um das Apriorische bei Kant geht. Aus dem perennierenden Malaise der Naturforscher dem Apriorischen gegenüber hat Lorenz den revolutionären Versuch gemacht, diesem einen biologisch-phylogenetischen Standort zuzuweisen[7] (Font. 3, 173; 5, 209–211).*

Die Transzendentalphilosophen und Spekulierer haben mich immer lachen gemacht, wenn ich sie sagen hörte, um ihren Abscheu gegen die Hirnphysiologie zu zeigen, dass die Erfahrungen und Tatsachen nur einen objektiven Wert haben; dass der Beobachter höchstens den Namen eines Wissbegierigen (curieux) verdiene; dass ich immer hinsichtlich der Erfahrung recht habe, hinsichtlich der Philosophie aber immer unrecht. Heisst das nicht, dass ihre sogenannte Naturphilosophie im geraden Gegensatz zur Natur steht?...

Schon in Wien habe ich die Bekanntschaft von Männern gemacht, begeisterte Anhänger Kants von hervorragenden geistigen Fähigkeiten. Die allzu grosse Allgemeinheit der Lehrsätze hat mich glauben lassen, dass diese Lehre ohne praktischen Nutzen ist. Ihr Dogma z.Bsp., dass Zeit und Raum nur eine Form sind, dem unser Verstand unterworfen ist, schien mir von einer solchen Allgemeinheit, dass man es auf keine Wissenschaft noch Kunst anwenden kann. Eben deshalb haben sie und ich uns niemals verständigen können. Sie tadelten mich, wie es später die Anhänger der Transzendentalphilosophie im übrigen Deutschland machten, dass ich mich nicht über die unterste Stufe der Beobachtung erhob.[8] Ich tadelte sie meinerseits, dass sie sich im Unbestimmten, jenseits der Grenzen der wahrnehmbaren Welt verlören; dass sie die Gesetze der körperlichen Welt nach jenen der geistigen festlegen wollten und die ganze äussere Welt mit angeblichen Baustoffen konstruieren wollten, die sie aus ihrem Innern genommen hatten, statt dass sie die Beobachtung zur Grundlage ihrer Schlüsse machten.

77 *Es ist interessant festzustellen, dass über weite Räume hinweg eine innere Verwandtschaft in den erkenntnistheoretischen Grundpositionen zwischen Galls Lehre und der Ethologie Lorenzscher Prägung besteht. Wie in dieser nimmt bei Gall die These von den angebornen Grundlagen des Verhaltens und seine Gebundenheit an bestimmte organische Strukturen eine zentrale Stellung ein. Wie die Ethologen diese ihre Stellung gegenüber mechanistisch-milieutheoretisch bestimmten Lehren nach Art des Behaviorismus zu verteidigen haben, ebenso ist Gall nicht müde geworden, von immer neuen Aspekten aus das Angeborensein seiner Grundfakultäten gegenüber den Sensualisten bzw. «Ideologen» zu verteidigen, die den Menschen völlig durch Einflüsse der Umwelt, die er vermittels seiner Sinne aufnehme, bestimmt sein liessen. Die Position, die Gall in dieser erkenntnistheoretischen Auseinandersetzung bezieht, ist für seine später zu entwickelnde Erziehungs- und Zivilisationstheorie bestimmend geworden. Im Zusammenhang mit dieser fällt bereits hier das Wort vom Zivilisationsmenschen als einem künstlichen Produkt und einem Ergebnis einer widerrechtlichen Anmassung über die Natur (Fonct. 4, 416–418).*

Die Hypothese, gemäss welcher alle unsere Vorstellungen und alle unsere Erkenntnisse von den Empfindungen kommen, dass die fünf Sinne die Hauptquelle unserer Fakultäten sind, hat ausserordentlich die Irrlehren über den Urzustand (état primitif) der menschlichen Spezies und ihren allmählich fortschreitenden Zivilisationsprozess begünstigt. In dieser Annahme würde man recht haben zu sagen, dass der Mensch, selbst wenn er mit seinem voll entwickelten gesamten Organbestand geboren würde, er zuerst nicht weniger auf einen sehr begrenzten Intelligenzgrad eingeschränkt wäre; dass alle seine Bewegungen, alle seine Gefühle, alle seine Denkakte langsam und mühselig sein würden; dass der Mensch nur die simple Fähigkeit (la simple capacité) besitzt, sich zu vervollkommnen; aber das Bedürfnis nach Sinneneindrücken und Gegenständen der Aussenwelt hat, damit diese Fähigkeit sich übt, damit die Fakultäten, die Neigungen geschult werden und sich entwickeln. Man würde schliesslich recht haben zu sagen, dass seelisch und geistig der Mensch gänzlich ein künstliches Produkt (ouvrage de l'art) sei; dass unser Urzustand keine Art der Ähnlichkeit habe mit unserem Seinszustand der folgenden Perioden; dass wir heute in unserer ursprünglichen Verhaltensart (notre manière d'être originelle) ebensowenig dem Naturmenschen gleichen, wie eine Eiche nicht der Eichel gleicht und dass der zivilisierte Mensch (homme civilisé) unter die widerrechtlichen Anmassungen (usurpations) gerechnet werden muss, welche die künstlichen Qualitäten und Fakultäten (les qualités et facultés factices) im Reich der Natur vollzogen haben.

Ich habe genug oft dargelegt, dass diese Schlussfolgerungen nur insoweit auf den Menschen anwendbar sind, als seine Kenntnisse zufällige, auf äussere Gegenstände bezügliche sind. Die ganze Physiologie des Gehirns beweist, dass die Vertreter dieser Theorie den inneren Menschen vernachlässigen, die ergiebigste und reichste Quelle menschlicher Interessen; die einzige Quelle der Gemütsbewegungen, der Leidenschaften, Instinkte, Gefühle, Neigungen, Begabungen, die einzige Quelle im allgemeinen jeder Grundqualität und jeder Grundfakultät mit denen ihnen gemeinsamen Attributen. Ich wiederhole es: keine dieser Kräfte kann das Produkt von Empfindungen sein, die von aussen gekommen sind...

78 *Gall war seit seiner Wiener Studienzeit viel zu sehr der beobachtend-vergleichenden Methode verpflichtet, als dass er sich hätte mit dem vivisektorischen Tierexperiment befreunden können. Er lehnte es vielmehr wie Charles Bell in London, Karl Friedrich Burdach in Königsberg und Etienne Jean Georget in Paris energisch ab.*[9] *M. Neuburger (1897, 221f.) hat gezeigt, dass gerade um 1800 die experimentelle Methode – wie übrigens auch die mikroskopische (s. S. 60) – wegen ihrer zahlreichen Fehlerquellen in Misskredit gekommen war. – Den unmittelbaren Anlass zu Galls ablehnender Stellungnahme gaben Flourens' Kleinhirnexperimente*[10]*, über die Cuvier 1823 in sie auszeichnender Weise vor der Akademie berichtete (Neuburger 1897, 333, 339). Da Flourens dadurch das Kleinhirn als Organ der Bewegungskoordination erwies, musste sich Gall, der in ihm den Fortpflanzungstrieb lokalisiert hatte, herausgefordert fühlen. Flourens hat, veranlasst durch Galls Kritik, der ebenso wie Spurzheim Gegenexperimente anstellte (Neuburger 1897, 322), seine Me-*

thode erfolgreich verbessert. – Für Gall gab es prinzipiell mehrere Gründe der Ablehnung, das Tierexperiment zur Klärung von Hirnfunktionen einzusetzen (Young 1970, 48f.): die unzulänglichen anatomischen Kenntnisse, die keine exakte Isolierung bestimmter Regionen gestatteten; die unentwickelte operative Technik bei Abtragung von Hirnteilen; die Verletzung von Nachbarregionen, die zur Verzerrung der Versuchsergebnisse führen musste. Nicht nur, dass Gall ein grosser Tierfreund war, auch sein Versuchsziel, die Aufklärung psychischer und geistiger Fakultäten, war viel zu anspruchsvoll. In der Tat hat ja auch erst eine radikale Reduktion der Fragestellung auf Sensibilität, Erregbarkeit und muskuläre Bewegung den lokalisatorisch-experimentellen Fortschritt der siebziger Jahre ermöglicht (Fonct. 3, 155–157; 6, 248–251).

Das ist eine konstante Beobachtung, dass zur Entdeckung der Funktionen der verschiedenen Körperteile Anatomen und Physiologen immer eher bereit waren, manuelle Mittel anzuwenden als eine grosse Zahl von physiologischen und pathologischen Fakten zu sammeln, diese Fakten zu kombinieren, sie zu wiederholen oder im Notfall die Wiederholung zu erwarten, daraus langsam und allmählich Folgerungen zu ziehen und Entdeckungen nur mit weiser Zurückhaltung anzukündigen. Diese Methode (sc. die experimentelle), gegenwärtig Lieblingsverfahren unserer physiologischen Forscher, beeindruckt durch ihr materielles Vorgehen und verdient die Billigung der meisten durch ihre Promptheit und ihre augenscheinlichen Ergebnisse. Aber man hat ebenso konstant beobachtet, dass das, was durch den Verstümmler (mutilateur) A als unwiderlegbar bewiesen zu sein schien, entweder dem Verstümmler B nicht gelang oder dass dieser in den gleichen Versuchen alle Beweise richtig gefunden hat, um die Folgerungen seines Vorgängers zu widerlegen. Es ist ebenso nur allzu offenkundig, dass ähnliche gewaltsame Versuche das Ärgernis der Akademie-Mitglieder (académiciens) geworden sind, die, verführt von dem Zauber der geistreichen Operationen, mit ebenso grossem Enthusiasmus wie mit Leichtfertigkeit den angeblich gloriosen Entdeckungen ihrer Kandidaten applaudierten.

Ausserdem sind diese grausamen Experimente, wenn sie an Tieren einer ziemlich niederen Klasse angestellt wurden, fast niemals für den Menschen schlüssig. Bei den Hühnern, Tauben, Hasen, Meerschweinchen und selbst bei den neugebornen Tieren einer höheren Klasse steht das animalische Leben noch nicht im entferntesten unter der Herrschaft des Gehirns. Ich will wohl zustimmen, dass man einige Resultate erhalten kann, aber sehr oft äusserst zweifelhafte für die Phänomene der Reizung, der Sensibilität, für die Funktionen der Eingeweide und jene der willkürlichen Bewegung, der Atmung usw.; aber niemals werde ich den Physiologen beistimmen, dass die Läsionen und Verstümmelungen des Gehirns, absichtlich oder zufällig bewirkt, ein Mittel, das einzige Mittel seien, um uns die Funktionen seiner unversehrten Teile kennen zu lehren...

Es ist jedoch nötig zu bemerken, dass meine Beobachtungen oder Einwände gegen die Läsionen und Verstümmelungen besonders gegen jene gerichtet sind, die mit diesem Mittel die animalischen Funktionen des Klein- und Grosshirns erkennen wollen. Ich verstehe unter animalischen Funktionen die Instinkte, Neigungen und geistigen Fakultäten. Aber in dieser Beziehung befinden sich alle Experimentatoren noch in einer ungeheuren Entfernung. Fast immer beschränken sie sich wie Haller, Zinn, Lorry, Lancerotte, die Herren Rolando und Flourens[11] usw. darauf, das Wesen und die Beziehungen der Phänomene der Reizbarkeit und der Erregbarkeit, der Bewegung, sei sie spontan oder willentlich, und der Sensibilität auszuforschen. In dieser Beziehung kann man ihnen, vor allem Herrn Flourens, beistimmen, sehr geistreiche und mitunter schlüssige Versuchsanordnungen ausgesonnen zu haben. Aber er beschränkt sich, was die Sensibilität betrifft, wie alle Philosophen auf Allgemeinheiten, die in Wirklichkeit fast dieselben sind bei den Reptilien, Fischen, Vögeln, den Säugetieren und dem Menschen. Ebenso wie sie alle erregbar und alle sensibel sind, so haben sie auch alle Willen. Wenn sie fressen, trinken, gehen, fliegen, springen, kriechen und schwimmen können, werden sie in das Reich der geistigen Fakultäten eingereiht, sie haben alle Verstand. Einzig unter diesem Gesichtspunkte also verdienen die wahren und konstanten Resultate, die man durch geschickte und kluge Versuchsanordnungen an jungen und niederen Tieren erhalten hat, unsere Aufmerksamkeit.

Aber sobald man wünscht, über die Kunstfertigkeiten, über verschiedene Neigungen, verschiedene Instinkte und verschiedene geistige Fakultäten unterrichtet zu werden, lassen uns die Experimentatoren in einer völligen Wüste. Es ist, wie wenn diese Qualitäten und Fakultäten nicht existierten oder wie wenn es keine Beziehung zwischen ihnen und dem Nervensystem gäbe. Niemals erwähnen sie weder einen Instinkt, noch eine Neigung, noch eine bestimmte Begabung... All das ist in ihren Augen nur Sensibilität oder höchstens modifizierter Verstand. Dass ein solches Tier ein sanftes und ein anderes ein wildes Wesen hat, dass ein solches nur auf den Spitzen der Berge zu leben sucht, während ein anderes niemals die Ebene verlässt... Alles das ist nicht der Mühe wert, um dafür den Grund im tierischen Organismus zu suchen, alles das erklärt sich durch die Einheit des Gehirns und bald sogar ohne Gehirn. Nun gut, meine Herren physiologische Experimentatoren, kläret einen einzigen dieser Punkte. Vor meinen Forschungen dachtet ihr nicht daran. Jetzt ist das Material in euren Händen. Schneidet, stecht, zwickt, nehmt weg, lasst leben eure gemarterten Tiere, solange ihr wollt, und zeiget uns, welche von diesen Fakultäten fortfährt und aufhört sich zu manifestieren. Ihr könnt nicht die Existenz dieser Qualitäten und Fakultäten leugnen, da alle Handlungen der Menschen und der Tiere sie bezeugen. Oder beweiset uns, dass es nur vom Willen, von der Richtung dessen, was ihr Verstand nennt, abhängt, dass der Tiger die Neigungen des Tigers hat, das Schaf diejenigen des Schafes, dass das Nachtigall-Männchen singt und das Weibchen und soviele andere Arten von Vögeln nicht singen, dass der eine Mann trotz aller Hindernisse in der Dichtkunst, im Beobachtungstalent, in der Musikbegabung hervorragt und ein anderer mit allen Fähigkeiten und äusseren Ermutigungen nicht über die Mittelmässigkeit hinausgeht usw. Dass eine solche Tierart sich immerwährend auf derselben Stufe fortschreitender Vervollkommnung befindet; dass ein solcher Instinkt bei einem solchen Alter, einer solchen Jahreszeit auftritt und verschwindet. Wo zeigt ihr uns die materiellen Bedingungen dieser Phänomene auf der Spitze eures Messers! Keiner von euch hat bis jetzt weder genug Philosophie noch genug Mut gehabt, diese Fragen anzugehen. Sonst würdet ihr bald überzeugt gewesen sein von der Unzulänglichkeit und Nichtigkeit eurer grausamen Versuche...

MENSCHEN- UND WELTBILD

79 *Der eminent kosmopolitische Zug der Aufklärung spricht sich auch in dem Ziel der Gallschen Lehre aus, alle Menschen und alle Völker ansprechen zu wollen (Fonct. 1, 313).*

Ich schätze meine Lehre allzu sehr, um sie zugunsten von Vorurteilen oder Meinungen irgendeines Volkes zu verändern. Ich spreche und schreibe weder für die Deutschen noch für die Franzosen allein. Als Naturbeobachter ist meine Absicht, eine Lehre darzubieten und zu verteidigen, die dem Menschen an allen Orten nützlich sein könnte, die mit allen Regierungsformen und der wahren Moral (vraie morale) vereinbar sei und welche zu allen Zeiten den Bedürfnissen der Menschheit angepasst sei, da sie ja aus der Natur der Dinge geschöpft ist. Ich versichere zu gleicher Zeit, dass ich niemals die Unwiderstehlichkeit der Handlungen gelehrt und dass ich überall die Willensfreiheit verkündet habe…

FATALISMUS UND WILLENSFREIHEIT

80 *Wie Gall den Vorwurf des Materialismus stets zu entkräften versuchte, so hat er auch gegen jenen des Fatalismus sich gewehrt und seine Argumente von den antiken Philosophen und den Kirchenvätern geholt (Fonct. 1, 244–251). Mit seiner Definition der Willensfreiheit ist er Bonnet (Fonct. 1, 277) gefolgt und hat den Menschen von den stärksten Motiven bestimmt sein lassen.*[1] *Die Spiritualisten unter Galls Gegnern haben diese Definition ebenso abgelehnt wie Flourens. Wenn Gall einen absoluten Determinismus vermeiden konnte, so geschah es durch seine Annahme der Pluralität der Organe und eine weitere, dass die höheren unter ihnen über die niederen die Oberhand bekommen könnten. In der Verstärkung der edleren Motive hat Gall die Hauptfunktion der sozialen Institutionen (Erziehung, Rechtsvollzug) gesehen*[2]*, wie später zu zeigen sein wird (Fonct. 1, 316f.)*

Was den Fatalismus und die Willensfreiheit anlangt, so habe ich in gleicher Weise bewiesen, dass die verehrungswürdigsten Männer ebenso den ausserordentlich starken Einfluss mehrerer Ursachen auf unsere Entscheidungen anerkannt haben; dass die Empfindungen, Neigungen, Wünsche ebensowie die Vorstellungen und Urteile des Menschen bestimmten Gesetzen unterworfen sind; aber dass man daraus weder den Fatalismus folgern kann, der die Welt des Zufalls entstehen lässt oder der nicht eine höchste Intelligenz als Leitung anerkennt, noch diesen anderen Fatalismus, welcher die Handlungen des Menschen einer blinden Notwendigkeit unterstellt; ebenso habe ich bewiesen, dass eine unbegrenzte und absolute Willensfreiheit der Natur eines Geschöpfes widerspreche, aber dass der vernunftbegabte Mensch kraft der Anlagen, deren Zahl und Edelheit ihn über die Tiere erheben, die Fakultät erworben hat, seine Aufmerksamkeit nicht nur auf die inneren und äusseren Antriebe zu richten, sondern noch dazu auf die edleren Motive, die er aus seinem Innern schöpft und von aussen empfängt; dass er dadurch fähig sei, entweder durch bestehende Motive bestimmt zu werden oder sich durch neue Motive zu bestimmen, die der gut organisierte Mensch dauernd zu Hilfe rufen kann; dass diese Fakultät die wahre Willensfreiheit (veritable liberté morale) bildet und dass diese praktische Freiheit (liberté pratique) die einzige ist, welche die bürgerlichen Einrichtungen, die Erziehung, die Moral und die Religion voraussetzen; dass diese Freiheit, ihren eigenen Gesetzen unterworfen, solche wie der mächtige Einfluss der zahlreichsten und stärksten Motive wie vor allem das Streben nach Glück den handelnden Menschen und seine Obrigkeiten (instituteurs) für all ihre sittlichen Handlungen verantwortlich machen; dass es diese Bedeutung der Freiheit ist, auf der Wert und Notwendigkeit der Erziehung, der Moral, der Gesetzgebung, der Strafen, der Belohnungen und der Religion beruhen. Es folgt also aus meiner Lehre, dass jedesmal, wenn ein gesunder und wohlorganisierter Mensch eine Sache haben wollte, von Anfang an die Möglichkeit bestanden hätte, dass er eine andere entgegengesetzte Sache hätte haben wollen, gewiss nicht ohne Motiv, was ja absurd wäre, sondern weil er andere Motive suchte und sich gab als jene, welche ihn bestimmt haben…

Schliesslich habe ich bewiesen, dass ohne die Existenz des sittlich Bösen und der lasterhaften Neigungen es weder eine Willensfreiheit noch eine Wahl zwischen Gutem und Bösem geben könnte, noch in der Folge eine Androhung künftiger Strafen oder ein Versprechen von Belohnungen; dass alle Diskussionen und Irrlehren über die praktische Willensfreiheit ihren Ursprung in falschen Vorstellungen genommen haben, die man sich über die Ursache des sittlich Bösen und der Neigung zum Bösen machte, weil man die Zufriedenheit, den Hang, die Neigungen und das Verlangen, Ergebnisse der Tätigkeit besonderer Organe, mit dem Wollen oder dem Willen, Ergebnisse der Vergleichung mehrerer Sinnesempfindungen und mehrerer Vorstellungen, verwechselte ebenso wie des Einflusses seelischer und höherer geistiger Kräfte auf die Antriebe der Neigungen und niederen Fakultäten.

VOM BÖSEN

81 *Unter grossem Einsatz theologischer Quellen – im folgenden Text nur teilweise zitiert – setzte sich Gall mit der Frage auseinander, warum Gott das Böse in der Welt zulässt und warum dieses in gleicher Weise Gerechte und Ungerechte trifft. Es ist für seine pessimistische Weltschau und zugleich für die Form charakteristisch, in der in ihr die Erbsünde-Vorstellung nachwirkt, dass Gall das Böse als dem Weltplan vom Ursprung an inhärent betrachtet (Fonct. 1, 253–258 passim).* [3]

...Man hat mich bisher getadelt, im Menschen angeborne böse Neigungen, Triebe zu schädlichen Handlungen zuzulassen, und meine Gegner verfehlten niemals zu bemerken, dass sich unter diesen bösen Trieben der Trieb zu Diebstahl und der Trieb zum Mord finden.

Dass diese Bewunderer der Vortrefflichkeit der menschlichen Spezies mir doch antworteten, warum man zu allen Zeiten und in allen Ländern gestohlen und gemordet hat und warum keine Erziehung, keine Gesetzgebung, keine Religion, weder Gefängnis, noch Zwangsarbeit, noch Rädern bis jetzt diese Verbrechen haben ausrotten können? Stahlen und mordeten diese Menschen aus blossem Vergnügen, ohne irgendeine Versuchung, ohne irgendeinen Trieb? Wird man die Schuld auf ihre Vorfahren abwälzen, wie wenn ihr Beispiel ihnen hätte diese ruchlosen Triebe entstehen lassen? Mag man also erklären, wie die ersten Beispiele stattgefunden hätten und wie Kinder und Kindeskinder, die im wesentlichen nur gute Anlagen gehabt haben würden, gegen ihre Natur schlecht geworden seien mit einer so starken Veranlagung zu Diebstahl und Mord?

Mag dies übrigens die Erziehung und nicht die Natur sein, die uns die lasterhaften Neigungen einflösst, die Schwierigkeit ist immer die gleiche, weil ja die Erziehung um nichts mehr in der Gewalt dessen liegt, der sie empfängt; und die Erziehung könnte niemals weder gute noch böse Triebe entwickeln, wenn ihre Keime nicht in natürlicher und positiver Weise von der menschlichen Natur herstammten. Vergebens werdet ihr euch bemühen, die Taube in einen Adler und den Adler in eine Taube zu verwandeln...

Immer sind die Menschen zu allen Arten von perversen Handlungen geneigt gewesen und werden es weiter sein. Immer sind sie inneren und äusseren Versuchungen ausgesetzt gewesen. Immer sind sie von Fleischeslust, Begierden, Ehrgeiz, Hochmut usw. gequält worden und werden es weiter werden. Niemals hat die Welt aufgehört und wird aufhören der Schauplatz aller Laster wie aller Tugenden zu sein wie Lüge, Schmähsucht, Eifersucht, Neid, Habsucht, Wucher, Unzucht, Rachsucht, Ehebruch, Meineid, Notzucht, Blutschande, Götzendienst, Trunksucht, Streitsucht, Feindschaft, Ungerechtigkeit usw....

So hilft es auch nichts, euch erniedrigt zu fühlen in eurer Schwäche und Unvollkommenheit. Ihr müsst das seelische wie das physische Leid anerkennen und euch um des einen wie um des andern willen den unbegreiflichen Geboten des Schöpfers unterwerfen. Das Eine und das Andere existieren, nicht wie einige sagen, weil Gott es zulässt, denn ein derartiger Zustand würde einerseits einen blossen Zufall und andererseits die Ohnmacht des Schöpfers voraussetzen; sondern sie existieren, weil sie sich in den Plan der ewigen Vorsehung fügen. Ebenso wie die zeitlichen Güter in ungleicher Weise und ohne Ansehen der Person aufgeteilt sind, so auch kommen die physischen Leiden oft ohne Verschulden des Betroffenen.

Gibt es nicht einen dauernden Gegensatz in der ganzen Natur? Bieten nicht die Luft, die Erde und das Wasser einen immerwährenden Schauplatz von Entstehen und Vergehen, von Leid und Lust dar? Was haben die Tiere getan, dass der Mensch, dem sie die nützlichsten Dienste leisten, sie schlecht nährt und sie auf alle Art quält? Wenn die Eltern im Übermass der Lasterhaftigkeit Kinder gezeugt haben, warum müssen die Kinder die Schuld büssen? Wenn der Orkan die Ernte des reichen Müssiggängers verwüstet, verschont er den armen, fleissigen Winzer? Der Gerechte geht trotz seiner Gerechtigkeit zugrunde und der Böse lebt ein langes Leben ohngeachtet seiner Bösartigkeit (Ecclesiast. VII.16). Alles behält sich die Zukunft vor und bleibt unsicher, weil alles in gleicher Weise dem Gerechten und Ungerechten geschieht, dem Guten und dem Bösen, dem Reinen und Unreinen, dem der opfert und dem der nicht opfert... Daher kommt es, dass die Herzen der Menschenkinder mit Bosheit und Verirrung erfüllt sind während ihres Lebens (Ecclesiast. IX.2–3).

Ich habe bis jetzt mich aufmerksam umgeschaut und in der Welt gesehen, dass den Preis im Wettlauf nicht die Flinkesten gewinnen, noch die Tapfersten den Sieg im Kampf, noch den Preis die Fähigsten, noch den Beifall die intelligentesten Arbeiter; sondern es geschieht ihnen allen, wie es Gott gefällt gemäss der Zeit und des Falles. Denn der Mensch kennt nicht einmal die Zeit, die ihm gegeben ist. Wie die Fische am Angelhacken und die Vögel im Netz gefangen werden, ebenso finden sich die Menschen vom Unglück überrascht, wenn es plötzlich über sie kommt (Ecclesiast.IX.11–12)[4]...

SECHS TYPEN VON MENSCHEN

82 *Gall hat aufgrund seiner Vorstellung von der Animalität und Humanität des Menschen – der Mensch, das vollkommenste Tier (s. S. 86) – den interessanten Versuch unternommen, sechs Typen von Menschen herauszuarbeiten. Diese Typen liess er nach ihrem jeweiligen Anteil an Animalität bzw. Humanität bestimmt sein. Wenn auch diese psychologische Typologie allzusehr den Stempel einer schematisierenden Konstruktion an sich trägt, so ist es doch interessant zu sehen, wie er seine Typen durch historische Persönlichkeiten zu exemplifizieren versucht. Charakteristisch für sein pessimistisches Menschen- und Weltbild ist die Schlusspassage mit der Aussage, dass nur wenige Menschen die Meisterschaft über sich selbst erlangen würden (Fonct. 1, 319–325 passim).*

Die Motive, welche die Handlungen von Menschen zu bestimmen streben, kommen also von zwei Quellen. Die einen werden von den inneren Kräften geliefert, die andern kommen von aussen. Folglich muss man, um den Willen des Menschen zu leiten und seine Handlungen zu beurteilen, einige gründliche und detaillierte Kenntnisse dieser zwei Faktoren haben. Diese Kenntnis kann man nur durch ein praktisches Studium des menschlichen Wesens gewinnen, durch ein besonderes Studium jeder Grundqualität und Grundfakultät und der Art, in der sich jede im gesunden Zustand und in den verschiedenen Krankheitszuständen manifestiert.

Erinnern wir uns zuerst, dass der Mensch bis zu einem gewissen Grad eine mit den Tieren gemeinsame Organisation besitzt, dass er an ihren Neigungen, Gefühlen und ihren geistigen Fakultäten teilhat. Bis dort muss der Mensch als Tier betrachtet werden. Aber als Mensch ist er mit Neigungen, Gefühlen, höheren Fakultäten begabt, die in ihm das Wesen des Menschentums verwirklichen und welche, wie wir gesehen haben, das seelische Wesen ausmachen.

Im normalen Gesundheitszustand zeigt sich der Mensch niemals als Nur-Mensch noch als Nur-Tier. Die verschiedenen Beziehungen, die sich aus seiner gemischten Organisation ergeben, aus der Verbindung von Tier- und Menschentum, verdienen also die grösste Aufmerksamkeit. Nur dann wird man alle Gegebenheiten haben, um den Grad der Willensfreiheit jeden Individuums zu messen und den Gebrauch vorauszusehen, den es allem Anschein nach davon machen wird.

Hinsichtlich der inneren seelischen und geistigen Kräfte kann man sechs sehr unterschiedliche Klassen in der menschlichen Gesellschaft festsetzen. Jede dieser sechs Klassen bringt eine Reihe und eine Aktivität von in gleicher Weise sehr verschiedenen Neigungen, Gefühlen und Begabungen hervor.

In der ersten Klasse sind die höchststehenden und menscheneigentümlichen Eigenschaften vollständig entwickelt, während die Organe der tierischen Qualitäten und Fakultäten nur einen sehr schwachen Entwicklungs- und Aktivitätsgrad besitzen.

In der zweiten Klasse erreichen die Organe der tierischen Qualitäten und Fakultäten einen hohen Entwicklungs- und Aktivitätsgrad, während die menschenspezifischen Qualitäten und Fakultäten nur wenig entwickelt und wenig aktiv sind.

In der dritten Klasse haben die mit den Tieren gemeinsamen und menschenspezifischen Qualitäten und Fakultäten eine beträchtliche Entwicklung und Aktivität erreicht.

In der vierten Klasse gibt es nur eine oder einige Neigungen oder Anlagen, die zu einem ausserordentlichen Grad entwickelt sind, während die anderen nur zu einem mittelmässigen Entwicklungs- und Aktivitätsgrad gekommen sind oder sogar unter dem Mittelmass.

In der fünften Klasse sind ein oder einige Organe sehr wenig entwickelt und verbleiben abgestumpft (apathiques), während die anderen vorteilhafter entwickelt und aktiv sind.

In der sechsten Klasse schliesslich sind die mit den Tieren gemeinsamen und die menschenspezifischen Organe beinahe gleich mittelmässig entwickelt.

Betrachten wir jetzt einige allgemeine Resultate dieser verschiedenen Entwicklungsstufen und dieser verschiedenen Aktivitäten dieser und jener Hirnteile, wenn sie nicht durch Motive beeinflusst werden, die ihrer natürlichen Antriebsrichtung entgegengesetzt sind.

Wenn die höheren Qualitäten und Fakultäten, insbesonders die menschenspezifischen sehr die Oberhand gewinnen über die Qualitäten und Fakultäten niederer Ordnung, so wird der Mensch im eigentlichen Sinne das Tier in ihm beherrschen. Die inneren Bewegungen und die ganze Haltung dieser Menschen stimmen mit der Vernunft, dem Rechts- und Sittlichkeitsgefühl überein. Gerecht über die Schwächen der anderen urteilen, Beleidigungen grossmütig verzeihen, Geistesverirrungen nachgiebig dulden, immer rechtschaffen handeln, immer für das allgemeine Wohl arbeiten, ihm ihre eigenen Interessen opfern, immer der Wahrheit Verehrung zollen mit weiser Unerschrockenheit, immer sich überlegen zeigen über Undankbarkeit und Verfolgung, immer von der Wirkung auf die Ursache zurückgehen und sich vor Vorurteilen und Aberglauben hüten usw. usw., das ist so ziemlich das natürliche Streben dieser Menschen, dieser Muster, dieser Wohltäter unserer Art.

Ganz das Gegenteil hat statt bei denen, deren Organe tierischer Qualitäten und Fakultäten eine sehr beträchtliche Entwicklung und Aktivität erreicht haben, während die Organe der höheren Fakultäten nur wenig entwickelt und wenig aktiv sind. Bei diesen ist alles der Sinnlichkeit und dem Irrtum unterworfen. Die tierischen Antriebe sind zahlreich und ungestüm und die Niederlage ist umso beklagenswerter als die höheren Fakultäten und die äusseren Hilfsfaktoren (secours extérieur) sehr schwach sind. Wenn unglücklicher Weise die herrschenden Triebe zu denjenigen zu zählen sind, deren übermässige Tätigkeit die gesellschaftliche Ordnung stürzt, wird dann der Richter-Philosoph erstaunt sein, wenn diese Menschen allzu oft das Opfer ihrer Organisation werden?

In dem Fall, wo die mit den Tieren gemeinsamen Qualitäten und Fakultäten und zugleich die menschenspezifischen in gleicher Weise sehr aktiv sind, resultieren Menschen in einer Zwischenstellung zwischen Tier und Mensch. Sie werden angetrieben durch das eine und abgelenkt durch das andere. Sie sind gross im Laster und gross in der Tugend. In vieler Beziehung sind sie die Vortrefflichkeit und Weisheit selbst. In vieler Beziehung sind sie ebenso den schlimmsten Schwächen und Lastern unterworfen. Die gegensätzlichsten Qualitäten machen oft ausserordentlich problematische Wesen: Ludwig XI., Karl V., Philipp II., Jakob II., Katharina von Medici, die durch eine abergläubische Frömmigkeit die Geissel ihrer Völker waren. Das sind diejenigen, die am fühlbarsten den Kampf der zwei gegensätzlichen Wesen in ihnen beweisen. Das sind die Sokrates, die hlg. Paulus, die hlg. Augustin, die die schwersten Kämpfe durchzustehen hatten und bei ihrem Sieg den höchsten Ruhm der Kraft in Anspruch nehmen können...

In der sechsten Klasse schliesslich findet sich die Menge der gewöhnlichen Menschen. Aber da die mit den Tieren gemeinsamen Organe den grössten Teil des Hirns einnehmen, bleiben diese Menschen auf den Kreis tierischer Qualitäten beschränkt. Ihre Freuden sind jene der Sinne und sie bringen in keiner Hinsicht etwas Bemerkenswertes hervor.

Diese sechs Hauptabteilungen vermengen sich in tausend Modifikationen, wie es bei allen grossen Abteilungen der Natur geschieht. Man sieht, dass eine glückliche Organisation ziemlich selten vorkommt, sodass die Fakultäten einer höheren Ordnung den niederen Fakultäten mit einiger Sicherheit eine günstige Richtung erteilen können. Man kann daher als eine durch die Gesetze der Organisation festgelegte Wahrheit annehmen, dass unter den Menschen eine sehr kleine Zahl in sich allein die Kraft oder zureichende Motive finden würde, um sich selbst das Gesetz zu machen, um sich stets zu Handlungen zu bestimmen, die mit der Würde der edelsten Neigungen, Gefühle und Fakultäten des Menschen übereinstimmen.

ANGEBORNE ANLAGE UND ERZIEHUNG
MEDIOKRITÄT, GENIALITÄT

83 *Früher (s. S. 101) wurde bereits darauf verwiesen, dass die Frage nach den triebmässig oder kulturell erworbenen Verhaltensweisen zu den perennierenden in der Psychologie gehöre. Gall nimmt sie im folgenden Text mit Zielrichtung «Erziehung» pointiert auf, indem er den extrem erziehungszentrierten Standpunkt des Philosophen Claude Adrien Helvetius (1715–1771)*[5] *zurückweist. Gemäss seiner Lehre von den angebornen Anlagen legt Gall auch in der Behandlung von Erziehungsfragen den Schwerpunkt auf jene, lässt aber auch der Erziehung ihr Recht, indem er in ihr das geeignete Mittel sieht, gute Anlagen in einem Akt der Einübung zu verstärken und schlechte zu unterdrücken. Auch hier erweist sich, wie prägend die Wirkung Herders auf Gall war. Mit ihm sieht er in der Erziehung im wesentlichen einen Nachahmungsvorgang. Den Wert und die Notwendigkeit staatlicher Bildungsinstitutionen erachtet er vor allem für die durchschnittlich Begabten als gegeben. Seine Ansicht über den autodidaktischen Weg des Genies scheint vom Genie-*

begriff der Goethe-Zeit stark bestimmt zu sein (Fonct. 1, 132–149 passim).

... Man muss also zugeben, dass jedes Tier aufgrund seiner organischen Anlagen (organisation), Kunstfertigkeiten, Instinkte, Neigungen ganz bestimmte Eigenbegabungen (talens propres determinés) von der Natur erhalten hat und dass der Einfluss der Umwelt (choses extérieures), der Institutionen und der Erziehung darauf beschränkt ist, mehr oder weniger Modifikationen beizubringen.

Ist die Hypothese der tabula rasa und der schöpferischen Kraft der Erziehung für die Menschenspezies mehr zulässig?

In befriedigender Weise über den Einfluss der Institutionen und der Erziehung zu schreiben, würde ein Unternehmen von Bänden erfordern. Ich muss mich daher auf meinen Gegenstand begrenzen und durch einige allgemeine Betrachtungen den Wirkbereich menschlicher Bemühungen auf die seelische und geistige Persönlichkeit (caractère moral et intellectuel) des Menschen aufzeigen.

Die Gegner angeborner Anlagen bestehen auf der Meinung, dass der Mensch, da er von Geburt an von Menschen umgeben ist, sich ihren Fakultäten und ihrem Wesen (caractère) anpasst.

Könnte ich mich nicht fragen, von woher die ersten Menschen, die nur von Tieren umgeben waren, ihre Fakultäten bezogen haben und wie sie erschaffen und erfunden wurden? Gibt es nicht heute noch mehrere Menschen, die in ihrer Kindheit nur von Tieren umgeben waren? Warum nehmen diese Kinder nicht die Instinkte und Neigungen der Tiere ebenso an wie die Fakultäten des Menschen? Wenn die Kinder nicht dieselben Anlagen hätten wie ihre Väter, Mütter und Lehrer, wie würden sie ihren Unterricht annehmen und von ihrem Beispiel profitieren können?... Kennt man schliesslich eine Kunst, durch welche ein Lehrer in seinen Schülern Lust, Liebe, Anhänglichkeit, Zorn, Gut- und Bösartigkeit, Ehrgeiz, Stolz usw. erzeugen könnte? ... Alles bezeugt die Wahrheit dessen, was Herder sagt, dass die Erziehung nur durch Nachahmung stattfinden kann, folglich durch den Übergang des Originals auf die Kopie. Dies setzt voraus, dass der Nachahmer die Fähigkeit haben muss aufzunehmen, was man ihm mitteilt, und es seinem Wesen entsprechend umzubilden wie die Speisen, von denen er sich nährt. Aber die Art, mit der er es aufnimmt, das Mittel, mit dem er es sich aneignet und es gebraucht, das ist es, was sich nur durch die Fakultäten des Empfangenden bestimmen lässt. Daraus folgt, dass die Erziehung unserer Spezies in gewisser Weise das Ergebnis einer doppelten

Tätigkeit ist, nämlich des Gebenden und des Empfangenden. Wenn wir daher sehen, dass die Menschen die Form annehmen, die man ihnen gibt, ist es nicht gestattet, daraus zu schliessen, dass man in ihnen diese Form erzeugt hat. Sie haben sie nur von anderen Menschen, die mit denselben Anlagen begabt sind, entlehnt.

Der Einfluss der Erziehung, des Unterrichts, der Beispiele und der Umwelt (circonstances environnantes) hat hauptsächlich statt, wenn die angebornen Anlagen nicht zu schwach und nicht zu stark sind. Jeder gesunde Mensch mit seiner artspezifischen Organisation hat eben dadurch die Fähigkeit für alle menscheneigentümlichen Anlagen. Das ist es, worauf sich die Natur beim Grossteil der Individuen beschränkt. In dieser Mittelmässigkeit seelischer und geistiger Kräfte ist man sozusagen passiv gegenüber dem Einfluss der Umwelt. Die inneren Fakultäten melden sich nicht selbst. Sie sind in einem Zustand der Indifferenz. Sie packen nichts an und stossen nichts kraftvoll zurück. Und wie nichts diese Individuen zu einem bestimmten Ziel hinzieht, haben sie eben dadurch keine bestimmte Berufung (vocation). Diese grosse Mehrheit der Menschen ist es, von der man mit Recht sagt, dass der Mensch ein nachahmendes Lebewesen (animal imitateur) ist. Vorschriften, Unterweisungen, Erörterungen, die leidenschaftslose Darlegung der interessantesten Wahrheiten haben nur wenig Einfluss auf sie. Das Beispiel ist es, die Nachahmung, welche sie mitreissen, welche die Haltung und oft auch den ernsten Charakter einem Sohn eines Beamten geben und das stolze Auftreten jenem eines Soldaten; die den Franzosen, den Deutschen, den Italiener, den Engländer, den Russen ausmachen, welche Sklaven, Freie, Republikaner usw. machen, aber immer wird die Mittelmässigkeit ihr Teil sein.

Diese Menschen sind es, für die die Erziehung fast alles bedeutet, zumindest unter dem Aspekt des Lebens in der Gesellschaft. Sie sind es für die die Schulen berechnet sind. Es ist jedoch nicht erlaubt, daraus zu schliessen, dass ihre Anlagen zur Aufnahme dieser Erziehung nicht angeboren seien. Wenn Helvetius[6] glaubt, dass bei angebornen Anlagen des Menschen die Erziehung in ihm keine Änderung bewirken könnte, dann nimmt er dem Wesen des Menschen und der Tiere jede Möglichkeit der Modifikation und vermengt die einfachen Modifikationen mit den wesensmässigen Qualitäten und Fakultäten.

Man braucht sich trotzdem nicht vorzustellen, dass selbst für diese Klasse die Ausseneindrücke eine ausschliessliche, absolute und stets gleichförmige Einwirkungskraft bedeuten. Wenn man dazu gelangt, in eine Nation eine gewisse Uniformität hinsichtlich der Gebräuche, der Meinungen, Sitten, Berufe, Künste und Wissenschaften, der Gesetze und Religion einzuführen, dann sind es alle diese Faktoren, die sich nicht nur auf positive Zusammenhänge gründen, sondern auch auf die natürlichen Anlagen. Ohne den Einfluss der Institutionen leugnen zu wollen, ist stets evident, dass der allgemeine Zivilisationsfortschritt das Ergebnis der der menschlichen Spezies eigentümlichen Organisation ist.

Im Kreis dieser positiven Faktoren, die anscheinend durch Institutionen und willkürliche Erfindungen eingeführt wurden, unterscheidet sich jedes Individuum vom andern durch einen eigenen Charakter ebenso wie es sich in seiner Körpergestalt unterscheidet. Diese Eigenschaft ist dem einen gegeben, welche ein anderer nicht besitzt. Jeder hat seine Vorliebe oder eine bestimmtere Begabung für diesen oder jenen Gegenstand. Es gibt also in jedem Menschen etwas, das nicht von der Erziehung herrührt, das sogar jeder Erziehung widersteht. Ebenso haben alle Lehrer erprobt, dass für jeden Schüler eigene Regeln notwendig sind, wenn man die guten Eigenschaften vervollkommnen und die schlechten korrigieren und ihn in den Stand setzen will, sie auf die beste Weise für die Gesellschaft und für sich selbst anzuwenden...

Es gibt eine Erziehung für die gewöhnlichen Menschen. Der geniale Mensch hat die Erziehung, die er sich gibt und die hauptsächlich darin besteht, die empfangene zu verlieren und zu tilgen... Die Genies aller Arten, so sagen die Gegner der angebornen Anlagen, machen eine Ausnahme und bilden eine Klasse für sich. Man kann daraus nicht schliessen, dass die Qualitäten und Fakultäten angeboren seien.

Die Genies sind nichts anderes als sehr stark entwickelte Aktivitäten irgendeiner Qualität oder Fakultät. Wenn also in den Fällen, wo die Fakultäten die grösste Kraft besitzen, der Grund dafür in höchst auffälliger Weise der Organisation anhaftet, dann muss man naturgemäss schliessen, dass der Grund ihrer gewöhnlichen Aktivität sich in gleicher Weise auf die Organisation gründet...

84 *Als echter Aufklärer ist Gall trotz und gerade wegen seiner Lehre von den angebornen Anlagen von der Notwendigkeit der Erziehung überzeugt. Als echter Aufklärer hofft er durch sie Aberglauben und Ignoranz zu überwinden. Das Bild, das er von den in ihrer Ausbildung vernachlässigten und zu Verbrechern gewordenen Menschen zeichnet, ist erschütternd. Ihnen will der Philanthrop*

Gall durch die Erziehung eine Fülle von Motivationsmöglichkeiten anbieten, die die guten menschlichen Anlagen zu einem glücklichen Leben begünstigen. Philanthropische und sozialreformerische Antriebe lassen hier den Skeptizismus und Pessimismus Galls in den Hintergrund treten. Hier fällt das Wort von der natürlichen Gutartigkeit der menschlichen Spezies (Fonct. 1, 327–336 passim).

Nach dem, was ich eben sagte, wird man mir umso mehr entgegnen, dass die Annahme von angebornen seelischen Qualitäten und geistigen Fakultäten die Nutzlosigkeit von Erziehung, Moral, Religion, Gesetzgebung, von Strafen und Belohnungen impliziert. Man muss zur Überlegung gelangt sein, dass diese Institutionen unentbehrlich sind; dass man, um die Menschen zu gesetzesmässigen, edlen und tugendhaften Handlungen zu bestimmen und sie darin zur Selbstentscheidung zu bringen, die Mittel in ihrem Innern entwickeln und pflegen und die äusseren Motive vervielfältigen und bestärken muss. Pascal hat sehr gut gesagt, dass einer der wesentlichsten Vorteile der christlichen Religion ist, dass sie von grundauf die Menschennatur kennt, d. h. alles das, was der Mensch an Grossem und was er an Erbärmlichen hat, und dass sie ihm die reinsten Motive darbietet. In der Tat je mehr die Motive zahlreich, edel und stark sein werden, desto mehr wird der Mensch über sein wahres Wohl aufgeklärt sein und je mehr wird er disponiert sein, eine gute Wahl in seinen Handlungen zu treffen. Man wird ihm überall bei gewissen allzu starken Trieben den Widerstand mit umso grösserem Erfolg erleichtern, als man sie zur rechten Zeit unterdrückt hat; als man durch eine dem Individuum angepasste Erziehung von Kindheit an mehr und kraftvollere Aktivitätsmöglichkeiten für die höheren Triebe, Gefühle und Fakultäten wird geschaffen haben und als man die Vorstellung von den traurigen Folgen amoralischer Handlungen besser vertraut und lebendiger gemacht haben wird.

Wie ist die Erziehung, sei sie privat oder öffentlich, wie ist die Straf- und Zivilgesetzgebung, wie sind die Massnahmen der Regierung, wie die sozialen und religiösen Einrichtungen, die den Völkern am meisten Tüchtigkeit, Fleiss und folglich Glück geben; welche am wenigsten Laster, Verbrechen, Verfolgungen, Unduldsamkeit, Grausamkeit, am wenigsten Zerrüttung im häuslichen Zusammenleben, Wirren und Kriege hervorbringen? Die Lösung dieser Fragen wird des ersten der Menschenfreunde würdig sein…

In den Gefängnissen, von denen wir eine sehr grosse Zahl besucht haben, hat man uns versichert, dass die Mehrzahl der Verbrechen in Provinzen und unter Bedingungen entstanden, wo Unterricht und Erziehung und zwar ebenso die sittliche wie die staatsbürgerliche am meisten vernachlässigt werden. Ebenso setzten sich die Banden von wilden Räubern, die den Schrecken in Holland und den Rheinlanden verbreiteten, wie sich noch überall ähnliche Banden bilden, aus Vagabunden zusammen, die vom Aberglauben sich nähren, jedoch jeder positiven Bildung bar sind...

Die vollkommensten Einrichtungen könnten – es ist wahr – nicht alle Ungeheuerlichkeiten und alle Verbrechen schwinden lassen. Man kann nichtsdestoweniger von einer guten Ausbildung des Volkes eine grosse Verminderung der schlechten Moral erwarten. Wenn man überlegt, wie oft es bei der unteren Klasse vorkommt, dass sie mit geringer Mühe gehoben wird oder nicht mehr voll Vorurteil und Aberglauben ist, wundert man sich, dass nicht mehr Böses geschieht und man wird gezwungen die natürliche Gutartigkeit der menschlichen Spezies (la bonté naturelle de l'espèce humaine) anzuerkennen. Tausend unglückliche Umstände vereinigen sich, um einem in der niederen Volksklasse geborenen Menschen die gefährlichsten Fallen zu stellen: versunken in einer tiefen Unwissenheit, beraubt alles dessen, was seine geistigen und seelischen Eigenschaften hätte bilden können, hat er nur sehr ungenaue Begriffe von Moral und Religion. Die sozialen Verpflichtungen und Gesetze sind ihm ebenso allgemein unbekannt. Einzig und allein beschäftigt, sein Brot zu verdienen, liefern ihn rohe und lärmende Vergnügungen niederen und heftigen Leidenschaften aus. Überall ist er von Versuchungen, Irrtümern, Vorurteilen und Aberglauben umstellt. Unaufhörlich spricht man ihm von angeblichen Zauberern, Dämonenbeschwörern, Schatzsuchern, Wahrsagern, Traumdeutern, Kartenlegern. Man verlockt ihn zu Lotterien und allen Arten von Glücksspiel, welche den letzten Bissen Brot Tausenden von verhungerten Kindern wegnehmen: Geisseln, deren ewige Dauer ein Menschenfreund nicht sehen kann, ohne von Schaudern und Mitleid ergriffen zu sein! Welches häusliche Elend, welche Selbstmorde, Diebereien und Hehlereien rühren nicht von diesen unheilvollen Ursachen her! ...

Man muss zur Ehre des Jahrhunderts, in dem wir leben, feststellen, dass die meisten Staaten in der Gründung vorzüglicher Schulen sich auszeichnen. An mehreren Orten gibt man sogar Erwachsenen, die vernachlässigt worden waren, denselben Unterricht wie den Kindern. Man hat Lehrerbildungsanstalten gegründet. Man erinnert Ehewillige an die Erfordernisse der physischen und psychischen Kindererziehung. Die Regierungen haben begonnen, ausgezeichnete Moral- und Unterrichtsbücher in Romanform usw. usw., angepasst dem Aufnahmevermögen des Volkes, abfassen und hierauf gratis unter das Volk verteilen zu lassen...

Bei einem ungebildeten Volk sind die Regierenden gewöhnlich darauf beschränkt zu befehlen und zu verbieten, was man machen muss und was man nicht machen darf. In seiner Gegenreaktion umgeht das Volk diese eigenmächtigen Verordnungen seiner Behörden, weil es glaubt, dies ungestraft tun zu können. Wenn aber der Mensch vorher eine Erziehung erhalten hat, dann hält er sich gewöhnlich an ein besseres Benehmen und unterwirft sich mit weniger Widerstand den Gesetzen und Vorschriften. Die Behörden handeln daher in Übereinstimmung mit der menschlichen Natur, wenn sie ihren Verordnungen die notwendigen Begründungen beifügen, da dann selbst in den Augen desjenigen, dem sie lästig und willkürlich vorkommen, jeder Anschein von Zwang genommen ist. Andererseits wird eine wohlwollende Gesetzgebung sich hüten, die Gesetze zu vervielfältigen in dem Bewusstsein: je mehr Gesetze, je mehr Übeltäter.

VON DER NATÜRLICHEN GUTARTIGKEIT DES MENSCHEN - EIN SOZIALES PROGRAMM

85 *Galls aufklärerischer Elan hat ihn ein eigenes Kapitel den guten Eigenschaften des Menschen, seiner Gutartigkeit (bonté), seinem Wohlwollen (bienveillance) und Mitgefühl (sensibilité), widmen lassen. Es endet in einem Katalog, in dem Gall sich voll zu den anthropologischen Zielen der europäischen Aufklärung wie auch zu ihrem sozialen Programm bekennt. An manchen Stellen könnte man meinen, den grossen Reformer und Sozialmediziner Johann Peter Frank (1745–1821) sprechen zu hören, mit dem Gall während seiner Wiener Zeit befreundet war (Fonct. 5, 258–271 passim).*

... Prüfen wir den Menschen unter dem zwiefachen Aspekt seiner natürlichen Disposition zur Gut- und zur Bösartigkeit.

Der Schöpfer hat die Menschen bestimmt, in Gesellschaft zu leben. Er musste sie daher mittels eines Prinzips des Mitleids eng verbinden. Sie mussten ihre Freuden und ihre Schmerzen teilen und oft sogar mehr am Unglück des andern leiden als an ihren eigenen Leiden. Die Vorsehung offenbart sich darin in auffälliger Weise. Wenn die Leiden unserer Mitmenschen in uns unglückliche Gefühle erregten, so würde die erste Reaktion angesichts eines Unglücklichen, eines leidenden Menschen sein, uns zu distanzieren anstatt ihm zu Hilfe zu eilen. Dieses Mitgefühl, dieses Gefühl wohl zu tun, ist daher das einigende Band der menschlichen Gesellschaft, der allgemeinen Glückseligkeit (félicité publique)...

Der Mensch ist von Natur aus mehr gutartig, gerecht und wohlwollend als bösartig und ungerecht, vor allem wenn er sich in Ruhe befindet und nicht in eine gegensinnige Bewegung versetzt wird. Die einfachen Leute, das Volk, der wohlhabende Bauer, der fleissige Handwerker sind zu ihresgleichen sehr wohltätig. Man sieht selten unter ihnen ein Waisenkind, das nicht alle Hilfe findet, die seine Lage erfordert. Sie pflegen es wie ihre eigenen Kinder zu behandeln, oft sogar mit mehr Rücksicht. Selten geht der Arme, der an ihre Tür klopft, mit leerer Hand davon. Kurzum, der unmittelbare Impuls ist immer, wohltätig gegen Unglückliche zu sein...

Die wohlwollende Gesinnung dehnt sich bis auf die Nachkommen aus. Der Philanthrop opfert sein persönliches Wohlbefinden seinen Erben, denen, die nach ihm kommen werden. Für sie ist es, dass er Bäume pflanzt, dass er mildtätige Stiftungen für Wohltätigkeitsinstitutionen macht. Für sie ist es, dass er Tag und Nacht arbeitet, dass er Beleidigungen, Beschimpfungen und Verfolgungen entgegentritt, weil er weiss, dass eine Zeit kommen wird, wo man seine Arbeit wegen ihres wohltätigen Einflusses auf das Schicksal der Menschheit preisen wird. Ohne dieses Gefühl des allgemeinen Wohlwollens wieviele Taten, wieviele nützliche Entdeckungen würden unter der Last der Missgunst, der Eifersucht, der Unredlichkeit und der Undankbarkeit der Zeitgenossen erstickt werden!

Setzen wir schliesslich das Wohlwollen auf den Thron! Bald wird dies nur die strikte Notwendigkeit sein, die die Steuern vorschreiben wird; die von Unglück betroffenen Städte und Dörfer werden Trost finden; das Vermögen des Fürsten wird für Werke der Wohltätigkeit verbraucht werden, wie wenn er auf das Eigentumsrecht verzichtet hätte. Rigorose Handlungen werden auf den nicht besserungsfähigen Verbrecher beschränkt sein; die Liebe und das Glück des Volkes werden das Hauptziel der Regierung sein. Die Angeber werden verachtet und verbannt sein; die Verschwörungen im Keime erstickt, bevor sie

Zeit gehabt haben, Unbesonnene in ihr Verderben zu verwickeln. Der Krieg, fast immer eine öffentliche Geissel[7], wird vermieden werden und der Erhaltung des Lebens eines guten Bürgers wird man den Vorzug geben vor dem Tod von tausend Feinden. Der Mensch, der so stark der Gottesverehrung anhängt..., wird darin nicht nur Duldung, sondern völlige Gewissensfreiheit geniessen. Leichtgläubigkeit, Aberglauben, Irrtum, Täuschung, Scharlatanerie, Versklavung, Schikanen, Unterschlagung von Waisen- und Mündelgeldern werden die einzigen Objekte von Reform und Verfolgung sein. Um den Hang zur Grausamkeit zu mildern und das Volk für anständige Unterhaltungen empfänglich zu stimmen, wird die sittliche, religiöse und bürgerliche Erziehung für alle Klassen angeordnet werden. Der Delinquent sogar wird des Mitleides für würdig erachtet werden. Überall wird man die Wohlfahrtseinrichtungen sich vervielfältigen sehen: die Spitäler für Kranke, für Irre, für Taubstumme, für Blinde, für Unheilbare, für alte und invalide Leute usw. Die Barmherzigen Brüder und Schwestern werden den ersten Anspruch auf öffentliche Anerkennung haben. Man wird Heime für Schwangere, Findelkinder, für Waisen entstehen sehen. Überall werden die Schulen, Akademien, Universitäten, die Museen und Bibliotheken die Künste und Wissenschaften zum Gedeihen bringen und die Unterhaltungen der Menschen veredeln.

Das sind die kostbaren Resultate der Gutartigkeit, des Wohlwollens und des Mitgefühls. Wer wird noch wagen zu zweifeln, dass diese schöne Eigenschaft nicht eine der Menschennatur inhärente sei?...

FÜR EIN INDIVIDUELLES STRAFVERFAHREN

86 *Gall hatte schon seit seiner Wiener Zeit ein besonderes Interesse für Sträflinge und Strafvollzug. Wie er in Wien mit dem Polizeiminister Grafen Saurau in Kontakt trat, so suchte er während seiner Vortragsreise in allen grösseren europäischen Städten die Gefängnisse auf, prüfte die Köpfe der Sträflinge und verglich sie mit seinen Befunden. Mit Recht ist er als Vorläufer von Lombrosos Konzeption des Uomo delinquente angesprochen worden. Temkin (1947, 288) hat darauf hingewiesen, dass er mit gleichem Recht ein Pionier des Postulats genannt zu werden verdient, dass Verbrecher zufolge ihrer Veranlagung Gegenstand ärztlicher Bemühungen sein sollten. Gall ist nicht so weit gegangen, jede moralische Verantwortlichkeit des Verbrechers zu leugnen. Was er jedoch mit aller Entschiedenheit verlangte, waren eine alle Umstände der Tat*

berücksichtigende individuelle Beurteilung und ein entsprechender Strafvollzug. In seinem Liberalismus und lebensnahen Pragmatismus konnte Gall kein Verständnis für juridischen Formalismus aufbringen (Fonct. 1, 336–339).

Da die Rechtsgelehrten über die wirklichen Quellen unserer Entscheidungen nicht sehr aufgeklärt sind, halten sie sich wie die Moralphilosophen einzig und allein an den Willen. Unter dieser Bezeichnung stellte man sich sozusagen ein besonderes Wesen vor und machte es unabhängig von der Organisation, vom Geschlecht, der körperlichen Beschaffenheit usw. Höchstens die Minderjährigkeit war es, die man für einigermassen berücksichtigungswürdig hielt. Zeigte der Mensch eine schlechte Veranlagung, dann lag sie in seinem Willen. Tat er das Böse, dann hatte es ein sehr stark ausgeprägter Wille getan. Man dachte nicht an den Unterschied, der zwischen den Trieben und dem willentlichen Entschluss besteht, noch viel weniger an die verschiedenen inneren und äusseren Beweggründe, die zu diesem Entschluss führen. Die Vergehen und Verbrechen wurden als solche selbst betrachtet, ohne Rücksicht auf die Bedürfnisse und die Lage des Verursachers. Um den Willen der Delinquenten zu ändern, hat man lange Zeit die Bestrafung für ausreichend erachtet. Daraus ergaben sich überall Strafgesetze mit dem Ziel, die schuldhaften Handlungen zu bestimmen und für jedes der materiellen Vergehen eine entsprechende Bestrafung festzulegen, aber immer die gleiche, wie verschieden auch immer das handelnde Individuum sei. Die erschwerenden oder erleichternden Umstände wurden eher als äusserliche, unwesentliche Faktoren betrachtet, als dass man sie bedingt durch die besondere Lage und die innere Verfassung des Delinquenten ansah.

Und wenn man diese mangelhafte Gesetzgebung auf in der menschlichen Natur begründete Prinzipien zurückführen will: mag man auf die angebornen Triebe hinweisen, mag man beweisen, dass es nicht in der Macht des Menschen liegt, mehr oder weniger gebieterische Triebe zu haben, dass es nicht in seiner Macht liegt, mehr oder weniger ausgesprochene Anlagen zu haben und dass diese Triebe eine der ersten Quellen unserer Handlungen sind, man stösst auf eine genau entgegengesetzte Meinung: wenn die Neigungen zum Bösen angeboren sind, so sagt man, dann gibt es keine Straffälligkeit bei Vergehen und Verbrechen. Jeder kann ungehindert Böses tun und jeder Verbrecher hat nur zu sagen, dass er diesen oder jenen Trieb hat, um alle seine Handlungen zu exkulpieren und sich von jeder Anklage zu befreien.

Meine Leser sind genug vorbereitet, um ihnen die Zurückweisung einer solchen Argumentation zu überlassen. Sie sind ebenso überzeugt, dass, wenn die Menschen nur sich allein überlassen wären, sie nicht alle in sich gleich zahlreiche und gleich starke Beweggründe finden würden, um das Gute zu tun und das Böse zu lassen. Sie wissen, dass es Triebe gibt, deren übermässige Aktivität zu Gesetzwidrigkeiten führt und deren widerrechtliche Wirkung das Böse zur Folge hat. Sie wissen daher ebenso, dass jeder Mensch nicht im gleichen Grade Willensfreiheit besitzt und dass folglich jeder Mensch in der Frage der inneren Schuldhaftigkeit nicht im selben Grade schuldhaft ist, obwohl die materielle Handlung und die äussere Straffälligkeit die gleichen sind. Dieselbe Handlung kann bei einem Menschen nur indifferent sein, während sie bei einem andern zum Gegenstand einer moralischen Verantwortlichkeit wird. Daher ist dieselbe Handlung, die für den einen ein Gegenstand des Tadels und der gerechten Bestrafung ist, für einen andern nur ein Gegenstand des Mitleids. Um den Grad der inneren Schuldhaftigkeit[8] zu bewerten, wäre es notwendig, genau den Einfluss des Alters, Geschlechts, des Gesundheitszustandes, der seelischen Lage und tausend zufälliger Umstände im Augenblick der gesetzwidrigen Handlung abzuwägen. Aber wessen Gesamtsituation ist zur Genüge so bekannt, dass der Mensch ein immer angemessenes Urteil über Verdienst und Nichtverdienst seiner Mitmenschen fällen könnte? Alles das ist nur dem möglich, der Herz und Nieren prüft. Wenn es sich daher handelt, Gerechtigkeit in ihrem genauesten Sinn auszuüben, dann müsste man es Gott allein anheimstellen.

Jede weise Gesetzgebung muss daher auf den Anspruch verzichten, die Gerechtigkeit auszuüben. Sie muss sich ein Ziel vornehmen, welches erreichbar ist und das Wohl der Bürger im besondern und jenes der Gesellschaft im allgemeinen sichert. Dieses Ziel muss, soweit es die menschliche Natur gestattet, sein, den Delikten und Verbrechen vorzubeugen, die Delinquenten zu bessern und die Gesellschaft gegen die Unverbesserlichen zu schützen. Das ist alles, was man vernünftiger Weise von menschlichen Einrichtungen erwarten kann.

Wie dieses Ziel erreichen?

(Fonct. I, 356–358) Ich sehe mit Schmerz voraus, dass noch Jahre verstreichen werden, bevor meine Lehre über die menschliche Natur allgemein wird angenommen werden. Und wenn dieser Augenblick für die Physiologen, Pädagogen und Philosophen gekommen sein wird,

werden die Rechtsgelehrten noch länger zögern, sie auf die Strafgesetzgebung anzuwenden. Die Gesetze sind für sie eine Art Religion, deren kleinste Abänderung ihnen eine Häresie erscheint. Da ist nicht ein einziger aufgeklärter Mann, da ist eine Gesamtheit von mehreren Menschen, welche die Gesetze machen; und wo in einer Menge von Gesetzgebern gleiche Kenntnisse finden? Es ist daher zu befürchten, dass die wahren Bedürfnisse der menschlichen Natur noch zu sehr im allgemeinen unverstanden bleiben, als dass das Strafgesetzbuch alsbald die Menge von Hindernissen, Vorurteilen, alten Gewohnheiten überwindet, die ihm vom Ursprung an anhaften.

Das Strafgesetzbuch bestimmt die Natur der Vergehen und Verbrechen und legt dann die Strafe fest. Es ist das Materielle der Tat (la matérialité de l'acte), nach dem sich das Strafausmass richtet, ohne Rücksicht auf die handelnde Person, noch auf die Person, die büssen muss. Zweifellos begegnet man zu vielen Schwierigkeiten, um anders zu verfahren und man glaubt, dass dies das einzige Mittel wäre, um eine vollkommene Gleichheit und Unparteilichkeit in der Ausübung des Rechts zu gewährleisten. Aber es ist klar, dass man sich genau dadurch der schmerzlichsten Ungerechtigkeit schuldig macht und dass man fast immer die gerechte Wertung des Verbrechens und folglich die richtig bemessene Strafzuteilung verfehlt.

Ich unterbreite den Rechtsgelehrten einige Überlegungen zum Bedenken, welche notwendiger Weise tausendmal vorgelegt und tausendmal zurückgewiesen werden müssen, vielleicht aus dem einzigen Grund, dass ihr Prinzip aus der genauesten Kenntnis der menschlichen Natur geschöpft ist.

Die Vergehen und Verbrechen werden nicht von selbst begangen. Sie können daher nicht als abstrakte Wesen betrachtet werden.

Die Vergehen und Verbrechen sind Erzeugnisse (produits) handelnder Individuen. Sie empfangen daher ihre Eigentümlichkeit (caractère) von der Natur und der Situation dieser Individuen. Und sie werden nur nach der Natur und der Situation dieser Individuen selbst bewertet und bestimmt werden können.

DIE NOTWENDIGE REFORM DES STRAFVOLLZUGS

87 *Auf seiner Vortragsreise hat Gall 1806 auf Aufforderung des Grossherzogs von Baden (M. Neuburger 1917, 20) einen Plan zur Reform des Strafvoll-*

zugs ausgearbeitet. Seine gründlichen Kenntnisse der Missstände in den Gefangenenhäusern hat er in dem folgenden Text niedergelegt. Die Reform der Zuchthäuser war durch Philanthropen wie den Engländer John Howard und den Amerikaner Benjamin Rush in Philadelphia bereits in Gang gekommen. Der italienische Jurist Cesare Beccaria-Bonesana hatte in seinem «Trattato dei diletti e delle pene» 1764 – Gall zitiert ihn in französischer Übersetzung – einen sinnvollen Strafvollzug postuliert. Alle diese Bewegungen vereinigen sich in Galls Forderungen nach Besserungs- statt Zuchtanstalten, nach geeigneten Unterrichts- und Erziehungsmassnahmen als sicherstem Mittel der Verbrechensprophylaxe (Fonct. 1, 340–348 passim).

Wir haben gesehen, dass der Mangel an Unterricht, die Unkenntnis von Sitten- und Religionsvorschriften, von Gesetzen, von Pflichten gegen Menschen und gegen Gott eine der Hauptquellen der kriminellen Vergehen des Menschen sind. Man muss daher von aussen ergänzen, was diesen Individuen an innerer Organisation und Erziehung fehlt. Zunächst müssen die Zuchthäuser Besserungsanstalten werden. Die Haltung, die man in den Gefängnissen gegen die Delinquenten einnimmt und die bis jetzt an vielen Orten die gleiche ist, vernichtete völlig das Ziel irgendeines Besserungsbemühens.

Die gewöhnlichen Kriminellen, selbst wenn ihre Vergehen verschieden waren, waren für gewöhnlich in grosser Zahl gemeinsam inhaftiert. Wir haben sogar mehrmals die nur mutmasslichen Delinquenten mit den abgeurteilten Sträflingen vermengt gesehen... Sie profitieren von jedem Augenblick, den sie sich der Aufsicht entziehen können, um sich ihre Erlebnisse zu erzählen. Jeder geniesst äusserste Befriedigung, die andern mit seinen Kunstgriffen bekannt zu machen. Und auf diese Weise sind sogar nach dem Urteil der Sträflinge die Gefangenenhäuser Lehrgänge, Schulen, wo man alle Arten von Gaunereien lernt... Oft lässt man Männer und Frauen beisammen. Daher kommt es, dass man in den Gefängnissen selbst tätig ist, um sie zu bevölkern. Mitunter gestattet man den Sträflingen, ihre Kinder bei sich zu haben...

Man hat seit langem auf einen Unterricht der Unwissenden, auf einer Verbesserung der Verirrten, auf Sanierungsmassnahmen für Delinquenten und auf Ausrottung der Vergehen bestanden. Aber diese Vorschriften sind nicht genug allgemein zum Vollzug gebracht. In Philadelphia ist es, dass man sie zum erstenmal praktiziert hat. Die glücklichen Erfolge davon haben andere menschenfreundliche Regierungen zur Nachahmung des Beispiels ermutigt. Mehrere Staaten haben ohne

Zusammenhang mit den Sträflingshäusern Reform- und Besserungsanstalten gegründet, wo der Unterricht das Hauptziel ist und wo man die Häftlinge an fleissige Arbeit und an einen anständigen Beruf gewöhnt. Andererseits ist die Bestrafung nicht mehr das einzige Ziel in den Gefangenenhäusern. Man hat auch die sittliche Verbesserung im Auge. Man gibt täglich den Häftlingen Lese-, Schreib-, Rechen-, Moral- und Religionsstunden. Man sucht vor allem ihre Aufmerksamkeit auf die bürgerlichen Pflichten und die wechselseitigen Beziehungen im Leben der Gesellschaft zu lenken. Die ungelernten Häftlinge werden angehalten, einen Beruf zu erlernen und jene mit besserer Führung dienen dann als Meister und Aufseher. Die einen Beruf können, üben ihn aus. Man kann die auf diese Weise regulierten Gefängnisse als Fabriken betrachten. Die Arbeitsleistung der Häftlinge kommt reichlich für ihren Unterhalt auf. Indem man ihnen bessere Nahrung gibt, bewirkt man, dass unter hundert kaum sechs arbeitsunfähig sind. Man vermeidet dadurch die Art bestehender Ungerechtigkeit, die Störer öffentlicher Ruhe auf Kosten der Gesellschaft zu ernähren. Das, was jedes Individuum über die ihm vorgeschriebene Summe erwirbt, wird zurückgelegt. Man gibt einen Teil seiner Familie, wenn sie in Not ist, oder dem Häftling bei seiner Entlassung, damit er während der Arbeitssuche nicht genötigt sei, Ausschreitungen zu begehen...

Wie in der Tat soziale Haltung (vertus sociales) von Leuten verlangen, die völlig in Unkenntnis über die gegenseitigen Verflechtungen ihrer Sonderinteressen mit jenen der Gesellschaft sind? Ausserdem wird kein Vergehen begangen, ohne dass Leben und Wohl redlicher und unschuldiger Menschen nicht auf irgendeine schädliche Weise in Mitleidenschaft gezogen wird. Man muss daher zumindest für die Gesellschaft tun, was man für den Delinquenten nicht zu tun willens ist. Dies wird nur dann möglich sein, wenn man mit der Strafe die Sorge für Geistes- und Herzensbildung verbindet und man in zureichender Weise sicher sein könnte, dass man entsprechend der Pflicht zur Vorbeugung von Vergehen alle notwendigen Massnahmen, die die Erfahrung, die Gesetze der Organisation des Menschen und die Kenntnis seiner Bedürfnisse lehren, für die Unglücklichen und für den Staat getroffen hat. Solange man sich nur mit Verbieten und Bestrafen zufrieden gibt, wird man nur zur Gehorsamsleistung motivieren, aber oft wirkt diese Motivation nur solange, als die Bestrafung gesichert erscheint. Wenn man dagegen den Geist aufklärt und ihm eine Fülle edlerer Motivationen aus der Moral und Religion verschafft, so gibt man ihm Mittel, deren Wirkung niemals vergeht. Der Mensch lernt dann Beweise seiner Handlungen verstehen, denen er sich nicht entziehen kann. Möge man nicht aus den Augen verlieren, dass der Mensch bei der Wahl zwischen zwei Gegenständen nicht ohne Motivation einen vor dem andern den Vorzug gibt und dass die Vollendung des Willensaktes in der Erkenntnis der guten Beschaffenheit und Vorzüglichkeit der Motivationen besteht...

DER MENSCH, WIE ER IST

88 *Galls Menschenbild wäre unvollständig, wollten wir neben seinem philanthropisch-reformerischen Optimismus nicht auch seinen nüchternen Realismus zu Worte kommen lassen (Fonct. 4, 86f.; 4, 32f.).*[9]

Es gibt im Menschen eine Neigung, die stufenweise fortschreitet von der einfachen Gleichgültigkeit bis zum Anblick des Leidens der Tiere und von dem simplen Vergnügen, töten zu sehen, bis zu dem unabweislichen Verlangen zu töten. Das Mitgefühl weist diese Lehre zurück, aber sie entspricht nur allzu sehr der Wirklichkeit. Wer immer die Phänomene der Natur angemessen beurteilen will, muss den Mut haben, die Dinge zu nehmen, wie sie sind und ganz allgemein, den Menschen nicht besser zu machen, als er ist...

Im Übrigen habe ich gesagt, dass ein Lebewesen fähig ist, von einer Anzahl umso stärkerer Motivationen bestimmt zu werden, als es dem Einfluss einer grösseren Zahl von Organen unterworfen und als sein Hirn mehr zusammengesetzt ist. Der Mensch ist nicht einzig und allein für die Freuden der physischen Liebe empfänglich, er ist überdies fähig, sich von dem Zauber der Schönheit, der Attraktivität hervorragender Eigenschaften usw. gewinnen zu lassen. Das ist bei ihm der Grund des Unterschiedes zwischen physischer und seelischer Liebe. Aber diese zwei Arten von Liebe sind einander näher als viele Leute es glauben. Warum werden die Wortführer der platonischen Liebe nicht für diese seelische Liebe durch diese, sie bezaubernden Eigenschaften entflammt, wenn sie sich auf einen alten Mann oder eine alte Frau verteilen? Das, was wir seelische Liebe nennen, ist sie nicht zum guten Teil eine Illusion, die gewöhnlich endet, wenn die physische Liebe bei den Tieren beginnt...

HERRSCHAFTSFORMEN UND ORGANISATION

89 *An die Zeugnisse, die Galls Realismus und Pragmatismus bekunden, möchten wir auch jenes über die politischen Staatsformen anschliessen. Persönlich hatte Gall mit der Monarchie Franziszeischer und Napoleonischer Prägung keine guten Erfahrungen gemacht. Sein Ideal mag er wie Johann Peter Frank in Joseph II. erblickt haben (Ackerknecht 29), dessen Kreis er zuweilen angehört zu haben scheint (Fonct. 4, 438). Wie wir bereits hörten, hat er seine Lehre, unabhängig von jeder Staatsform, als eine kosmopolitische betrachtet. Gemäss seiner These von den angebornen Eigenschaften sah er ebenso Aufstiegschancen für den sozial Benachteiligten wie den Abstieg unbegabter sozial Privilegierter. Sein Realismus und das Stück Geschichte, das er miterlebt hat, lehrten ihn, dass schliesslich der Geltungs- und Machtanspruch des einzelnen in dieser wie in jener Herrschaftsform sich durchsetze (Fonct. 4, 255f.).*

... Da nun einmal der Mensch bestimmt ist, in der Gesellschaft zu leben, müssen die einen zum Herrschen und die andern zum Gehorchen geboren sein. Herren und Sklaven, das sind die zwei Stände bei den Barbarenvölkern und von dort aus glaubt der Mensch, die höchste Stufe der Zivilisation erklommen zu haben. Jeder kühne Versuch, den er macht, um das Joch der Autorität abzuschütteln, beweist ihm, dass er unfähig ist, die Freiheit zu ertragen. Es ist keineswegs wahr, dass die Menschen gleich geboren würden und dass sie bestimmt seien, aufeinander den gleichen Einfluss auszuüben. Die Natur hat jedem von ihnen einen verschiedenen Standort zugewiesen, indem sie ihnen eine Organisation, verschiedene Neigungen und Fakultäten gab. Derjenige, der in der Knechtschaft geboren ist, erhebt sich zum Rang des Herrn, wenn er mit Talent, Wert, Mut und Herrschergeist begabt ist; und derjenige, welcher in einer Autoritätsstellung geboren ist, steigt herab in die Reihe des Knechts, wenn er nicht die Gaben zu bewahren weiss, die er einer Laune des Schicksals verdankt.

Mag man die Kinder bei ihren Spielen beobachten. Immer gibt es einen, der die Stellung über die anderen beansprucht. Er wird General, Minister und Gesetzgeber, ohne dass er selbst, noch die anderen es vermutet hätten. Das Gleiche findet in den Schulen und Familien statt...

In den zivilen und militärischen Institutionen sieht man überall nur Vorgesetzte und Untergeordnete. Allmählich, indem sich die Macht immer mehr und mehr konzentriert, findet sie sich am Ende, gütlich oder gewaltsam, in der Hand eines Einzelnen. Das eben ereignet sich bei allen Regierungen welcher Form auch immer und bei allen Gemeinschaften. Sogar in der Republik gibt es immer einen einzigen Mann, der meinungsbildend wirkt. Diejenigen, die gegen die Monarchie revoltieren, sind dazu nur durch Missgunst und Eifersucht veranlasst, getrieben von ihrer Herrschsucht... (Fonct. 4, 273)... Diese Menschen würden alle Throne stürzen, um sich selbst zu Despoten einzusetzen. Die Organisation bestätigt daher das, was die Geschichte aller Zeiten uns über das Ziel der Revolutionen gelehrt hat: Entfernt euch von hier, damit ich mich an die Stelle setzen kann...

VOM URSPRUNG DER KÜNSTE UND WISSENSCHAFTEN UND VERSCHIEDENER STÄNDE

90 *Rousseaus Kulturentstehungstheorie*[10] *hat Gall, wie man aus dem Eingang des folgenden Textes ersieht, stark beschäftigt. Gegenüber den vorwiegend im Milieu gelegenen Faktoren Rousseaus stellt Gall mit Nachdruck die in der biologischen Organisation des Menschen gelegenen Kräfte in den Vordergrund. Dabei kommt er auch auf die Rolle des Zufalls und des Genies bei Erfindungen und Entdeckungen zu sprechen. Der starke Anteil, den er dem genialen Menschen im Kulturentstehungsprozess zuschreibt, entspricht seiner These von der Angeborenheit aller, auch der genialen Eigenschaften (Fonct. 6, 439–442 passim).*

Beinahe jeder schreibt den Ursprung der Künste, der Wissenschaften und der verschiedenen Stände entweder dem Zufall oder den Bedürfnissen oder der Überlegung zu. Man lässt aus denselben Quellen die ersten für den Menschen unentbehrlichen Beschäftigungen entstehen. Die Jagd und die Fischerei, sagt man, sind erfunden worden, weil die Früchte, die die Erde ohne Kultur hervorbringt, sich als unzureichend für die Ernährung der Familien erwiesen. Als die Familien, so fährt man fort, bis zu dem Grade sich vermehrten, Horden und Volksstämme zu bilden, wurden diese genötigt, ihre Zuflucht zum Ackerbau zu nehmen. Die Frauen und die Kinder fanden nicht mehr genügend Nahrung, der Mann wurde gezwungen, sich besonders an eine Frau anzuschliessen und mit ihr die häuslichen Sorgen zu teilen. Das ist der erste Ursprung der Ehe und der Gesellschaft, die immer zahlreicher wird. Jetzt wachsen alle Bedürfnisse, alle Begierden, alle Leidenschaften, Frucht der Ungleichheit der Bedingungen, die Eitelkeit, Sucht nach Auszeichnungen und Ruhm, Ehrgeiz, Habsucht, Krieg, der Luxus mit seinen Ausschreitungen, denen er zur Nahrung dient, die Gesetze, eine Polizei, die Religion, der Geschmack an lebhaften Erregungen, die Musik, die Beredsamkeit, die Poesie, die Schauspiele.

Wenn äussere zufällige Ursachen die Quelle all dieser Erfindungen sind, warum bringen dieselben Ursachen nicht dieselben Wirkungen bei den Tieren hervor? Warum baut der Hund keine Hütte, um sich vor den Unbilden der Witterung zu schützen?...

Als ich von den Grundkräften der Menschen und der Tiere handelte, habe ich auf diese Fragen in der befriedigendsten Weise geantwortet. Die wahre Quelle unserer Künste und Wissenschaften sind unsere Instinkte, unsere Neigungen, unsere angebornen Fakultäten, unsere innern Bedürfnisse... Der Zufall kann einer bestehenden Fakultät Gelegenheit geben, ihre Aktivität zu entwickeln, aber er ist jedesmal unnütz, wenn die Fakultät nicht existiert... Der Fall eines Apfels vom Baum wurde für Newton die Gelegenheit, die Gesetze der Schwerkraft zu entdecken... Wie oft hatte man die Äpfel vom Baume fallen sehen, ohne im geringsten zu ahnen, dass die Phänomene vermöge bestimmter Naturgesetze stattfinden?...

(Fonct. 6, 459) ... Alles das, was der Mensch unmittelbar durch die Kraft seiner Fakultäten und Qualitäten erreichen kann, alles das gehört zum Bereich des Genies. Es hat und wird jedesmal erreichen, dass die Entwicklung seiner Organe zu einem sehr hohen Grad von seiten der Natur begünstigt werde und werden wird. Wo jedoch der Fortschritt der Künste und Wissenschaften ein besonderes Zusammentreffen glücklicher Umstände, besonderer Verkettungen erfordern, ist es nicht mehr möglich, eine Grenze den Erkenntnissen und Entdeckungen abzustecken. Die positiven Künste und Wissenschaften, die Geometrie, Astronomie, experimentelle Physik, die Schiffahrt, Chemie, Anatomie, Chirurgie, Medizin, Agrikultur, Naturgeschichte usw. gleichen sich, verglichen mit ihrem vorherigen Zustand, nicht mehr. Da jedoch unser Fassungsvermögen immer begrenzt ist, verlieren wir notwendiger Weise das an vorhandenen Kenntnissen, was wir an neuen erwerben. Und selbst wenn die Masse der Gesellschaft durch unendliche Entdeckungen würde bereichert worden sein, die Einzelnen würden darüber nicht weiter verwundert sein. Jeder ist gezwungen, sich auf einen besonderen Kreis zu beschränken, um ein wenig im Laufenden seines Wirkungsfeldes zu bleiben. Und kaum hat man begonnen, über

sein Arbeitsfeld Meister zu sein, wird man in den Abgrund des Nichts geschleudert...

MENSCH, GESELLSCHAFT UND FORTSCHRITT

91 *Der Pessimismus und Skeptizismus Galls kommt zum vollen Durchbruch in der Diskussion des Fortschrittsproblems. Temkin (1947, 302f.) hat mit Recht festgestellt, dass Gall im Gegensatz zum Fortschrittsdenken seiner Zeit*[11] *stand, ja dass er als radikaler Vorkämpfer jenes Skeptizismus zu gelten hat, der eine stete Vervollkommnung der Menschheit*[12] *leugnet. Unter diesen negativen Zeichen steht das Bild, das Gall von den verschiedenen Schichten der Gesellschaft und der Geschichte der Völker entwirft. Ackerknecht (1956, 29) hat auf den seltsamen Kontrast zwischen dem Fortschritts-Pessimisten und dem glühenden Sozialreformer Gall aufmerksam gemacht. Man wird ihn als einen in seiner Persönlichkeit gegebenen hinzunehmen haben (Fonct. 6, 447–463 passim).*

Der Mensch wird nicht andere Qualitäten und Fakultäten manifestieren können als diejenigen, deren Manifestation ihm mittels materieller Werkzeuge möglich gemacht wurde. Aber die Zahl dieser materiellen Werkzeuge ist festgelegt. Insofern die gegenwärtige Schöpfung weiterbestehen wird, wird die Zahl der Hirnorgane weder vermehrt noch vermindert werden. Folglich kann die menschliche Spezies weder irgendeine Qualität oder Fakultät erwerben noch verlieren, sei sie gut oder schlecht... Ebenso ist die Organisation der menschlichen Spezies unveränderbar. Folglich kann ihr seelischer und geistiger Charakter nicht irgendeine wesentliche Änderung erfahren.

Ich habe an mehreren Stellen dieses Werkes alles zurückgewiesen, was man hinsichtlich des angeblichen Einflusses des Lebens in der Gesellschaft auf den Ursprung künstlicher Qualitäten und Fakultäten behauptet. Es kann im Menschen weder künstliche Qualität noch künstliche Fakultät geben. Er ist kraft seiner Organisation wie mehrere Tierarten bestimmt, in Gesellschaft zu leben. Demzufolge muss er mit allen Qualitäten und allen für die Erhaltung des gesellschaftlichen Verbandes (réunion sociale) notwendigen Fakultäten ausgestattet sein. Das Leben der Menschen in Gemeinschaft (communauté des hommes) ist das Ergebnis und nicht die Ursache ihrer seelischen Qualitäten und geistigen Fakultäten...

Welche sind schliesslich diese Qualitäten und Fakultäten, die man vom Stand der Zivilisation wollte ableiten lassen? Ist dies das Eigentum? Ich habe bewiesen, dass das Gefühl für Eigentum nicht nur der menschlichen Spezies angeboren ist, sondern ebenso den Tieren. Ich habe bewiesen an derselben Stelle, dass Wilde und Barbaren seit je Besitz gehabt haben... Ebenso sind alle angeblichen künstlichen Fakultäten ursprüngliches Erbe der menschlichen Spezies und nicht Folge-Wirkungen von Erfindungen und Entdeckungen. Diese Veranlagungen von Menschen ohne Kultur, die Veranlagungen der Wilden und Barbaren sind es, an denen man die natürlichen Anlagen zivilisierter Völker studieren muss... Oder macht das Umgekehrte: untersucht die Neigungen und Fakultäten des Zivilisationsmenschen und ihr werdet die Neigungen und Fakultäten der Wilden und Barbaren wiedererkennen. Die Keime von allem, was die Menschen jemals gemacht haben und jemals machen werden, sogar die Ursprünge politischer Formen sind in der Organisation des Menschen beschlossen. Die Zeiten, die Umstände entwickeln sie und bringen sie allmählich zum Reifen. Alles ist nur Modifikation, das Wesentliche ist und wird überall und immer das Gleiche sein...

Die Menschen in der Umgebung gebildeter und gelehrter Menschen schreiben gerne der Mehrheit der Menschen die Fortschritte und Vervollkommnungen zu, welche einer kleinen Zahl von Individuen zukommen. Während der ganzen Geschichte des Menschengeschlechts ist die Mehrzahl der Menschen immer der Unwissenheit, dem Irrtum, Vorurteil und Aberglauben verhaftet gewesen. Die Knechtschaft, Grausamkeit, die lärmenden und rohen sinnlichen Vergnügungen sind immer ihr Teil gewesen.[13] Die Jäger, Fischer, Bauern besitzen kaum die notdürftigsten Kenntnisse für ihren Beruf. Alles wird mechanisch ausgeführt. Sich von der Routine entfernen, Neuerungen und Verbesserungen einführen, ist eine Narrheit, Lächerlichkeit, ein Verbrechen in ihren Augen.

Die Handwerker sind beinahe gleich. Der grösste Teil gleicht eher Automaten als verständigen Wesen. Die Taglöhner, mit einem Wort, alle Menschen, die gezwungen sind, den grössten Teil ihrer Zeit für die Lebensnotdurft aufzuwenden, denken entweder nicht weiter oder haben nur wenige Vorstellungen hinsichtlich der Befriedigung ihrer Bedürfnisse.

Gehen wir zu den höheren Klassen. Die Wirkung der Staatenlenker auf Gedeihen und Verfall von Kunst und Wissenschaft ist in der Tat unberechenbar. Sie wissen, dass es ihr eigener Nachruf ist, den sie durch Ermutigung der Talente fördern. Sie wissen, wenn ihre kriegerischen Unternehmungen die Welt in Erstaunen versetzen, dass die dadurch begünstigte Industrie ihnen die Segenswünsche der Jahrhunderte verschafft. Aber die Masslosigkeit ihrer Belastungen und die Tyrannei ihrer Etikette gestatten ihnen kaum einige Augenblicke der Sorge für Erfreulicheres zu widmen. Nur allzu oft flössen ihnen eifersüchtige und ignorante Günstlinge Verachtung gegen die Menschen ein, die voll Kraft und Schwung gegen die Missbräuche ihrer Zeit zu Felde ziehen. Und anstatt dass die edelsten und bestgemeinten Anstrengungen der Genies gut aufgenommen werden, werden sie, wenn nicht völlig erstickt, zumindest unterdrückt oder gedrosselt.

Diejenigen, welche in sattem Müssiggang dahinleben, gewinnen Ämter und Ehren, strotzen vor Ordenssternen und Ordensbändern und verschwenden ihr Dasein auf der Suche nach Vergnügungen der Sinne. Ihr Vermögen und ihr Einfluss ersparen ihnen nachdenken zu müssen und begünstigen den so natürlichen Hang von fast allen Menschen zur Faulheit. Deshalb sind ja Prunk und Ignoranz ebenso untrennbar wie Verschwendung und Elend. Von daher die traurige Wahrheit, dass die Klasse von Menschen, die von ihrer eingebildeten Erhabenheit mit Verachtung auf den Pöbel herabschaut, dennoch, was Aufklärung anlangt, auf derselben Stufe steht wie er. Dieselbe Gleichgültigkeit, dieselbe Voreingenommenheit, dieselbe Abneigung gegen neue Wahrheiten. Dieselbe Hartnäckigkeit, vor eingefahrenen Irrtümern die Ehrfurcht zu bewahren, dieselbe Leichtgläubigkeit, derselbe Aberglaube. Der zukunftweisende Vogelflug, die zukunftweisenden Eichen von Dodona, die thessalischen Zauberer und ägyptischen Magier und das delphische Orakel sind durch Kartenaufschlagen, Wahrsager und Weissager, durch Traumdeuter, Vorahnungen und Eingebungen, durch Kobolde, Gespenster, durch unheilvolle Tage und Zahlen ersetzt...

Man sieht Völker während tausenden von Jahren in einem mittelmässigen Zustand stillstehen. Aber keines würde sich lange Zeit immer mehr zur moralischen und geistigen Vollendung erheben können. Überall werden Ebbe und Flut des Meeres die Geschichte der Angelegenheiten der Menschen wiedergeben...[14] Es ergibt sich daraus dies, dass alle Beobachter der Menschenart erkannt haben, dass die Geschichte aller Völker von ihrer Primitivform an bis zur höchsten Zivilisationsstufe vollkommen die gleiche ist. Wenn ich schliesslich sehe, dass die Grosszahl der Völker die Künste und Wissenschaften verachten und mit der ganzen Anmassung von grosstuerischem Machtdünkel alle ihre Fähigkeiten in Geschäftemachen sich verbrauchen; wenn ich beobachte, dass der Hang der Menschen zur Faulheit und zum Materiellen allgemein ist und dass ihre Abneigung gegen jede geistige Anstrengung und jede Neuerung unüberwindlich ist; wenn ich beim Durchgehen der sogenannten zivilisiertesten Völker in jedem Zeitpunkt ganze Provinzen noch in Barbarei versunken antreffe und wenn ich sehe, dass dieselben Menschen nicht nur mit Gleichgültigkeit die niedrigste Lebensbedingung ertragen, sondern sogar gegen jeden revoltieren, der sie ein menschenwürdigeres Los ahnen lässt; wenn die Geschichte uns lehrt, dass bald die fortschrittlichsten Nationen ihrer Anstrengungen überdrüssig werden und dass sie sich nach einigen Jahrhunderten der Aufklärung, sei es durch ihre eigene Trägheit, sei es durch den Neid ihrer Nachbarn, in Ignoranz und Barbarei wieder versunken finden: wer wird mich nach ähnlichen Überlegungen hindern zu behaupten, dass die moralische Vervollkommnung der menschlichen Spezies auf die Grenzen ihrer Organisation beschränkt ist.

VERHALTENSVORSCHRIFT GEMÄSS DER PHYSIOLOGIE DES GEHIRNS

92 *Was Gall eine Physiologie des Gehirns nannte, war in Wahrheit eine in sich geschlossene Anthropologie, eine biologisch und philosophisch begründete Erkenntnis von der Natur des Menschen.* [15] *Es ist für den liberalen und toleranten Geist ihres Schöpfers charakteristisch, dass er als höchstes Gut dieser Anthropologie das Recht auf sich selbst hervorhebt (Fonct. 6, 472), bevor er mit den Schlussworten zu seinem Werk beginnt (Fonct. 6, 474).* [16]

Es gibt mehr Gründe, um die Verschiedenheit und oft den Gegensatz unserer Neigungen, unserer Gefühle und Fakultäten uns nachzusehen. Welche unendliche Verschiedenheit in der Entwicklung, in der Erregbarkeit, in den gegenseitigen Verhältnissen unserer Hirnorgane! Jedes Individuum, für sich selbst betrachtet, d. h. unabhängig von äusseren Einflüssen, ist daher geprägt durch einen eigenen seelischen und geistigen Charakter und in Berührung mit der Aussenwelt gesetzt. Es nimmt von ihr Eindrücke, eigene Empfindungen auf. Folglich müssen die Neigungen jedes Individuums, seine Gefühle und sich daraus ergebenden Handlungen von den Neigungen, Gefühlen, Urteilen und Handlungen eines anderen Individuums abweichen. Deshalb findet ja jeder mit Recht die Kritik der anderen ungerecht. Und man verletzt das Naturrecht, wenn man verlangt, dass die Neigungen, Fakultäten, Urteile und Handlungen der andern mit unserer Sehweise übereinstimmen. Jeder hat das Recht auf sich selbst. Und eine unbegrenzte Toleranz für alles, was nicht gerade die Ordnung der Gesellschaft stört usw. usw., ist die erste Pflicht, die heiligste und philosophischste...

Es ist also schliesslich dieses Werk zu Ende geführt, das seit fünfzehn Jahren das gelehrte Publikum geduldig erwartete. Ich hätte es noch länger aufschieben mögen, um den Früchten meiner Forschung mehr Reife zu verleihen. Aber das Ende ist nahe und ich musste mich fügen, diesen ersten Versuch einer Physiologie des Gehirns viel weniger vollkommen zu lassen, als er es fünfzig Jahre später würde sein können...

ANMERKUNGEN

EINLEITUNG

1 M. Neuburger (1917) 44.
2 O. Temkin (1947) 313 f. E. Lesky, Clio med. 2, 88 f. (1967).
3 E. H. Ackerknecht (1956) 52, No. 185, S. 54, No. 197.
4 G. Gugitz: Die Frage um Mozarts Schädel und Dr. Gall. Zeitschr. f. Musikwissenschaft 16, 32–39 (1934).
5 Dargestellt nach den im Allgemeinen Verwaltungsarchiv in Wien erliegenden Akten No. 9718/295 ex Martio 1802. Vgl. ferner Ph. F. von Walther: Neue Darstellung aus der Gall'schen Gehirn- und Schedellehre. München 1804. S. 168 ff. L. Senfelder: Galls Schädellehre vor dem Staatstribunal 1802. Wien. med. Wschr. 77, 231–234 (1927).
6 M. Neuburger (1917) 18.
7 M. Neuburger (1917) 13.
8 L. Choulant 62 ff.
9 M. Neuburger (1917) 61. Lanteri-Laura 66 f., 127 f.
10 M. Neuburger (1917) 32.
11 Lanteri-Laura 145.
12 Lanteri-Laura 128 ff.
13 M. Neuburger (1917) 10.
14 E. T. Carlson and P. S. Noel: Origins of the word «phrenology». Americ. Journ. Psych. 127, 696 (1970). R. J. Cooter, Med. Hist. 20, 8 (1970).
15 M. Neuburger (1917) 37.
16 Anatomie und Physiologie (deutsche Übersetzung 1810 = DAP) S. XXXII.
17 E. H. Ackerknecht (1956) 10. Lanteri-Laura 238.
18 E. H. Ackerknecht (1956) 11.
19 E. H. Ackerknecht (1956) 61–67.
20 M. Neuburger (1917) 7.
21 E. Lesky (1970) 308 ff.
22 Lanteri-Laura 81 f.
23 R. M. Young (1972) 251.
24 Lanteri-Laura 84.
25 R. M. Young (1970) 36.
26 O. Temkin (1947) 289 ff.
27 G. H. Lewes: The history of philosophy from Thales to Comte. 3. Aufl. London 1867. S. 62.
28 H. S. Reimarus (1790) 2, 19. L. D. Cohen: Descartes and More on the beat-machine. Ann. Sci. 1, 48–61 (1936).
29 Ph. F. von Walther (zit. Anm. 5) 157.
30 E. H. Ackerknecht (1956) 18.
31 R. M. Young (1970) 35.
32 George J. Romanes' Werke «Animal Intelligence» bzw. «Mental Evolution in Animals», erschienen 1882 bzw. 1883. R. M. Young (1970) 191 f.
33 E. Lesky (1978) 23 ff.

34 Ph. F. von Walther (zit. Anm. 5) 71 f.
35 M. Neuburger (1917) 21 f.
36 Lanteri-Laura 161 f.
37 E. H. Ackerknecht (1957) 50 f.
38 R. J. Cooter, Med. Hist. (1976) 136 f.
39 W. F. Bynum (1974) 331.
40 O. Temkin (1947) 301.
41 O. Temkin (1947) 305.
42 O. Temkin (1947) 285.
43 F.-J.-V. Broussais: Cours de Phrénologie. Bruxelles 1857. S. 29.
44 U. Bitterli 283.
45 U. Bitterli 289.
46 E. H. Ackerknecht: Medicine at the Paris Hospital 1794–1848. Baltimore 1967. S. 172.
47 Man vgl. die im Schrifttum zitierten Arbeiten von Bynum, Cantor, Cooter, Giustino, McLaren, Parsinnen, Shapin, Smith und Young.
48 Man vgl. die im Schrifttum zitierten Arbeiten von Risse, Swazey und Walsh.
49 E. Lesky (1978) 104 f.
50 Aufgeführt bei L. Choulant 72, 79.
51 E. H. Ackerknecht (1956) 34 f.
52 Lanteri-Laura 149.
53 O. Temkin (1947) 297.
54 E. H. Ackerknecht (1956) 36. Über Spencer und die Phrenologie vgl. vor allem R. M. Young (1970) 150 ff.
55 A. A. Walsh: George Combe: a portrait of a heretofore generally unknown (behaviorist). Journ. Behav. Sci. 7, 269–278 (1971). O. Temkin (1947) 309 f.
56 D. Bakan 203. G. Risse 130 ff.
57 Robert Chambers ist der anonyme Autor von «Vestiges of the Natural History of Creation», das bei seiner Publikation 1844 einen Skandal erregte. O. Temkin: The Double Face of Janus. Baltimore and London 1977. S. 407.
58 R. M. Young (1970) 44 f.

PERSÖNLICHKEIT UND LEBEN

1 Goethes Beziehungen zu Gall und seine Auseinandersetzung mit seiner Lehre, die von 1802 bis 1832 währt, haben eine ausführliche Darstellung durch P. J. Möbius, Ausgewählte Werke, Bd. 3, Leipzig 1903, S. 209–260, erfahren.
2 Goethe meint hier die Abbildungen von Hirnschnitten, die der Pariser Anatom und Pionier der vergleichenden Anatomie, Félix Vicq d'Azyr (1748–1794), seinem «Traité d'anatomie et de physiologie», Paris 1786, beigab.
3 Jean Nicolas Corvisart (1755–1821) war seit 1807 der Leibarzt Napoleons.
4 Bei dieser Stelle mag man sich erinnern, dass eine Kommission der Société de Médecine bereits 1802 Galls Lehre abgelehnt hatte mit dem Hauptargument, «dass der Kopf des Konsuls Bonaparte äusserlich sehr klein sei». Vgl. M. Neuburger (1917) 61.
5 Im Brief vom 1. Februar 1819 (M. Neuburger 1917, 29) stellt Gall fest: «... bisher

habe ich 100000 Livres für den Druck meines Werkes ausgelegt.» Ein Exemplar der Quartausgabe kostete 20, der Folio-Ausgabe 40 Louis d'or (Neuburger 1917, 30).

6 Mit diesem Zitat folgt Gall Albrecht von Haller.

DAS PROGRAMM

1 Ins Französische übersetzt von G. A. L. Fossati: Questions philosophiques, sociales et politiques. Traitées d'après les principes de la physiologie du cerveau. Paris, Amyot 1869. S. 277–302. Ins Englische übersetzt bei Nahum Capen: Reminiscences of Dr. Spurzheim and George Combe. New York 1881. S. 72–86. Über die Bedeutung des Briefes als erste authentische Quelle vgl. Lanteri-Laura 70ff.

2 Im Original gesperrt.

3 Gall versucht hier dem Vorwurf zu begegnen, dass seine Lehre zum Fatalismus und zur Leugnung der Willensfreiheit führe. Er bekennt sich nicht zu einer absoluten, sondern «praktischen» (konditionierten) Willensfreiheit, bestimmt durch die jeweils stärksten Motive. Vgl. O. Temkin (1947) 285f.

4 Benjamin Rush (1745–1813), Professor an der Medizinschule in Philadelphia und Mitunterzeichner der Unabhängigkeitserklärung, verfasste 1812 das erste amerikanische Buch über Geisteskrankheiten und griff reformierend in den amerikanischen Strafvollzug ein. Vgl. E. H. Ackerknecht: Kurze Geschichte der Psychiatrie. Stuttgart 1957. S. 37.

5 Johann Christoph Andreas Mayer (1747–1801), Anatom und Botaniker, seit 1787 in Berlin, publizierte 1779 eine Anatomisch-physiologische Abhandlung vom Gehirn, Rückenmark und Ursprung der Nerven.

6 In der Vorrede zum 1. Band der Anatomie und Physiologie (DAP S. XXIV) dankt Gall 1810 dem damaligen Polizeiminister in Wien, Grafen Saurau, für seine Unterstützung.

7 Im einzelnen ausgeführt findet sich die Thematik in AP 4, 284–314; Fonct. 5, 429–481. Hier setzt sich Gall mit Lavater auseinander und definiert die Pantomime als Universalsprache aller Nationen.

8 Das Werk des französischen Philosophen Claude Adrien Helvetius (1715–1771) «De l'homme, de ses facultés et de son éducation» war 1772 erschienen. Vgl. F.-J. Mueller (1960) 278ff.

9 Johann Friedrich Blumenbach (1752–1840) in Göttingen war durch seine kraniologischen und vergleichend-anatomischen Studien für Gall ebenso Vorbild wie der gelehrte Holländer

10 Pieter Camper (1722–1789), nach dem der angulus facialis benannt ist. Über beide vgl. Lanteri-Laura 25ff.

11 Der Anatom Samuel Thomas Soemmering (1755–1830) hatte mit seiner Schrift «Über die körperliche Verschiedenheit des Negers vom Europäer» (Mainz 1784) anthropologisch anregend auf weite Kreise und auch auf Gall gewirkt. Vgl. U. Bitterli 337f.

12 Gall hat wiederholt gegen Kant, besonders ausführlich Fonct. 5, 209f., ebenso wie gegen die idealistische Philosophie Fichtes, Schellings und Hegels Stellung genommen. O. Temkin (1947) 281.

DER HIRNANATOM

1 In englischer Übersetzung die Stelle bei Clarke-O'Malley 826.
2 A. O. Lovejoy: The Great Chain of Being. Havard Univ. Press 1936. U. Bitterli 394 f. Die folgende Textstelle ins Englische übersetzt bei Clarke-O'Malley 394 f.
3 E. H. Ackerknecht: Die Phrenologie und ihre Folgen. Praxis (Bern) 54, 71 f. (1965). O. Temkin (1953) 283 f.
4 Helmke Schierhorn: Die Entwicklung der Lehre von den extragrisealen Leitungsbahnen. Nova Acta Leopold. N. F. Bd. 41, Nr. 217, S. 110 (1975).
5 Die Schleifenkreuzung, decussatio lemniscorum, scheint Gall entgangen zu sein. H. Schierhorn a. a. O.
6 Lanteri-Laura 82.
7 O. Temkin (1953) 284. Die folgende Stelle in englischer Übersetzung bei Clarke-O'Malley 393.
8 O. Temkin (1953) 288. Englische Übersetzung bei Clarke-O'Malley 599 f.
9 O. Temkin (1953) 283. J. P. Swazey 218.
10 E. Lesky (1967) 85. Dies. (1970) 303.
11 Über die Auseinandersetzung Galls mit Bonnet vgl. Lanteri-Laura 54 f. 91.
12 Lanteri-Laura 87 f. hat deutlich gemacht, dass sich Galls Bezeichnung «Physiologie» durchaus nicht mit der heutigen deckt.

DER PSYCHO-PHYSIOLOGE

1 Dazu Ackerknecht-Vallois (1956) 16. Lanteri-Laura 85 f.
2 Gall unterscheidet stets zwischen qualités morales und facultés intellectuelles. Über den Bedeutungsumfang von «moral» um 1800 vgl. K. M. Grange 442.
3 A. Ysabeau: Lavater et Gall. Paris, Garnier 1909. Lanteri-Laura 28 f.
4 R. M. Young (1970) 13.
5 O. Temkin (1947) 282.
6 Vgl. Ch. Blondel 83 ff., O. Temkin (1947) 290 f., F.-L. Mueller 279, R. M. Young (1970) 15 f., J. P. Swazey 216 f.
7 Die Affektionen und Passionen waren seit der Mitte des 18. Jahrhunderts immer mehr in den Blickpunkt der Ärzte gerückt. Zahlreiche Abhandlungen und Monographien wie die Gaubs und Zückerts beschäftigten sich mit ihnen sowie mit dem Leib-Seele-Problem. Vgl. K. M. Grange 445 ff.
8 Nach E. G. Boring (1957) 53, 205–208, habe sich dabei Gall an die Aufstellungen der schottischen Schule, insbesonders an Thomas Reid und Dugald Stewart, gehalten, was R. Cooter, Hist. Sci. 14, 234 (1976), mit guten Gründen bezweifelt.
9 Die erste Notiz über die Wiener Sammlung Galls findet sich in Wielands «Teutschem Merkur» 1798, 1. Bd., S. 394. Sie bestand aus Büsten, Gipsmasken, Schädeln hervorragender Persönlichkeiten, von Verbrechern, Geisteskranken und Tierschädeln. M. Neuburger (1917) 63, Anm. 50. Der Teil der Sammlung, der nicht nach Paris verbracht wurde, befindet sich heute noch im Museum der Stadt Baden. P. Tausig: Briefe von Andreas und Nanette Streicher an Anton Franz Rollett über die Gallsche Schädelsammlung. Sudh. Arch. Gesch. Med. 12, 50–58 (1920).

10 E. H. Ackerknecht (1956) 23.

11 Lanteri-Laura 98 f.

12 E. G. Boring (1957) 54 f., Lanteri-Laura 105 f.

13 Mit dieser Vorstellung erweist sich Gall, wie in der Einleitung ausgeführt, dem Physikotheologismus des 18. Jahrhunderts zugehörig.

14 Eine detaillierte Behandlung der speziellen Organologie bei Lanteri-Laura 105–113.

DER VERHALTENSBIOLOGE

1 Vgl. Ch. Blondel 42.

2 Es wird einer eigenen Untersuchung vorbehalten bleiben abzuklären, welches tierpsychologische Material Gall bei diesen Autoren sich anbot. Eine solche Untersuchung wird vor allem Werke mit dem Titel «De animis brutorum» seit der Renaissance zu berücksichtigen haben.

3 Descartes hat angenommen, dass die Tiere leblose Maschinen seien. Vgl. H. S. Raimarus 2, 5 f.

4 Mit dieser These von der spontanen Soziabilität des Menschen steht Gall in Übereinstimmung mit Voltaire, Buffon und dem Geist des 18. Jahrhunderts, dem Rousseaus Konzept von der Ungesellschaftlichkeit seines Naturmenschen, entwickelt im «Discours sur l'origine et les fondements de l'inégalité parmi les hommes» vom Jahre 1754, widersprach. U. Bitterli 283.

DER BIO-ANTHROPOLOGE

1 U. Bitterli 345 hat darauf hingewiesen, dass das Verdienst, den Begriff der Rasse zu wissenschaftlicher Brauchbarkeit im 18. Jahrhundert verholfen zu haben, Kant und Blumenbach zuzuschreiben ist.

2 Mit dieser These folgt Gall der Tradition des 18. Jahrhunderts, die unter den Biologen wie Buffon, Camper, Soemmering, Blumenbach vorherrschend war und die auch Voltaire, Kant und Herder bestimmte. U. Bitterli 327 f.

3 Um diese Behauptung zu demonstrieren, benützte Gall den unter Nr. 155 (Ackerknecht, 1956, 51) in seiner Sammlung aufgeführten Schädel.

4 Vgl. dazu die umfassende Darstellung U. Bitterlis 19–80.

5 Gall hat auch Schädel von Karaiben untersucht. Vgl. Fonct. 5, 301.

6 In der Sammlung des Musée de l'Homme (Ackerknecht 1956, S. 52, Nr. 156) erhalten.

7 Montesquieu hat dem Klima einen überragenden Einfluss zugeschrieben. U. Bitterli 352.

8 Abgedruckt unter dem Titel «Sur la constitution physique d'une race d'hommes connus sous le nom de Papous, et particulièrement sur le conformation de leur crâne». Bull. des Sciences, par la Société Philomatique de Paris. Paris 1823. 102 ff.

DER PSYCHIATER

1 Ackerknecht (1957) 40. R. M. Young (1972) 253.
2 Ackerknecht (1956) 34. Ders. (1967) 172. Lanteri-Laura 158 f.
3 K. M. Grange 442 ff., W. F. Bynum (1974) 318 ff.
4 Lanteri-Laura 97. R. J. Cooter 136 ff., W. F. Bynum 331.
5 Der Ausdruck Monomanie wurde nach R. J. Cooter 136, Anm. 6, 1820 von Esquirol geprägt.
6 Man vgl. auch die Fonct. 2, 453, angeführten Fälle.
7 R. Hunter and I. Macalpine 733.
8 R. Hunter and I. Macalpine 735. Lanteri-Laura 97.
9 Ackerknecht (1957) 17 ff., G. Rosen: Madness in Society. London 1968. S. 151 ff.
10 R. Hunter and I. Macalpine 528 ff.
11 A. Froriep: Ist F. J. Gall an der Entdeckung des Brocaschen Sprachzentrums beteiligt? Zschr. Ges. Neurol. u. Psych. 5, 293–298 (1911).
12 Ackerknecht (1956) 21. R. M. Young (1970) 135 ff.
13 Ins Englische übersetzt bei Clarke-O'Malley 479 f.

EPISTEMOLOGISCHES, METHODOLOGISCHES

1 Chr. Probst 180.
2 E. Lesky, Die Wiener medizinische Schule im 19. Jahrhundert. 2. Aufl. Graz–Köln 1978. S. 37 f.
3 Zu Galls tiefer Feindschaft gegen die Naturphilosophen vgl. O. Temkin (1947) 278, Anm. 11.
4 K. M. Grange 442.
5 G. A. Lindeboom: Herman Boerhaave. The Man and his Work. London 1968. S. 271. K. M. Grange 447 f.
6 Helvetius formuliert diese These wie folgt:
... la sensibilité physique est ... le principe de ses besoins, de ses idées, de ses jugements, de ses volontés, de ses actions...» Vgl. J.-F. Mueller 279.
7 K. Lorenz: Kants Lehre vom Apriorischen im Lichte gegenwärtiger Biologie. Blätter f. deutsch. Philosophie 15, 94–125 (1941).
8 Zur Auseinandersetzung Hegels mit Gall vgl. Lanteri-Laura 133 f.
9 Ackerknecht (1956) 22.
10 E. Rádl: Geschichte der biologischen Theorien in der Neuzeit. 2. Teil. Hildesheim–New York 1970. S. 421. E. G. Boring 62 ff., R. M. Young (1970) 54 ff.
11 M. Neuburger (1897) 119 f., 144 f., 65 ff., 315 ff., 330 ff. Zu Flourens vgl. R. M. Young 54 ff.

MENSCHEN- UND WELTBILD

1 O. Temkin (1947) 285 f., Lanteri-Laura 117 f.
2 O. Temkin (1947) 286.
3 O. Temkin (1947) 305.

4 Die französischen Liberalen und Anhänger Comtes haben, wie dies O. Temkin (1947) 305 ausführt, diese für Gall typische Verbindung zwischen wissenschaftlichen und theologischen Thesen zurückgewiesen.

5 Zu Helvetius vgl. J.-F. Mueller (1960) 278 ff.

6 J.-F. Mueller 281 ff.

7 Am 18. November 1805 schrieb Gall unter dem Eindruck der Napoleonischen Kriege: «Ach wie vieler Menschen Glück stört das unselige Kriegen! und doch liegts, wie meine Lehre zeigt, im Plan der Schöpfung...» (M. Neuburger, 1917, 14).

8 Man vgl. zu diesem Problem die sehr differenzierten Ausführungen Lanteri-Lauras 117 ff.

9 Ackerknecht bezeichnet diese Haltung Galls als seinen Naturalismus. Ackerknecht (1956) 29.

10 Vgl. U. Bitterli 236 f., 281 f.

11 Zur Problematik vgl. H. Lüthy: Geschichte und Fortschritt. In: R. W. Meyer (Hrsg.): Das Problem des Fortschritts – heute. Darmstadt 1969.

12 Die Frage nach der Perfektibilität des Menschengeschlechts war um 1800 eine zeittypische und hat in Condorcets «Esquisse d'un tableau historique des progrès de l'esprit humain» ihre wohl positivste Antwort gefunden. U. Bitterli 283 ff.

13 J. Soury 510. O. Temkin (1947) 303.

14 Voltaire hat um 1750 in seinem «Essai sur les mœurs et l'esprit des nations» ähnliche rückläufige Kulturbewegungen bei den grossen Kulturvölkern angenommen. U. Bitterli 277 f.

15 Buffon hat gerne den Ausdruck «l'histoire naturelle de l'homme» gebraucht. Lanteri-Laura 121.

16 Ackerknecht (1956) 29.

WERKE

Gall, Franz Joseph: Philosophisch-medicinische Untersuchungen über Natur und Kunst im kranken und gesunden Zustande des Menschen. 1. Bd. Wien 1791. 2. Aufl. Leipzig 1800.

Gall, Franz Joseph: Des Herrn Dr. F. J. Gall Schreiben über seinen bereits geendigten Prodromus über die Verrichtungen des Gehirns der Menschen und Thiere an Herrn Joseph Freiherr von Retzer. Der Neue Teutsche Merkur 12. Stück, Dezember 1798. S. 311–382.

Gall, Franz Joseph: Beantwortung der Ackermannschen Beurtheilung und Widerlegung der Gall'schen Hirn-, Schedel- und Organen-Lehre vom Gesichtspuncte der Erfahrung. Hrsg. von einigen Schülern des Hrn. Dr. Gall und von ihm selbst berichtigt. Halle 1806.

Gall, Franz Joseph, et Spurzheim, Johann Caspar: Recherches sur le système nerveux en général, et sur celui du cerveau en particulier; Mémoire présenté à l'Institut de France, le 14 Mars 1808; suivi d'observations sur le rapport qui en a été fait à cette compagnie par les commissaires, Paris 1809.

Gall, Franz Joseph, und Spurzheim, Johann Caspar: Untersuchungen über die Anatomie des Nervensystems überhaupt, und des Gehirns insbesondere. Ein dem französischen Institute überreichtes Mémoire. Paris und Strassburg 1809 (Zit. U).

Gall, Franz Joseph, et Spurzheim, Johann Caspar: Anatomie et physiologie du système nerveux en général, et du cerveau en particulier, avec des observations sur la possibilité de reconnaître plusieurs dispositions intellectuelles et morales de l'homme et des animaux, par la configuration de leurs têtes. 4 vol. Paris 1810–1819 (zit. AP; Bd. 3 und 4 von Gall allein).

Gall, Franz, und Spurzheim, Johann Caspar: Anatomie und Physiologie des Nervensystems im allgemeinen und des Gehirns insbesondere. 1. Bd. (in 2 Teilen). Paris 1810 (zit. DAP).

Gall, Franz Joseph: Art. Cerveau in: Dictionnaire des sciences médicales. Bd. 4. Paris 1813.

Gall, Franz Joseph: Art. Du crâne in: Dictionnaire des sciences médicales. Bd. 7. Paris 1813.

Gall, Franz Joseph: Sur les fonctions du cerveau et sur celles de chacune de ses parties, 6 vol. Paris 1822–1825 (zit. Fonct.).

SCHRIFTTUM

Ackerknecht, Erwin H., and Vallois, Henri V.: Franz Joseph Gall, inventor of phrenology and his collection. Madison, Wisconsin 1956.

Ackerknecht, Erwin H.: Contributions of Gall and the phrenologists to knowledge of brain function. In: Poynter, F. N. L. (Edit.): The history and philosophy of knowledge of the brain and its functions. Oxford 1958.

Ackerknecht, Erwin H.: Kurze Geschichte der Psychiatrie. Stuttgart 1957.

Ackerknecht, Erwin H.: Kurze Geschichte der Medizin. Stuttgart 1967.

Ackerknecht, Erwin H.: Medicine at the Paris hospital 1794–1848. Baltimore 1967.

Bakan, David: The influence of phrenology on American psychology. Journ. Hist. Behav. Sci. 2, 200–219 (1966).

Bentley, Madison: The psychological antecedents of phrenology. The Psychological Monographs 21, 102–115 (1916).

Bitterli, Urs: Die «Wilden» und die «Zivilisierten». Die europäisch-überseeische Begegnung. München 1976.

Blondel, Charles, La psycho-physiologie de Gall. Paris 1914.

Boring, Edwin G.: A history of experimental psychology. 2. Aufl. New York 1957.

Bynum, William F.: Rationales for therapy in British psychiatry: 1780–1835. Med. Hist. 18, 317–333 (1974).

Bynum, W. F.: Time's noblest offspring: the problem of man in the British natural historical sciences, 1800–1863. Ph. D., Cambridge University, 1975. 165–227.

Cantor, G. N.: Phrenology in early nineteenth-century Edinburgh: an historio-graphical discussion. Annals of Science 32, 195–218 (1975).

Cantor, G. N.: A critique of Shapin's social interpretation of the Edinburgh phrenology debate. Annals of Science 33, 245–256 (1975).

Choulant, Ludwig: Vorlesung über die Kranioskopie oder Schädellehre. Dresden und Leipzig 1844 (S. 58–81 wichtigste Frühlit.).

Clarke, Edwin, and C. D. O'Malley: The human brain and spinal cord. A historical study illustrated by writings from antiquity to the twentieth century. Berkeley-Los Angeles 1968.

Cooter, Roger J.: Phrenology and British alienists, c. 1825–1843. Med. Hist. 20, 1–21, 135–151 (1976).

Cooter, Roger J.: Phrenology: The provocation of progress. Hist. Sci. 14, 211–234 (1976). (Mit reicher Bibliographie).

Davies, J. D.: Phrenology, fad and science. A nineteenth century American crusade. New Haven 1955.

Dessoir, Max: Geschichte der neueren deutschen Psychologie. 2. Aufl. 1. Bd. Berlin 1902.

Ebstein, Erich: Franz Joseph Gall im Kampf um seine Lehre. In: Singer, Ch., and Sigerist, H. E. (eds.): Essays on the History of Medicine presented to Karl Sudhoff. London and Zürich 1924. S. 269–322.

Eibl-Eibelsfeld, Irenäus: Grundzüge der vergleichenden Verhaltensforschung. 5. Aufl. München 1978.

Fossati, G. A. L.: Questions philosophiques, sociales et politiques, traitées d'après les principes de la physiologie du cerveau. Paris 1869.

Giustino, David de: Conquest of mind. Phrenology and Victorian social thought. London 1975.

Grange, Kathleen M.: Pinel and eighteenth-century psychiatry. Bull. Hist. Med. 35, 442–453 (1961).

Granjel, Luis S.: La frenologia en España. Cuadernos de historia de la medicina Española. Monogr. XXIV. Salamanca 1973.

Grünthal, E.: Geschichte der makroskopischen Morphologie des menschlichen Grosshirnreliefs nebst Beiträgen zur Entwicklung der Idee einer Lokalisierung psychischer Funktionen. In: Beitr. z. Gesch. d. Psychiatrie. Bibl. Psych. et Neurol. Fasc. 100. Basel 1957.

Lanteri-Laura, Georges: Histoire de la phrénologie. L'homme et son cerveau selon F. J. Gall. Paris 1970 (mit reicher Bibliographie).

Lesky, Erna: Die Wiener medizinische Schule im 19. Jahrhundert. 2. Aufl. Graz–Köln 1978.

Lesky, Erna: Gall und Herder. Clio Med. 2, 85–96 (1967).

Lesky, Erna: Gall, Ahnherr der Wiener Psychiatrie. Wien. klin. Wschr. 79. 912–916 (1967).

Lesky, Erna: Structure and function in Gall. Bull. Hist. Med. 44, 297–314 (1970).

Letang, J.: Gall et son œuvre. Paris 1906.

Möbius, Paul J.: Franz Joseph Gall. Leipzig 1905.

Mueller, Fernand-Lucien: Histoire de la psychologie. Paris 1960.

Neuburger, Max: Die historische Entwicklung der experimentellen Gehirn- und Rükkenmarksphysiologie. Stuttgart 1897.

Neuburger, Max: Briefe Galls an Andreas und Nannette Streicher. Arch. Gesch. Med. 10, 3–70 (1917).

Neuburger, Max: Anhang zu den Briefen Galls. Arch. Gesch. Med. 11, 93–101 (1919).

Probst, Christian: Der Weg des ärztlichen Erkennens am Krankenbett. Herman Boerhaave und die ältere Wiener medizinische Schule. Beihefte zu Sudhoffs Arch. Heft 15. Wiesbaden 1972.

Riese, Walther, and Ebbe C. Hoff: A history of the doctrine of cerebral localization. Journ. Hist. Med. 5, 51–77 (1950); 6, 439–470 (1951).

Risse, Guenter B.: Vocational guidance during the depression: phrenology versus applied psychology. Journ. Hist. Behav. Sci. 12, 130–140 (1976).

Shapin, Steven: Phrenological knowledge and the social structure of early nineteenth-century Edinburgh. Annals of Sci. 32, 219–243 (1975).

Soury, Jules: Le système nerveux central. Paris 1899.

Smith, Roger: The background of physiological psychology in natural philosophy. Hist. Sci. 11, 75–123 (1973).

Stamm, Roger Alfred, und Hans Zeier (Hrsg.): Die Psychologie des 20. Jahrhunderts. Bd. VI. Lorenz und die Folgen. Zürich 1978.

Swazey, Judith P.: Action propre and action commune: the localization of central function. Journ. Hist. Biol. 3, 213–234 (1970).

Tausig, Paul: Briefe von Andreas und Nannette Streicher an Anton Franz Rollett über die Gallsche Schädelsammlung. Arch. Gesch. Med. 12, 50–58 (1920).

Temkin, Owsei: Gall and the prenological movement. Bull. Hist. Med. 21, 275–321 (1947) (mit reicher Bibliographie).

Temkin, Owsei: Remarks on the neurology of Gall and Spurzheim. In: E. Ashworth Underwood (ed.): Science, Medicine and History. London 1953. Vol. II, S. 282–289.

Walsh, Anthony A.: George Combe: A portrait of a heretofore generally unknown behaviorist. Journ. Hist. Behav. Sci. 7, 269–278 (1971).

Walsh, Anthony A.: The American tour of Dr. Spurzheim. Journ. Hist. Med. 27, 187–205 (1972).

Walsh, Anthony A.: Phrenology and the Boston medical community in the 1830s. Bull. Hist. Med. 50, 261–273 (1976).

Walker, A. E.: The development of the concept of cerebral localization in the nineteenth century. Bull. Hist. Med. 31, 99–121 (1957).

Watson, Robert I.: The great psychologists: from Aristotle to Freud. Philadelphia 1963.

Young, Robert M.: The functions of the brain: Gall to Ferrier (1808–1886). Isis 59, 251–268 (1968).

Young, Robert M.: Mind, brain and adaptation in the nineteenth century. Oxford 1970.

Young, Robert M.: Gall, Franz Joseph. In: Dict. Sci. Biogr. 5, 250–254 (1972).

PERSONEN- UND ORTSREGISTER

SACHREGISTER